♠ LOANS · TAXATION · LABOR ♠

개고생 10

병·의원 개원 성공 공식 II
자금 & 세무 & 노무

- Dr.개고생 개원 아카데미 -

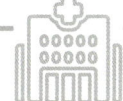

장편한외과의원 원장 **이성근** 지음

도서출판
페이지원

머리말

안녕하십니까. 'Dr.개고생 개원아카데미' 이성근입니다.
'개고생' 열 번째 책으로 여러분들을 만나게 돼서 너무 기쁩니다. 벌써 열 번째라니 정말 놀랍고 감격스럽습니다.

'개고생' 첫 번째 책을 출간할 때가 생각이 납니다. 장편한외과 개원을 준비하면서 여러가지를 잘 몰라서 힘들었습니다. 먼저 개원한 선후배님들의 조언과 노하우 전수도 있었지만, 저는 '맨땅에 헤딩'하는 기분을 떨칠 수가 없었습니다. 봉직의 생활을 12년 하면서 나름 준비를 많이 했다고 생각을 했는데, 역시 실전은 달랐습니다. 개원을 하면서 만나게 되는 현실적인 어려움들은 선후배들의 조언에서도 드러나지 않은 것들이 많았기 때문입니다.
너무나도 디테일한 것까지 챙겨야 할 것들이 참으로 많았습니다. 여러분들께서는 그런 어려움을 겪지 않으셨으면 하는 바람과 개원을 준비하는 원장님들에게 조금이라도 도움이 되고자 '개고생' 책들을 출간하고 있습니다.

첫 번째 책을 출간한 후 많은 분들의 호응과 격려가 있어서 놀랐습니다. 그리고 그 응원들에 힘입어 '개고생' 열 번째 책까지 출간할 수 있게 된 것 같습니다. 특히나 '개고생' 여덟 번째 책부터는 'Dr.개고생 개원아카데미'라는 프로젝트로 진행을 하고 있습니다. 그리고 'Dr.개고생 개원아카데미' 프로젝트는 앞으로도 계속될 것입니다.

이번에 출간되는 '개고생' 10권에서는 '자금과 세무와 노무'를 담았습니다. 너무 중요한 내용들이 많아 '자금과 세무와 노무' 파트를 한 권으로 담아내는 것은 쉽지 않았습니다. 주옥같은 내용들이 많았는데 정말 중요한 내용만 선별해서 한 권으로 담았습니다. 많은 정보를 드리는 것도 도움이 되지만 요점 정리해서, 의과대학 시절의 족보처럼 중요한 내용만 정리하면 더 좋겠다고 생각했기 때문입니다.

본문에서도 강조하지만 개원을 준비하면서 중요한 것은 '좋은 사람을 만나는 것'입니다. 원장이 세부적인 내용을 충분히 숙지하여 전문가가 될 정도로 아는 것도 중요하지만, 더 중요한 것은 '좋은 세무사, 좋은 노무사, 좋은 자금대출 전문가'를 만나는 것입니다. 개원을 준비하는 예비 원장님들께서 나쁜 사람을 만나 사기당하거나 속상한 일이 벌어지는 경우가 너무 많기 때문입니다.

그리고 '개고생' 책들이 개원을 준비하는 예비 원장님들에게 이런 일을 당하지 않게하는 가이드북이 되었으면 합니다.

개고생 9권, 10권, 11권을 준비하면서 야심 차게 준비한 것은 이론적으로 중요한 내용뿐만 아니라 실제적으로 개원 예정의들이 주의해야 되는 실제 증례를 담아낸 것입니다. 원장님들께서 사기를 당하거나 또는 금전적인 손실을 입는 대표적인 실전 사례를 많이 담았습니다. 그런 일들이 생기지 않아야 하겠지만, 많은 분들께서 하는 실수들이니 여러 번 곱씹으면서 충분히 주의할 필요가 있겠습니다.

열 번째 '개고생' 책을 준비하면서 많은 분들의 도움이 있었습니다.
채지원 세무사님, 이진우 노무사님, 김형준 대출상담사님께 특별히 감사 인사를 드립니다. 그리고 '개고생' 시리즈를 꾸준히 저와 함께 출간하고 있는 도서출판 '페이지원'에도 다시 한번 감사드립니다.

저는 여러분들의 개원이 순탄했으면 좋겠습니다. 큰 어려움 없이 '일사천리'로 진행되었으면 좋겠습니다. 금전적인 손실이 발생하지 않고, 기분 좋은 스타트가 되었으면 좋겠습니다. 그리고 개원 후에도 여러분들께서 원하는 만족스러운 결과를 만들었으면 좋겠습니다.
'개고생' 책이 그러한 바램들을 이루는데 조금이나마 도움이 되었으면 좋겠습니다. 다음에 기회가 되면 오프라인으로 뵙겠습니다.
부디 건강하시고 행복하세요.

2025년 여름을 보내며
장편한외과 이성근 드림

차 례

머리말 · 03

PART I 자금   LOANS

1. 개원의 고민 '자금·대출'   012
2. 개인 신용대출과 사업자대출은 어떻게 다른가요?   022
3. 대출 시점과 자금계획은 어떻게 하면 좋은가요?   034
4. 다양한 개원 자금 확보 방법을 구체적으로 알려주신다면?   046
5. 신용보증기금 대출은 어떤가요?   057
6. 사업자 담보대출과 리스·렌탈대출은 어떤가요?   069
7. 자금대출에 대한 소소한 질문들   074

'Dr. 개고생'이 제안하는 개원하는 원장님들을 위한 체크리스트 -대출 파트-   086

PART II 세무   TAXATION

1. 개원 준비 및 사업자등록증 발급   090
2. 개원 초기 세무관련 질문   106
3. 병·의원 세금   126

    세무양식   144

'Dr. 개고생'이 제안하는 개원하는 원장님들을 위한 체크리스트 -세무 파트-   150

C·O·N·T·E·N·T·S

PART III **노무** LABOR

1. 개원 준비와 노무사 선택의 고민. 노무사가 반드시 필요한가요? · 154
2. 좋은 직원 선발을 하려면 어떻게 해야 하나요? · 158
3. 개원 준비 중인 원장이 알아야 할 기본적인 노동법 내용은 무엇인가요? · 164
4. 개원 후 어떤 노무이슈가 발생할 수 있나요? · 174
5. 좋은 병·의원, 좋은 직장을 만들기 위해 어떠한 노력을 해야하나요? · 178
6. 직원이 퇴사하는 경우 원장은 어떠한 점을 주의해야 하나요? · 181
7. 직원 관리에 어려움이 있는 원장님들에 대한 조언 · 184

   노무양식 · 186

'Dr. 개고생'이 제안하는 개원하는 원장님들을 위한 체크리스트 -노무 파트- · 194

PART IV **자금 & 세무 & 노무 실전** CASE

개원을 하는 원장님들이 알아야 할 '자금' 실전 사례

1. 원활한 대출을 위해선 본인명의 신용거래 필수!!! · 198
2. 소액이라도 여러건 대출이면, 살펴보는 것 필수!!! · 201
3. 대출진행 처음부터 실행까지 집중은 필수!!! · 203
4. 담보대출을 가지고 있다면 신용조회부터 필수!!! · 206
5. 개원을 준비한다면 실제소득과 신고소득 확인은 필수!!! · 208
6. 대출관련 고민은 재직중에 하는 것이 필수!!! · 212

차 례

7. 마이너스통장의 대출총액을 아는 것이 필수!!! — 215
8. 자동차 구입시 관련대출은 1금융부터 확인이 필수!!! — 217
9. 개원대출 준비시 신용점수 조회는 필수!!! — 218
10. 기존대출을 정확히 아는 것이 필수!!! — 220
11. 공동개원 준비전 각자의 포지션 합의는 필수!!! — 222
12. 신용보증기금의 활용 — 224

개원을 하는 원장님들이 알아야 할 '세무' 실전 사례

1. 사업자등록 신청 시 과세사업자 또는 면세사업자 확인 — 228
2. 봉직의 퇴사 시 세금에 관한 문제 처리요망 — 234
3. 인테리어 등 세금계산서 발급 확인 — 238
4. 비급여 부분과 과세 부분 확인 — 242
5. 개원 전 봉직의 급여와 합산하여 종합소득세 신고 — 245
6. 중고 의료장비 매입시 적격증빙 확인 — 249
7. 인건비 신고 누락 확인 — 251
8. 사업용 카드, 개인카드 등 사업용으로 사용하면 경비처리 가능 — 256
9. 사업용 계좌 사용 확인 — 259
10. 종합소득세 신고소득율 확인 — 261
11. 기존 병·의원 인수시 세금계산서/계산서 발급 확인 및 영업권 확인 — 266
12. 공동개원시 출자금 및 손익분배비율 확인 — 268
13. 자동차 관련 세금문제 확인 — 271

C·O·N·T·E·N·T·S

개원을 하는 원장님들이 알아야 할 '노무' 실전 사례

1. 상시 근로자 수에 따른 「근로기준법」 적용에 대한 문제 — 276
2. 수습 기간 종료 후 수습근로자 해고에 대한 문제 — 280
3. 수습 기간과 계약 기간의 차이에 대한 문제 — 284
4. 진료준비 시간의 연장수당 청구에 대한 문제 — 291
5. 채용 확정 후 정식 입사일 전 채용 취소에 대한 문제 — 296
6. 1년을 넘기자마자 퇴사 의사를 전달하면서 연차수당을 청구하는 사례 — 298
7. 개인 사정으로 퇴사 의사를 밝히면서 실업급여를 요청하는 사례 — 305
8. 진료 종료 후 10분, 20분씩 늦게 퇴근하여 연장수당을 청구한 사례 — 309
9. 근로자의 날에 출근한 직원들이 휴일수당을 청구한 사례 — 311
10. 하루 일하고 퇴직한 직원이 근로계약서를 작성하지 못했다고 신고한 사례 — 314
11. 시급제 파트타이머(미화, 소독 이모 등)의 주휴수당 청구 사례 — 319
12. 네트 금액을 역산하여 산정한 그로스(Gross) 금액으로 근로계약을 했을 때 입사 첫 달과 퇴직 시 발생하는 이슈 — 323
13. 취업규칙 신고에 대한 고용노동부의 공문 — 330
14. 경조사 휴가 부여와 관련한 사례 — 333
15. 직원이 퇴직하는 경우 마지막 월급을 언제 지급해야 하는지에 대한 사례 — 336

별책 부록 1　유튜브 채널 『Dr.개고생』 영상 리스트 — 345
별책 부록 2　유튜브 채널 『Dr.개고생 개원 아카데미』 영상 리스트 — 371

Part I

자금 LOANS

1. 개원의 고민 '자금·대출'

2. 개인 신용대출과 사업자대출은 어떻게 다른가요?

3. 대출 시점과 자금계획은 어떻게 하면 좋은가요?

4. 다양한 개원 자금 확보 방법을 구체적으로 알려주신다면?

5. 신용보증기금 대출은 어떤가요?

6. 사업자 담보대출과 리스·렌탈대출은 어떤가요?

7. 자금대출에 대한 소소한 질문들

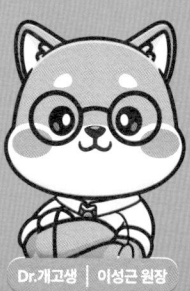

PART I 자금

01 개원의 고민 '자금·대출'

Q 개원을 고민할 때 꼭 만나야하는 전문가들 중 이번에는 자금·대출 전문가를 만나보고자 합니다. 자기소개를 부탁드립니다.

A 안녕하세요. 저는 개원하려는 원장님들에게 대출 진행을 도와드리는 김형준 대출 상담사입니다. 개원을 계획하는 원장님을 주로 만나 뵙고 상담을 진행합니다.

Q 주로 원장님들을 어떻게 도와드리나요?

A 원장님께서 개원을 준비하려고 할 때, 자금과 관련한 부분에서 도움을 드리고 있습니다. 자금과 관련하여 무엇을 어떻게 하면 되는지 전반

적인 부분을 도와드리고 있습니다.

Q 개원을 고민하는 분이 제일 먼저 마주하는 궁금증 중 하나는 '돈이 없는데 개원이 가능할까?'입니다. 아직 개원 고민을 구체적으로 하지 않고 이렇게 막연한 생각만 하는 원장님께 해주고 싶으신 이야기가 있을까요?

A 대부분 원장님들께서 이렇게 막연한 상상을 많이 합니다. 봉직의 생활을 하다가 '이제 개원해야겠다.'라고 생각하게 되면, '내가 잘만 하면 개원할 수 있겠지.'라고 생각하는 경우가 많습니다.
하지만 개원을 위해서는 자금이 얼마가 필요한지, 얼마만큼의 돈을 갖고 어떻게 운영을 해야 하는지, 어떤 자금을 준비해야 하는지를 구체적으로 고민할 필요가 있습니다.

Q 대출 관련 상담을 많이 하실 텐데, 대부분 원장님들은 어떤 고민을 갖고 찾아오시나요?

A 대부분 '난 넓은 곳에서 해야지.', '난 매출을 어느 정도까지 해야지.', '개원해서 성공해야지.' 정도의 막연한 상상을 하십니다. 그러면 저는 원장님들에게 어느 정도 기본적인 예를 들어 구체적으로 조언합니다. '원장님, 그 정도의 매출을 위해서는 어떤 장비를 갖춰야 합니다.'라거

나 '그만한 장비를 갖추려면 이만큼의 자금이 필요합니다.' 등을 이야기해 드립니다.

Q 고민 상담을 하는 원장님 중에서 몇 퍼센트 정도가 도중에 그만두나요?

A 보통 30% 정도입니다. 저를 만나 상담한다는 것은 원장님들께서 기본적인 자금을 갖추고 있지 않다는 의미입니다. '대출'이라는 것을 빚이라고 생각하는 원장님은 '내가 정말 개원하게 되면 이만큼의 빚을 떠안고 시작하는구나.'라는 고민을 합니다. 그러다 보니 30% 정도의 원장님께서 '개원을 다시 한번 생각해보겠다.'라고 말씀하십니다.

Q 저는 그 30%가 나쁘지 않다고 생각합니다. 고민은 깊을수록 좋은 것이고, 실제로 행동하기 전에 전문가를 만나서 대략적인 흐름을 알아두면 도움이 되기 때문입니다. 물론 '내가 이제 대출을 해야겠다.'라고 결심한 뒤에 대출 상담사님을 만나는 것도 괜찮지만, '슬슬 개원해볼까?'라고 막연하게 고민하는 단계라도 일단 만나보면 큰 도움이 될 거라고 생각합니다.

A 맞습니다. 개원을 생각하는 원장님들께서 저를 만나 이야기를 나누다 보면, 어느 정도 개원에 대한 생각도 정립할 수 있으므로 편하게 연락 주셔도 됩니다.

저는 '돈이 없어도 개원은 가능하다.'라는 이야기도 드리고 싶습니다. 사실 이런 이야기는 굉장히 조심스럽습니다. 우리나라에서 많은 직업들은 시드머니(seed money)가 없으면 창업 자체를 생각도 못 하고, 추후 자금을 회수하는 데도 시간이 상당히 걸리는데 의사라는 직군은 그렇지 않습니다. 의료인은 대출을 아주 쉽게, 아주 많이 할 수 있습니다. 그래서 의료인 직업군에게는 대출 부분의 장벽이 매우 낮다는 생각이 듭니다.

Q 의료인 대출의 실제는 어떤가요?

A 은행은 기본적으로 의사같은 전문직업군에게는 대출의 문턱이 낮습니다. 하지만 그건 단순히 의사를 우대해서 그런 것이 아니라, 은행에서 전문직업군에게 대출해 줬을 때 부실 비율 같은 부분이 낮기 때문입니다.
그렇기에 저는 '개원의는 대출에 대해 크게 고민하지 않아도 된다.'라고 이야기 드리고 싶습니다. 그리고 대출보다는 입지라거나 마케팅, 핵심 가치나 미션과 비전 등에 대한 고민을 더 많이 하는 것이 좋다고 생각합니다.
물론 대출에 대한 고민을 아예 안 할 수는 없습니다. 그렇지만 대출 그 자체에 대한 고민보다는 '대출 담당자로 어떤 사람을 만날지'에 대해 고민하는 것이 더 중요합니다.

즉, 대출은 어떻게든 할 수 있습니다. 하지만 더 좋은 조건으로 더 좋은 포트폴리오(portfolio)를 만들 수 있는, 앞으로 내 재무 컨설팅을 해 줄 수 있는 능력 있는 사람을 개원 준비 과정에서부터 만나는 것이 중요합니다.

Q 그렇다면 대출과 관련해서 전문가를 만날 때 주의해야 할 점은 무엇일까요?

A 대출은 결국 은행에서 진행되므로 은행에 대해 구체적인 내용을 잘 알고 있어야 합니다. 그리고 금융감독원에서 허가를 받고 진행하는 상담사를 만나야 전문적으로 상담할 수 있다고 생각합니다.
앞에서 말씀드렸듯 대출이 쉽고 진입 장벽이 낮다 보니 대출을 중개해 준다는 분이 참 많습니다. 그렇다 보니 '어중이 떠중이'도 많아서 사기를 당하거나, 엄청 고생하는 분도 여럿 있습니다.

Q 그러면 자신이 만난 대출상담사가 제대로 된 전문가인지 검증할 수 있는 방법이 무엇인가요?

A 일단, 명함을 꼭 받아야 합니다. 금융협회(은행연합회) 허가를 받은 대출상담사인지 확인하기 위해서는 명함이 필수적입니다.

명함에 '자금담당' 등 같은 무자격 브로커 명함이 판을 치니 조심하셔야 합니다.

대출에 대한 진입 장벽이 낮다 보니 아무나 접근해 오거나 여러 가지로 유혹하는 부분도 있으므로 조심하셔야 합니다.

기본적으로 대출은 무조건 현명하게 받아야 하므로 상황을 살펴보며 진행해야 합니다. 원장님들은 공부만 오래 하고 사회에서 다양한 분야의 사람을 만나는 기회가 적다 보니 속는 경우가 상당히 많습니다. 그런 부분을 최대한 주의해야 합니다.

Q 그럼 조금 더 구체적으로 질문 드리겠습니다.
개원을 고민하는 원장님은 '이제 개원을 해야 하는데 돈이 없네. 나는 얼마까지 대출이 되지?'라는 궁금증을 갖게 됩니다. 이때 대출 여부를 어떻게 알아볼 수 있나요?

A 원장님들은 전문직이므로 기본적으로 어느 정도 한도까지는 대출이 가능합니다.

그리고 신용조회가 필요합니다. 지금까지 받은 대출이 단 하나도 없는 것이 제일 좋은 상황이긴 하지만, 요즘 같은 시대에서 그건 비현실적입니다. 그리고 설사 그렇다고 해도 기본적인 신용조회를 통해 지금 어떤 상황인지를 알아야 합니다.

미리 신용조회를 한 결과를 가지고 오셔서 상담을 해주시면 훨씬 더 수월하게 대출이 어느 정도까지 가능한지를 알아볼 수 있습니다.

Q 신용조회를 하면 신용 점수가 낮아진다는 소문도 있습니다. 맞나요?

A 다소 오해가 있습니다. 예전에는 그랬지만, 지금은 그렇지만은 않습니다. 일반적으로 널리 알려진 시중은행을 1금융이라고 하는데, 1금융에서의 조회는 신용 점수가 낮아지는 경우가 거의 없습니다.
저축은행 같은 2금융이나 캐피탈, 사금융에서의 조회나 그 외의 여러 가지를 진행하면 신용 점수가 낮아질 수 있습니다.

Q 신용등급 1~6등급(현재는 점수제)까지는 1, 2금융권에서 대출이 가능하고, 신용보증기금을 대출하려면 5등급(현재는 점수제)은 되어야 가능하다고 하는데 사실인가요?

A 예전에는 신용 점수를 신용등급이라고 표현하였으므로, 편하게 등급이라는 표현을 쓰겠습니다. 원장님께서 1금융에서 대출을 진행하기 위해서는 1~6등급에서는 동일하게 진행이 가능합니다. 은행마다 약간의 차이는 있지만 대출을 진행하려면 1~6등급까지는 되어야 합니다. 추가로 신용보증기금 대출을 진행하기 위해서는 최소 5등급까지는 되어야 원활하게 대출을 진행할 수 있습니다.

기본적으로 원장님께서 무분별하게 대출을 받지 않으셨다면 어지간한 경우가 아닌 이상엔 6등급 이내에 들어올 수 있습니다. 그러므로 큰 문제가 없다면, 대출은 웬만해선 다 됩니다.

Q 그렇다면 대출이 안 되는 경우는 어떤 경우인가요?

A 원장님 명의의 신용카드를 사용하고 잘 상환하지 않으면 실질적으로 원장님 본인이 대출을 받기 위한 자체 평가 등급에서 점수가 낮아질 수 있습니다.
그리고 또 하나는 본인 명의의 기존 대출 유무입니다. 원장님께서 담보대출이나 전세자금대출, 또는 사업자 담보대출 등을 갖고 있으면 대출액이 달라질 수 있습니다. 그러므로 이런 부분은 꼭 확인해야 합니다.

하지만 원장님 본인이 모르는 경우도 참 많습니다. 대출을 받았지만 어떤 대출을 얼마나 받았는지 잊어버리는 경우가 있는데, 이는 신용조회를 통해 확인할 수 있으므로 대출 전에는 꼭 신용조회를 해야 합니다.

Q 만약 아파트 대출을 받은 경우에는 추가로 자금대출이 가능한가요?

A 기본적으로 아파트 대출을 받았다고 해도 추가 대출이 가능하긴 하지만, 아파트 대출 종류가 천차만별이므로 꼭 신용조회를 통해 본인이 가지고 있는 대출이 추가 대출에 어느 정도 영향을 미치는지 확인해야 합니다.
예를 들어, 이주비 대출이라거나 중도금 대출 같은 것도 있는데, 원장님은 이것이 추가 대출에 영향을 끼치는지 어떤지 모르는 경우가 많습니다. 그러므로 이런 부분도 신용조회를 통해 정확히 알 필요가 있습니다.

Q '아파트 대출은 웬만하면 많이 받아도 추가로 개원 대출이 가능하다. 하지만 종류나 성격, 금액 등에 따라 달라질 수 있으므로 알아볼 필요가 있다.'는 정도로 요약할 수 있겠네요.

A 네. 맞습니다.

Q 대출 한도는 얼마인가요?

A 일단 의원을 개원한다는 전제를 두고 보면 최대가 17억 정도입니다.

물론 원장님이 어떤 상태인지를 확인해야 하지만, 닥터론이나 추가적으로 대출이 가능한 부분도 있으므로 최대치를 말씀드리자면 17억 정도까지도 가능합니다.

> **Q** 저는 개원하기 전에 은행에서 '전문의 면허가 있으므로 3억 5천만원 대출이 가능하다.'라는 말을 들었습니다. 그리고 신용보증기금에서 '최소 1억은 대출받을 수 있다.'라는 이야기를 들어서 4억 5천만 원으로 시작했습니다. 그런데 17억 정도까지 대출받을 수 있다는 말에 놀랐습니다.

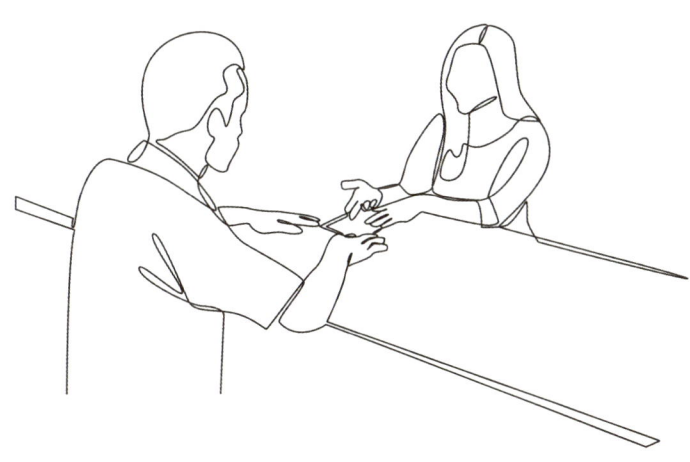

PART I 자금

02 개인 신용대출과 사업자대출은 어떻게 다른가요?

Q 개원하려고 하는 원장님들께서 가장 많이 이용하는 개인 신용대출과 사업자대출에 대해 자세히 설명해 주세요.

A 개원에 대한 대출 종류는 큰 맥락으로는 신용대출이지만, 개인 신용대출과 사업자대출로 나뉩니다.
개인 신용대출은 원장님도 잘 알고 계실듯합니다. 봉직의 때 받은 대출이 개인 신용대출 개념입니다. 그리고 사업자등록증으로 받는 대출이 사업자대출입니다.

Q 개인 신용대출도 가능하고, 사업자대출로도 추가 대출이 가능한가요?

🅐 아닙니다. 원장님께서 개원을 준비한다면 개인 신용대출로 준비할지, 사업자대출로 준비할지를 결정해야 합니다.

🅠 그건 선택사항인가요?

🅐 네. 선택입니다.

🅠 대부분 원장님은 개인 신용대출을 많이 선택하는데 그게 더 좋기 때문인가요?

🅐 선택이라기보단 필요에 의한 것이라고 할 수 있습니다. 원장님의 상황에 따라 개인 신용대출이 가능할 수 있고, 반대로 개인 신용대출이 안 되어 사업자대출로 진행할 수밖에 없는 경우도 있습니다. 그러므로 선택이라기보단 원장님의 상황에 따라 양쪽에 대해 비교해보는 것이 좋습니다.

🅠 개인 신용대출에 대해 조금 더 구체적으로 설명해 주세요.

🅐 간단히 말해서 봉직의 대출 개념으로 생각하시면 됩니다. 개원을 준

비할 때 개인 신용대출을 받을 수 있는데, 이는 최대 6억까지 가능합니다. 일반의와 전문의의 구분이 있지만, 전문의라면 최대 6억까지 가능합니다.

이 대출은 원장님께서 사용하는 부분에 대해 구체적인 용도를 따지지 않습니다. 이는 큰 장점이어서 원장님께서 개원자금을 받아 편하게 사용할 수 있습니다. 대신 개인 신용대출을 받기 위해서는 봉직의 때도 마찬가지지만 아직 스트레스 DSR(debt-service ratio) 40(25년 상반기 기준)이 적용되고 있습니다.

DSR(debt-service ratio)은 '총부채원리금상환비율'이라고 하는데 간단히 말씀드리면 원장님이 벌어들이는 소득 대비 자신이 가진 대출의 상환액 비율입니다. 즉, 내가 가진 대출의 원금과 이자를 내 소득으로 갚을 수 있냐는 겁니다. 따라서 스트레스 DSR(debt-service ratio) 40에 미치지 못하면 6억이 아니라 3억이나 2억을 받게 될 수도 있습니다.

개인 신용대출에 대해 정리하자면, 장점은 용도 증빙이 필요 없고, 원장님께서 대출을 연장할 때 특별한 방법 없이 연장이 가능하다는 겁니다. 그리고 원장님이 기존에 있는 병·의원을 폐업하고 더 좋은 곳으로 가려 할 때, 개인 신용대출은 바로 상환하지 않고 계속 끌고 갈 수 있습니다.

단점이라고 할 것은 DSR(debt-service ratio) 40이 되어야, 즉 소득이 뒷받침되어야 많이 받을 수 있다는 것입니다. DSR(debt-service ratio) 40이라는 소득을 증빙하려면 기본적으로 국민건강보험에 가입되어 있어야 하므로, 봉직의 퇴직을 하기 전에 대출을 받아야 유리합니다. 현재 직장에서의 소득을 기준으로 하므로 지금 현재 상황의 소득이 어떤지가 가장 중요합니다.

Q 이번에는 사업자대출에 대해 조금 더 구체적으로 설명해 주세요.

A 사업자대출은 말 그대로 사업자에게 해주는 대출이라 사업자등록증이 필요합니다.

원장님께서 봉직의 생활을 하다가 '나도 개원해야지.'라는 생각으로 병·의원을 나왔을 때, 소득 증빙이 되지 않아도 대출을 받아 개원할 수 있는 방식이 바로 사업자대출 방식입니다.

한 마디로 소득이 낮거나 아예 없어도 사업자대출을 받아서 개원을 준비할 수 있습니다.

물론, 세세한 증빙이 필요합니다. 그리고 원장님이 대출받은 자금을 함부로 사용할 수 없고, 용도 증빙이 필수적입니다. 그렇다 보니 용도 증빙에 대한 기준이 까다롭습니다. 또한, 기본적으로 나중에 병·의원이 잘되어 폐업한 뒤 다른 곳으로 옮기려 하면 무조건 대출을 상환하고 넘어가야 합니다.

은행에서는 원장님의 소득이나 그 외 조건을 보지 않고 대출을 해준 것이므로, 연장할 때도 어느 정도 목표치가 정해져 있습니다. 그 목표치가 미달될 경우에는 일부 상환도 요구받을 수 있습니다. 그리고 연장할 때도 매출 자료나 재무제표처럼 여러 서류를 요구합니다. 연장이나 폐업 이후 상환 등도 까다롭게 진행되는 것이 사업자대출입니다.

하지만 장점도 있습니다. 소득이 낮거나 아예 없어도 진행이 가능하다는 것입니다.

닥터론 - 구분	개인 신용대출	사업자대출
DSR(debt-service ratio)적용 / 소득자료	적용 / 소득있어야가능	미적용 / 소득 없어도 가능
사업자등록증	(나중에 보완), 임대차계약서만 있어도 진행	필수적으로 있어야 진행
사용용도 증빙	X (사용 용도 묻지않음)	O (3개월 이내 증빙해야 함) (사업용으로만 사용해야 함)
폐업 시	바로 상환 X	바로 상환 O (한달 이내)
대출연장 시	연장 진행 수월	매출자료 요청 등 연장진행 까다로움
취급 은행	기업, 하나	하나, 부산, 경남, 신용보증기금, 메디컬론 등

Q 개원을 준비하는 원장님은 개인 신용대출과 사업자대출 중 어느 것을 주로 선택하시나요?

🅐 개원자금을 편히 쓰고 싶다면 개인 신용대출을 받는 것이 좋지만, 말씀드렸듯 소득이 낮으면 적게 받게 됩니다. 그리고 지역 차이가 있습니다. 사업자대출이 안 되는 지역도 있기 때문입니다.

또 하나는 취급 은행이 어디인지에 따라 차이가 있습니다. 예를 들면, 개인 신용대출은 대부분 기업은행이나 하나은행에서 주로 진행하고 있습니다. 그리고 사업자대출은 신용보증기금이나 하나은행, 경남은행, 부산은행 등이 진행하고 있으므로 이 같은 접근성을 체크해 볼 필요가 있습니다.

'난 개인 신용대출을 받고 싶다.'라는 원장님이 사업자대출을 받아야 하는 경우가 있고, 반대로 '난 사업자대출을 받고 싶다.'라는 원장님이 개인 신용대출을 받아야 하는 경우가 있습니다. 그리고 이건 원장님의 상황에 따른 것이므로, 자신이 어떤 대출을 받아야 유리한지는 결국 전문가와 만나서 상담 후에 결정하는 것이 가장 좋습니다.

🆀 봉직의로 근무할 때는 사업자등록증이 없는데, 그러면 무조건 개인 신용대출을 받아야 하나요?

🅐 그렇지 않습니다. 봉직의 생활을 하고, 퇴직 후 사업자등록증을 만들게 됩니다. 보통 입지를 정하고 계약을 하면 세무사를 통해서 사업자등록증을 먼저 만들 수 있으므로(담당 세무사와 협의) 사업자대출을 받을 수도 있습니다. 즉, 봉직의라고 해서 무조건 사업자등록증을 만들

지 못하는 것도 아니고, 무조건 개인 신용대출을 받아야 하는 것도 아닙니다.

그리고 개인 신용대출이라고 해서 사업자등록증이 필요 없는 것도 아닙니다. 기본적으로 임대차 계약서만 있으면 진행이 가능하지만, 대출을 받고 3개월 이내에 사업자등록증을 보완해야 합니다.

요약하자면, 어차피 개원하려면 사업자등록증을 만들게 되지만 개인 신용대출은 그 전에 임대차 계약서만으로도 진행할 수 있는 대출이라고 할 수 있습니다.

Q 일반의와 전문의 사이의 대출 한도 차이가 있나요?

A 어느 정도는 있습니다. 개인 신용대출과 사업자대출에서도 차이가 있으므로, 이 부분은 상담을 통해 확인하는 것이 좋습니다. 대략적으로는 2배 정도 차이가 날 수 있는데, 이는 'case by case'이므로 상담을 받는 것이 가장 확실합니다.

Q 본인의 신용 점수는 어떻게 확인하고, 어떻게 체크하면 되나요?

A 요즘은 신용조회를 할 수 있는 사이트가 많은데, 대표적인 것은

NICE : www.credit.co.kr 나이스지키미

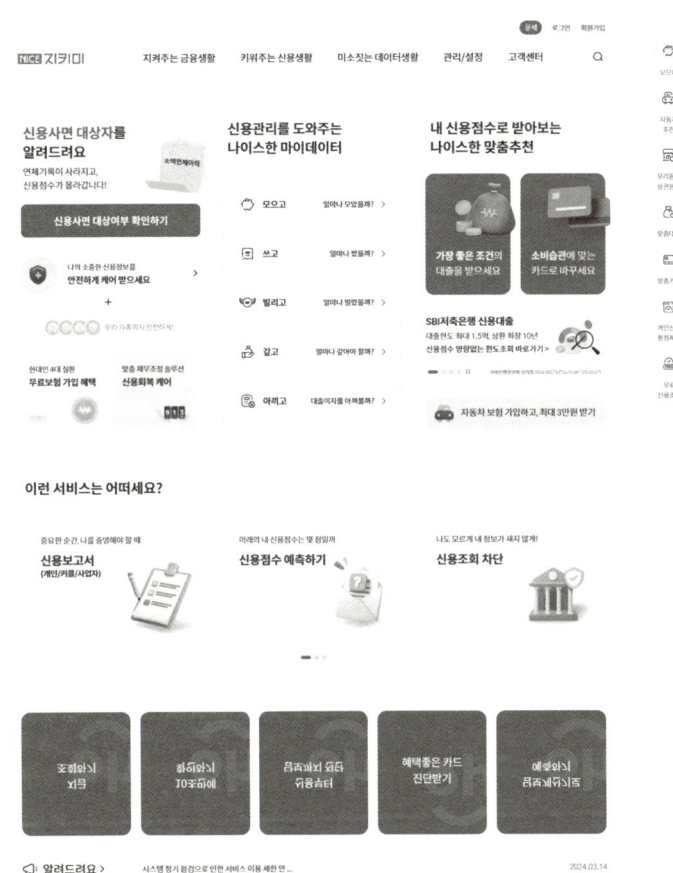

Part Ⅰ. 자금

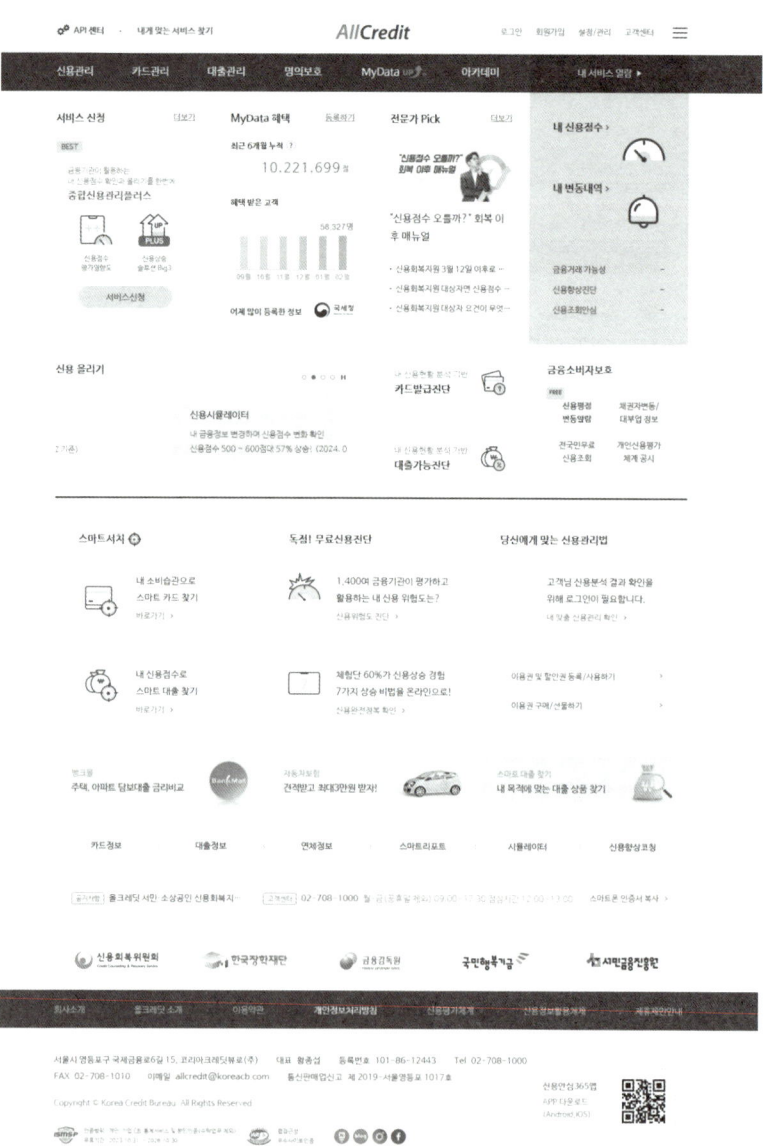

올크레딧(https://www.allcredit.co.kr/), NICE(https://www.credit.co.kr/ib20/mnu/BZWMAN00001), KCB(http://company.koreacb.com/) 등 입니다.

1회는 무료로 가능한 경우도 있지만, 원장님께서 개원을 준비한다고 하면 사이트에 가입해서 정기적으로 신용조회를 하는 것도 좋습니다.

Q 개원을 준비하는 상황에서 대출을 받기 위해 신용 점수를 관리하려면 어떤 것을 유념해야 하나요?

A 대다수 원장님들께서 신용 관리를 잘하고 있지만, 간혹 급하다는 이유로 신용대출이나 카드론, 현금 서비스 등을 받는 경우가 있는데 이럴 때는 최대한 빨리 상환해야 신용 점수에 영향을 미치지 않습니다.

예전에 이런 경우도 있었습니다. 원장님께서 대출을 진행 중이었는데, 어머님에게 갑자기 연락이 와서 현금 서비스를 3천만 원 받아 입금했습니다. 그래서 나중에 신용등급에 문제가 생겨 대출진행이 잠깐 정지되었습니다. 그러므로 카드론이나 현금 서비스 등을 받으셨다고 하면, 최대한 빨리 상환하셔야 합니다.

그리고 여러 가지 대출을 조금씩 받았다고 하면 최대한 하나로 통합해야 나중에 개원 대출을 받을 때 유리합니다.

그리고 할부는 기본적으로 큰 영향을 끼치지는 않지만, 그래도 너무 많은 할부가 진행되고 있으면 어느 정도는 상환해두는 것이 좋습니다. 그리고 신용카드 연체는 당연히 하면 안 되는 것이고, 마이너스 통장은 잘 사용하는 것이 관건입니다.

그렇다고 해서 '난 대출이 무서우니까 하나도 안 받고 은행도 이용 안 해.'라고 생각하면 안 됩니다. 앞서 말씀드렸듯 내가 잘 쓰고, 잘 상환해야 은행의 신용 등급이 높아지므로 쓸 때는 쓰고, 갚을 때는 갚는 것이 가장 중요합니다.

Q 차를 구매할 때도 유의점이 있다고 들었습니다. 사실인가요?

A 개원을 준비하는 원장님들은 '이제 내가 대표 원장이 되니까 비싼 차를 구매해야지.'라고 생각하는 경우가 많습니다. 그러면 딜러가 '원장님, 그럼 캐피탈을 이용하시죠.'라고 이야기를 하면서 바람을 넣습니다. 하지만 이때는 반드시 주의해야합니다.
원장님들께서 대출을 어느 정도 받고 개원을 진행하려고 하면, 캐피탈이 아니라 1금융을 먼저 생각해볼 필요가 있습니다. 1금융으로 대출을 진행하면 개원 대출을 받으려 할 때 훨씬 더 수월한 면이 있기 때문입니다. 하지만 캐피탈은 2금융이므로 캐피탈을 이용하게 되면 원장님께서 1금융에서 대출을 진행하려 할 때 불리한 점이 생길 수 있습니다.

기본적으로 1금융 입장에서 보면 2금융권까지 대출을 받았다고 했을 때, 마이너스 요인이 있어서 그런 것이 아니냐고 생각하게 됩니다. 그러면 1금융에서는 대출을 적게 주려 하므로, 2금융을 먼저 이용하면 장기적으로 보았을 때 손해가 발생할 수 있습니다.

Q 마지막으로, 신용 점수를 올리고 싶은 원장님에게 조언을 하신다면?

A 기본적으로 신용 점수를 올리기 위해서는 내가 가진 부채에 대한 상환이 제대로 이루어져야 합니다. 그리고 대출을 조금씩 여러 곳에 가지고 있다면 통합을 해서 하나로 묶어두는 것이 제일 좋습니다.
그리고 2금융보다는 1금융에서 대출을 받는 것이 제일 좋고, 신용카드를 무분별하게 많이 만드는 것보다는 2~4개 정도만 갖고 있다가 혜택이 가장 많은 카드를 사용하는 것이 제일 좋습니다.

Q 개원 준비는 전략을 짜는 과정이라 할 수 있는데, 이 전략이라는 것도 잘 짜야 합니다. 특히나 자금대출 부분은 신용 점수도 관리해야 하고, 대출 상품 선택도 잘 해야 하고, 대출을 잘 받기 위해서 사전에 무엇을 해야 하는지도 생각해야 합니다.
이건 '원장님 혼자 맨땅에 헤딩한다.'고 해서 되는 것이 아니라 전문가와 만나서 이야기해보는 것이 좋다고 생각합니다.

PART I 자금

03 대출 시점과 자금계획은 어떻게 하면 좋은가요?

Q 개원을 위해 대출을 받으려는 원장님은 어느 시점에 대출 상담을 받는 것이 좋은가요?

A 기본적으로 개원을 생각하고 계신 원장님들은 전반적인 자금 흐름 등을 확인하기 위해서라도 상담이 필요합니다.
상담 시점은 언제든 상관없습니다. 하지만, 대출 실행 시점은 중요합니다. 상품도 달라지고, 원장님 본인의 상황도 다르기 때문입니다. 그러므로 실제로 개원을 하든, 안 하든 개원에 대한 의지가 생기면 일단 만나서 상담해보는 것이 좋습니다.

많은 원장님들께서 입지를 알아본 뒤에 대출 상담사를 만나는 경우가 많습니다. 하지만 저는 비슷한 시기에 만나는 것을 추천합니다. 그리고 입지를 확정했을 때, 대출 상담사와 두 번째 미팅을 하는 것이 좋습니다.

Q 대출의 실행 시점에 대해서도 설명해 주세요.

A 간단히 설명하자면, 언제 돈을 받아서 활용하느냐는 것입니다. 개원 시점이 1년 뒤라면 지금 당장 받을 수는 없습니다. 그러므로 대출 시점은 현명하게 정해두는 것이 좋습니다.

기본적으로 임대차 계약이 진행된 순간부터 가능하며, 대출 금액을 어떻게 활용할지에 따라 초반에 받을지 인테리어 시점 때 받을지를 정합니다. 대출이 진행되는 순간부터 이자가 발생하게 되므로 언제 대출을 받아서 이자를 납부하기 시작할지를 생각해야 합니다.

Q 맞습니다. 하지만 개원을 준비하다 보면 지금 당장 돈이 필요한데 대출 실행 시점이 늦어져서 곤란한 경우도 있습니다.

A 그렇기에 계획을 잘 짜야 합니다. 입지를 정하고 잔금을 치르면 보증금이 들어가고, 인테리어를 시작하면 처음 시작할 때 미리 몇 퍼센트 정도 선금을 줘야 합니다. 회사마다 조금씩 다르지만 어떤 곳은 50%를 요구하는 곳도 있으므로 목돈이 들어가게 되는데, 대출상담만 받고 실

행을 하지 않으면 돈이 들어오는 시기가 늦어져서 곤란해지는 경우도 있습니다.

Q 좋은 입지를 찾았어도 잔금 처리가 안 되어 놓치는 경우가 생길 수 있으므로 대출을 언제 받을지 계획해야 한다는 것입니다.
봉직의 퇴사 이후에는 대출 진행이 어렵나요?

A 원장님들께서 '퇴직한 이후에 진행해야지.'라고 생각하며 퇴직하시는 순간, 개인 신용대출은 어려워집니다. 퇴사하시면 무조건 사업자대출로 진행해야 하므로 대출 상품에 대한 선택지가 확 줄어듭니다. 그러므로 웬만하면 퇴사 전에 많이 고민하고 행동에 옮기는 것이 좋습니다.

Q 맞습니다. 퇴사할 때도 퇴로를 만들어놓은 뒤 해야 합니다. 내가 퇴사한 뒤에 어떻게 할 것인지, 대출이 어떻게 될 것인지를 미리 한 번 계산해본 다음에 퇴사해야지, 안 그러면 나중에 골치 아파질 수 있습니다. 만약 사업자대출보다 개인 신용대출이 더 낫다면 월급이 있는 봉직의 시절에 대출을 받는 것이 더 좋습니다.
대부분 원장님은 봉직의 시절에 1~2억 정도의 대출이 있는 경우가 많습니다. 이럴 때는 어떻게 하나요?

A 대출이 없는 것이 제일 좋긴 하지만, 현실적으로 불가능합니다. 보통 기존에 있는 대출은 내가 개원을 할 때 진행되는 대출금액에서 차감된다고 생각하셔야 합니다. 그러므로 꼭 기존 대출을 체크해야 합니다.

보통 오해하시는 것이 '개원할 때 5억은 대출받을 수 있대.'라고 생각하는 경우가 많은데, 이건 기존에 대출을 하나도 안 받았을 경우입니다. 만약 이미 대출받은 것이 있다면 그만한 금액을 차감하고 받게 됩니다. 물론 기존 대출 금액도 차감되는 것이 있고 안 되는 것이 있지만, 이건 일반인이 속속들이 알아보기엔 복잡하니까 전문가를 만나는 것이 최선입니다.

Q 봉직의로 근무할 때 대출의 최소 조건이 있나요?

A 가장 간단한 최소 조건은 급여를 한 번 이상 받는 것입니다. 그리고 건강보험을 30일 이상 유지해야 합니다. 이것이 대출의 최소 조건입니다. 봉직의라고 해서 무조건 다 대출받을 수 있는 것은 아닙니다.

Q 구체적인 자금 계획은 어떻게 세우면 되나요?

A 일단, 원장님 혼자 고민하지 않는 것이 제일 중요합니다. 혼자 고민

하다 보면 너무 힘들어집니다. 그러므로 원장님과 같은 과의 동기, 선배님, 후배님 등을 만나 뵙고 '이 정도 규모로 진행을 했을 때는 얼마만큼의 자금이 들었는지'를 물어보는 것이 좋습니다.

물론 예전과 지금은 비용이 꽤 많이 달라졌지만, 그래도 한번 체크해본 뒤 대출 상담사에게 상담받는 것이 좋습니다.

그리고 미리 표를 작성하는 것도 좋습니다. 들어가는 비용이 얼마인지를 왼쪽에 쭉 적어보고, 여유 자금에 대한 운영비를 오른쪽에 쭉 적어보는 겁니다. 막연하게만 생각하던 것이 구체화되면 깜짝 놀랄 겁니다.

그리고 저는 보통 6개월 이상의 운영 여유 자금을 갖고 있어야 한다고 조언합니다. 그러면 '보통 얼마만큼을 갖고 있어야 하냐?'고 물어오시는데, 전 2~3억이상 정도는 여유자금을 갖고 있어야 한다고 생각합니다.

이렇게 구체적으로 따지다보면 개원 생각을 접는 분이 참 많습니다. 그래서 저는 자금대출 고민을 먼저 하시라고 권하고 싶습니다. 아무리 개원하고 싶고, 좋은 입지를 발견했다 하더라도 이 부분에서 막히면 이도 저도 안 되기 때문입니다.

개원 소요 자금 및 운영(여유)자금 산정!!

실제 소요 비용	+	운영(여유)자금
• 임대 보증금 • 양도 양수금 • 인테리어 • 의료장비 • 기타		• 6개월 이상 운영비용 (임대료, 인건비, 재료대 등 약 2~3억 이상)
일시 대출		마이너스 대출

개원시 실제 들어가는 자금은 대출적인 면에서 '일시 대출'로 진행이 이자비용 측면에선 유리하고(쓰던 안쓰던 매달 이자를 내는 방식이어서 금융기관에서 우대가 있음) 여유 자금(운영자금)은 '마이너스 대출'로 갖고 있는 것이 이자비용 측면에선 유리할 것입니다.(마이너스 대출방식은 사용하면 이자가 나가지만, 사용하지 않으면 이자발생 하지 않음. 그래서 금융기관에선 우대가 없음. 일시 대출 방식보다 이율이 높을 수밖에 없음)

Q 자기 자본으로 개원하는 것과 대출 자금으로 개원하는 것은 어떤 차이점이 있나요?

A '전 자금이 충분합니다. 그런데 이 자금으로 개원을 하는 것이 좋나요? 아니면 대출을 받아서 진행하는 것이 좋나요?'라고 물어보시는 원장님도 있습니다. 그럴 때 저는 대출 상담사로서 이렇게 대답합니다.
'원장님이 가진 자금의 일부로 개원을 할 수 있다면 본인 자금만으로 개원하는 것이 훨씬 좋습니다. 하지만 그 자금을 전부 개원자금에 쏟아부어야 한다면, 활용할 수 있는 대출을 받는 것이 훨씬 더 현명합니다.'

일단 이 질문에 대한 더 좋은 답을 듣고 싶다면 세무사를 만나서 상담을 받아보는 것이 좋습니다. 많은 세무사님들도 대출을 받으라고 합니다. 경비처리가 가능하기 때문입니다.

나중에 개원을 해서 어느 정도 수입이 생기면 경비처리할 항목이 필요한데, 경비처리를 할 항목이 정말 없어서 고민하는 원장님도 있습니다. 병·의원이 잘 안 되면 이 항목을 고민할 필요가 없지만, 어느 정도 되면 경비처리를 해야 이득이 되는데 그때 대출 이자라도 경비처리를 하면 좋습니다.

그리고 원장님께서 가진 자금은 다른 곳에 투자를 하는 것이 더 좋습니다. 앞서 말했듯 우리나라는 의사에게 대출을 많이 해주므로, 대출을 받아서 개원을 하고 시드머니(seed money)는 효율적인 재테크를 하는 것이 좋습니다.

또한, 나중을 대비하여 자금을 갖고 있을 필요가 있습니다. 개원을 했는데 잘 안 돼서 자금이 더 들어갈 수도 있고, 개원을 준비하다 보면 상상 이상으로 돈이 나가므로 자금이 모자랄 수 있습니다. 그런 경우를 위해서라도 대출을 받는 것이 좋습니다.

최대한의 레버리지(leverage) 효과를 이용하는 것이 가장 좋습니다. 레버리지(leverage) 효과란 대출을 이용해서 그만큼 더 수익을 창출하는 것인데, 기존 자금이 아주 많은 게 아니라면 그 자금은 재테크를 하거나 긴급 시에 사용할 비상금으로 남겨두고, 대출을 통해 비용 처리 등의 이익을 얻는 것이 좋은 방법이라고 말씀드리고 싶습니다.

그리고 부모님에게 받은 자금의 경우는 우선 자금을 받기 전에 개원전문 세무사와 상담을 해야합니다. 상담을 통해서 비용처리, 증여세 등에 대해서 미리 상담을 받아서 진행해야 현명하게 사용할 수 있기 때문입니다.

Q 자기 자본으로 개원할 때 주의해야 하는 것은 무엇인가요?

A 자기 자본이라는 근거가 있어야 합니다. 봉직의 생활을 하며 내 통장에 차곡차곡 돈이 모였다거나, 다른 방식을 통해 내가 번 돈이라는 것을 증명해야 합니다. 그게 증명되지 않으면 나중에 큰 문제가 발생합니다. 주위 사람 돈을 다 끌어모아 개원을 하는 것은 이런 면에서 아주 위험합니다.

Q 대출을 받을 때 일시 대출과 마이너스 통장식의 방법이 있는데, 어떤 비율로 대출을 받는 것이 좋나요?

A 보통 일시 대출보다는 마이너스 통장에 대한 이율이 조금 더 높습니다. 은행 입장에서는 일시 대출은 한 번에 돈이 나가서 원장님들께서 그 돈을 사용하든 안 하든 매월 이자가 발생합니다. 그러므로 이율을 좀 낮춰줄 수 있습니다.
하지만 마이너스 통장은 원장님께 대출은 했지만, 원장님께서 그것을 사용하지 않으면 이자가 발생하지 않습니다. 그러므로 한 번이라도 이자가 발생했을 때 많이 받아야 하므로 은행 입장에서는 마이너스 통장의 이율을 높게 할 수밖에 없습니다.

그래서 원장님께는 실질적으로 개원할 때 지금 당장 들어가야 하는 돈, 그러니까 보증금이나 인테리어비, 양도·양수금처럼 한 번에 들어가야 하는 돈은 일시 대출로 받아야 한다고 조언합니다. 그리고 미리 비축해 둘 필요가 있는 여유 자금은 이율이 좀 높더라도 마이너스 통장 형식으로 소지하는 것이 훨씬 좋다고 말씀드립니다.

Q 여유 자금이 어느 정도 필요한지 계산하는 방법이 있나요?

A 보통 6개월 정도의 운영 자금이 필요합니다. 기본적으로 고정비에 플러스 알파를 한 것을 6개월 정도로 산출한 금액입니다. 즉, 한 달 임대료와 인건비의 6배에 플러스 알파를 한 정도라고 생각하시면 간단합니다.

예를 들어, 인건비는 직원 1명 당 세금 포함하면 250만 원에서 300만 원 정도가 나갈 것이니, 직원이 4명이면 1천만 원 이상 나갈 겁니다. 그리고 관리비는 지역마다 조금씩 다르지만, 평수에 따라서 계산을 해 볼 수 있습니다. 그리고 임대료를 포함해서 계산해야 합니다. 과마다 다르겠지만 60평 기준으로 했을 때 한 달 임대료가 2,500~3,000만 원 정도가 나온다고 하면 6개월이면 1억 8천만 원이 됩니다.

거기에 대출 이자 같은 고정비까지 고려하면 여유 자금은 최소 2억 이상이 됩니다.

> **Q** 여유 자금이 꼭 필요하죠?

A 네, 정말 필요하다고 생각합니다.
과거 코로나 때문에 어디나 홍역을 앓았습니다. 기존에 여유 자금을 준비하지 않으셨던 원장님들은 80~90% 이상이 추가 대출 여부를 확인하셨습니다. 이렇게 상황이 어떻게 될지 알 수 없으므로, 개원을 준비한다면 여유 자금도 고려해야 합니다.

물론, 대출이 무섭고 이자가 아깝다고 생각할 수도 있습니다. 개원하면 다 잘될 거라고 자신할 수도 있습니다. 하지만 언제나 최악의 경우를 상상해야 합니다. 개원하자마자 환자가 쏟아지는 경우는 존재하지 않습니다. 그러므로 대출이 가능할 때 최대한 준비해두는 것이 좋습니다. 당연히 저희는 여러분께서 개원하자마자 대박 나서 여유 자금이 필요 없는 경우가 생기기를 바라지만, 언제 무슨 일이 생길지는 아무도 모릅니다.

Q 개원 시 진료 과목마다 필요한 비용이 어느 정도인지 대략적이지만 설명해 주세요.

A 과별로 개원 금액 차이가 큽니다. 일반적으로 근골격계 같은 경우는 장비를 많이 사용하고, 평수도 넓어지기 때문에 금액이 큰 편입니다. 하지만 장비가 많이 필요 없는 과는 평수를 넓게 하지 않아도 되고, 장비를 구매하는 데 필요한 비용도 적어집니다.

추후 말씀드리겠지만 처음부터 장비를 너무 많이 살 필요는 없습니다. 그리고 단순히 장비만이 아니라 진료 콘셉트나 진료 과목에 따라 필요한 비용이 천차만별입니다. 그러므로 우선 같은 계열에서 개원한 선후배의 대략적인 자금 필요 흐름도를 파악할 필요가 있습니다. 그리고 그게 가장 좋은 방법입니다.

전용 100평 의원 개원 기준

보증금	: 1억 원 ~ 3억 원
인테리어	: 1.5억 원 ~ (냉·난방 등)
의료장비	: 1.5억 원 ~
간판	: 1천만 원 ~
비품	: 2천만 원 이상 ~
홍보	: 5백만 원 이상 ~
운영자금	: 7천만 원 ~
합 계 : 5억 원 이상 ~	

Q 개원 시 보증금은 어느 정도로 생각하면 되나요?

A 보증금은 보통 3억 이하로 생각하는 편이 좋습니다. 물론 어느 입지에 들어가느냐에 따라 보증금도 많이 달라지지만, 저는 3억 이하로 진행하는 편이 가장 좋다고 말씀드립니다.

왜냐하면 기본적으로 개원할 때 받는 닥터론은 최대가 7억입니다. 그러므로 원장님께서 보증금을 3억 이상으로 활용하면 대출 받은 7억 중 많은 금액을 보증금으로 묶어두는 것이 됩니다. 그래서 웬만하면 보증금을 높게 잡더라도 3억 이하로 하는 것이 좋다고 말씀드립니다.

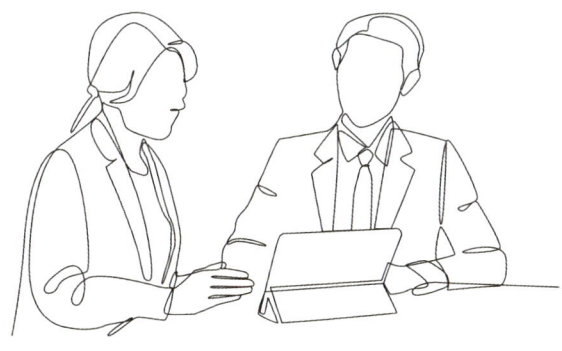

PART I 자금

04 다양한 개원 자금 확보 방법을 구체적으로 알려주신다면?

Q 개원할 때 자금을 만드는 방식으로 크게 5가지가 있다고 알려져 있습니다. 첫 번째는 본인 자금, 두 번째는 닥터론, 세 번째는 신용보증기금, 네 번째는 사업자 담보대출, 다섯 번째는 리스와 렌탈입니다. 이에 대한 개략적인 설명을 부탁드립니다.

A 본인 자금은 원장님이 갖고 있는 자기 자본입니다.
닥터론은 봉직의 때 받는 개인 신용대출과 사업자등록증을 갖고 진행하는 사업자대출입니다.
신용기금은 뒤에 자세히 설명되어있습니다.
사업자 담보대출은 내가 사는 아파트를 담보로 해서 대출을 받는 것입니다.
리스와 렌탈은 뒤에 더 자세히 설명되어 있습니다.

Q 5가지 대출 방식의 장단점을 간략하게 설명해 주세요.

A 간략하게 말씀드리자면, 자기 자본과 닥터론의 개인 신용대출은 자금에 대한 용도 증빙이 필요 없습니다. 그래서 폐업을 했을 때 상환하지 않아도 되고, 연장할 때도 수월합니다. 다만 개인 신용대출은 스트레스 DSR(debt-service ratio) 40(25년 상반기 기준) 정도의 소득이 맞춰져야 진행이 가능합니다.

사업자대출은 소득 없이도 대출이 가능하지만, 용도 증빙이 필수적이며, 폐업 때는 무조건 상환한 뒤 넘어가야 하며, 연장할 때는 목표치가 안 되면 일부 상환될 수도 있습니다. 그리고 여러 가지 자료가 필요하므로 연장하기가 까다롭습니다.

신용보증기금은 정부 정책자금이라는 표현을 자주 씁니다. 예비 창업 자금인데 정부에서 진행하는 것이므로, 원장님이 닥터론 외에 더 필요하다 싶은 금액을 추가적으로 대출받을 수 있는 것이 신용보증기금입니다.

사업자 담보대출은 말 그대로 내가 가진 아파트를 담보로 대출을 받는 것으로, 내 아파트 금액이 높다면 더 많은 자금을 대출받을 수 있습니다. 하지만 내가 개원한 병·의원이 혹시라도 잘되지 않는다면 아파트에도 문제가 발생할 수 있습니다.

리스와 렌탈은 2금융 이상입니다. 그래서 이율적인 부분을 잘 체크해야 합니다. 보이는 이율과 실질적으로 납부할 때의 이율은 실제로 차이가 있습니다. 따라서, 리스와 렌탈은 은행 이율보다는 훨씬 높다고 생각하며, 항상 체크할 필요가 있습니다.

기본적으로 닥터론을 제일 먼저 고려하고, 닥터론 외의 추가 대출은 신용보증기금을 통해 준비하는 것이 제일 좋습니다. 그래서 제일 추천하는 것은 닥터론(신용대출)을 먼저 받고 신용보증기금으로 추가 대출을 받는 것입니다.
그리고 두 번째는 닥터론(사업자대출)을 받은 뒤 신용보증기금을 추가로 받는 것입니다.
세 번째는 사업자 담보대출을 받은 뒤 신용보증기금을 추가로 받는 것입니다.

참고로, 리스는 캐피탈을 통한 것이므로 가장 처음에 받게 되면, 나중에 다른 대출이 불가할 수 있습니다. 그러므로 리스와 렌탈은 받을 수 있는 대출을 전부 다 진행한 이후에도 추가로 자금이 더 필요할 때 받는 것이 좋습니다.

개원시 자금관련 방식 (대출이용시) (경우의 수)

| 닥터론
- 개인 신용대출
(2.4억~)
+
신용보증기금 | 닥터론
- 사업자대출
(3억~)
+
신용보증기금 | 사업자담보대출
(일반 사업자 또는 병·의원 사업자)
+
신용보증기금
(상담필요) |

추가 : 리스 / 렌탈

Q 대출과 관련하여 주의해야 할 사항이 있나요?

A 원장님이 2억 정도의 봉직의(신용대출 닥터론) 대출을 받고 있다고 한다면, 개인 신용대출로 진행하면 최대 6억(DSR(debt-service ratio)40 기준)이므로 기존 대출 2억을 상환(대환)하면서 진행하게 됩니다. 하지만 소득 등으로 사정이 여의치 않아 사업자대출(닥터론)을 받게 되면 최대가 6억이지만 기존의 봉직의 대출 2억을 갖고 있으므로(사업자대출로 기존 봉직의 신용대출 상환 안됨) 4억밖에 진행되지 않습니다.

그리고 사업자 닥터론을 진행할 때는 꼭 봉직의 대출을 확인해야 합니다. 내가 사업자가 됐을 때 상환해야 하는지, 안 해도 되는지를 반드시 체크(기존 봉직의 대출은행에 문의)해야 합니다. 나중에 대출 상환을 요구하기도 하기 때문입니다. 하지만 개인 신용대출로 닥터론을 진행하면, 기존에 있는 봉직의 대출은 상환(대환)을 하므로 아무 문제 없습니다.

Q 대출 전에 체크해야 할 부분은 무엇인가요?

A 대출 전 체크포인트는 많이 있겠지만 기본적으로 신용 관련시한입니다. 그리고 원장님이 기존에 갖고 있는 대출 관련, 공동명의 등도 생각해야 합니다. 그리고 필요 자금이 얼마인지도 확인해야 합니다.

#개원 준비 시 자금대출 관련 체크리스트

Check List

임대보증금	☐
인테리어	☐
의료장비	☐
임대료와 관리료	☐
인건비	☐
재료비	☐
양도·양수금	☐
여유자금 6개월이상	☐
자기자본	☐
기 타	☐
	☐
합 계	☐

Q 5가지 대출 방식으로 자금 조달 시 주의사항은 무엇인가요?

A 이자나 한도 등을 고려해야 합니다.

또한, '나는 닥터론보다 사업자 담보 대출을 더 받아야지.'라고 생각하면 그러한 장점을 활용하는 대출 상품을 찾을 필요가 있습니다. 상황도 사정도 다양하므로 그에 맞추어 여러 방식을 비교하고 활용해야 합니다.

Q 첫번째 자금확보 방법인 자기 자본으로 대출할 때의 주의사항은 무엇인 가요?

A 기존 자기 자본을 전부 다 투자해서 개원하게 되면 나중에 정말 필요한 자금이나 그 외의 부분에서 부족할 수 있습니다. 그러므로 내가 정말 자기 자본 전부를 투입해야 하는지, 일부만 떼서 개원해도 되는지를 체크해야 합니다. 그리고 자기 자본이 정말 자기 자본인지에 대한 증빙도 필요합니다.
또한, 자기 자본이 들어갔다고 해도 어느 정도까지 비용 처리가 되는지에 대해 상담을 받을 필요가 있습니다. 이건 개원전문 세무사님과 상담할 필요가 있습니다.

Q 두번째 자금확보 방법인 닥터론에 대해 다시 한번 설명해 주세요.

A 은행에서 진행하는 대출을 닥터론이라고 표현하는데, 개인 신용대출과 사업자대출로 나뉘어 있습니다.

개인 신용대출은 무조건 소득이 있어야 합니다. 소득 대비 최대 6억까지 대출이 가능하지만, 그 최대 금액을 받기 위해서는 소득이 스트레스 DSR(debt-service ratio) 40(25년 기준)을 갖춰야 합니다.
이 대출은 장점이 많습니다. 폐업해도 상환하지 않고 끌고 갈 수 있으며, 연장이 수월합니다. 하지만 소득이 꼭 뒷받침되어야 합니다.
사업자대출은 소득이 없어도 진행은 가능하지만, 용도 증빙이 필요하며 폐업한 이후에 무조건 상환해야 합니다. 그리고 연장하기가 좀 까다롭습니다.

Q 봉직의가 신용대출을 받을 때 유의해야 할 점은 무엇인가요?

A 개원을 준비하려 할 때, 원장님들께서 봉직의 때 받은 대출금을 전부 사용했다면 '내가 갖고 있는 대출과 관계없이 추가로 최대치까지 대출할 수 있겠지.'라고 생각할 수 있습니다. 하지만 상환한 것이 아니라 소비한 것이면 그만큼의 금액이 차감됩니다. 예를 들어, 최대 대출 금액이 6억이고, 기존 봉직의 대출이 2억이라면 4억만 대출이 가능합니다.

그리고 사업자대출로 진행했을 경우에는 원장님 상황이 사업자로 바뀌므로 봉직의 때 받은 대출의 상환을 요청받을 수 있습니다. 따라서 기존에 대출을 받은 은행에 찾아가서 상담을 받아보셔야 합니다.

Q 닥터론의 종류와 차이, 한도 등을 비교 설명해 주세요.

A 개인 신용대출은 최대가 6억이라고 말씀드릴 수 있지만, 이것은 전

문의일 경우입니다. 일반의인 경우는 차이가 있습니다.

그리고 사업자대출은 최대 7억이지만, 은행마다 조금씩 차이가 있습니다. 7억을 전부 다 받을 수 있는지, 아니면 내가 이미 갖고 있는 대출 금액만큼을 제하고 받는지 등은 여러 경우가 있으므로 상담을 통해 진행할 수 있습니다.

또한, 은행마다 보유하는 닥터론 예산이 있는데 초반에 전부 사용하면 나중에는 대출이 불가능하기에 언제 대출을 받을지도 중요합니다.

또한, 원장님의 상황과 원장님이 개원하려는 지역에 따라 조금씩 달라집니다.

게다가 2022년의 대출 상품, 2023년의 대출 상품, 2024년의 대출 상품이 또 조금씩 다릅니다. 지면상 한계로 닥터론 상품을 하나하나 전부 설명해드리는 것은 불가능하지만, 몇 가지 상품을 소개하겠습니다.

주요 은행 구분	A	B	C	D
개인신용/사업자	개인 신용대출	사업자대출	사업자대출	사업자대출
개원 예정의	6억(최대)	6억(최대)	당타행 6억 (최대) (당행3억)	3.6억~ (전문의) 2.4억~ (일반의)
금 리	상담필요	상담필요	상담필요	상담필요
개원의	~4억 (소득금액증명원기준)	~6억 (매출기준)	~당타행 6억 (당행3억)	~6억 (매출기준)
금 리	상담필요	상담필요	상담필요	상담필요
비고	DSR(debt-service ratio) 40% (25년 기준)이내 전 지역 가능	1~4등급 금리 동일 지역별 제한 있음 자금소명 철저	1등급 기준 지역별 제한있음 자금소명 철저	1~4등급 금리 동일 자금소명 철저 전 지역 가능

Q 사업자등록증이 필요한 대출은 어떻게 받을 수 있나요?

A 보통 개원을 준비하는 과정에서 세무사님을 통해 사업자등록증을 발급하게 됩니다. 사업자등록증이 있어야 사업자대출을 실행할 수 있는데, 원장님이 개인 신용대출 닥터론 외에 추가 자금이 필요하다는 생각이 들면 세무사님과 대출 상담사님과 상담을 통해 사업자등록증을 발급하는 것이 가장 좋습니다.

Q 사업자등록증을 계획 없이 만들었다가 대출이 막히는 경우가 있다고 들었습니다. 이에 대해 설명해 주세요.

A 사업자등록증은 그 자체만으로도 중요하지만, 그에 기재된 [개업 연월일]도 중요합니다.
무턱대고 사업자등록증을 발행하게 되는 순간, 대출이 진행되지 않는 경우도 있으므로 어느 정도 추가 대출이 필요하다면, 사업자등록증을 발행할 때를 고려해야 합니다.

추후 신용보증기금과 관련하여 구체적으로 설명하겠지만, 원장님께서 닥터론 외에 추가적으로 자금이 필요할 때 1금융에서 진행되는 대출이 신용보증기금입니다. 그런데 이 신용보증기금은 사업자등록증의 [개업 연월일](발행일 기준이 아닙니다.) 이후에 자금이 집행됩니다. 즉, 원장님이 무턱대고 [개업 연월일]을 잡아놓으면 내가 필요한 시점이 [개업 연월일] 이전일 때 곤란해지는 겁니다. 그리고 접수할 때도 여러 가지로 문제가 생길 수 있으므로, 신용보증기금을 진행하려 할 때는 사업자등록증 발행에 대해 고민을 하셔야 합니다.

신용보증기금에 접수하는 시점에서는 사업자등록증이 없는 게 정석입니다. 하지만 사업자대출 받을 때는 사업자등록증이 필요합니다. 그러므로 사업자대출을 받고, 추가적으로 신용보증기금을 받고자 할 때는 이 두 가지를 전부 고려해서 [개업 연월일]을 정해 사업자등록증을 발행해야 합니다. 따라서 세무사님과 대출 상담사님과 여러 번 상담하고 고민해서 전략을 잘 짜야 합니다.

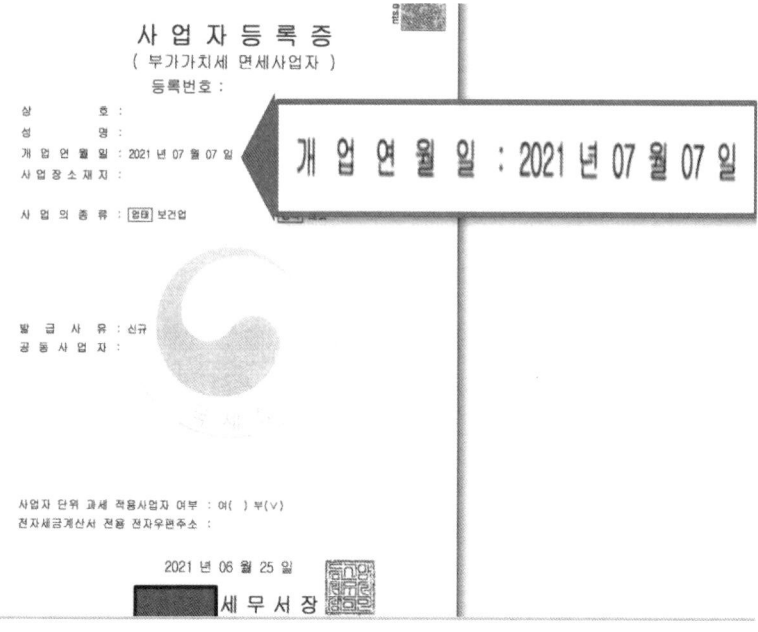

Q 닥터론 대출 종류가 매우 다양한데 이와 관련하여 조언을 해주신다면?

A 종류가 다양하긴 합니다만, 큰 맥락으로 보면 '나는 소득이 되니까 편히 이용할 수 있는 개인 신용대출을 받아야지.'와 '나는 소득이나 기타 여건이 부족하므로 사업자대출을 받아야지.'의 둘로 나누어집니다.

그리고 금액의 차이입니다. 금액과 관련해서는 여러 가지 상황이 있지만, 일단 큰 맥락인 개인 신용대출과 사업자대출 중 하나를 고르고 나면 어느 정도 정리가 됩니다.

Q 닥터론과 관련하여 마지막으로 하고 싶은 이야기가 있나요?

A 장황하게 설명드리긴 했지만, 기본적으로 원장님께서 너무 고민하지 않기를 바랍니다. 큰 맥락은 개인 신용대출을 받을 것인가, 사업자대출을 받을 것인가이고, 그 이후의 여러 상황은 얼핏 복잡할 수 있지만 전부 상담을 통해 해결할 수 있는 일입니다.

YOUTUBE
『Dr.개고생』

YOUTUBE
『Dr.개고생 개원 아카데미』

PART I 자금

05 신용보증기금 대출은 어떤가요?

Q 신용보증기금 대출에 대해 설명해 주세요.

A 신용보증기금은 간단히 설명하면 정부 정책자금입니다. 그래서 '예비 창업자 자금'이라는 표현을 쓰는데, 신용보증기금 그 자체에서 대출을 해주는 것은 아닙니다. 신용보증기금은 은행에게 원장님을 보증해 줍니다. 한마디로 정부에서 원장님을 '이 사람은 이만큼의 돈을 빌려줘도 됩니다.'라고 보증해 주는 겁니다. 그 보증서를 통해 일반적인 은행에서 원장님에게 대출을 해주는 방식이라고 생각하면 간단합니다.

기본적으로 신용보증기금은 정책자금이기 때문에 필요로 하는 것이나 준비해야 할 것이 많습니다. 대출 한도는 기본적으로 1억에서 10억까지 가능합니다. 물론 10억은 최대치이므로 모두가 이렇게 받을 수 있다는 것은 아닙니다.

〈신용보증기금 홈페이지〉

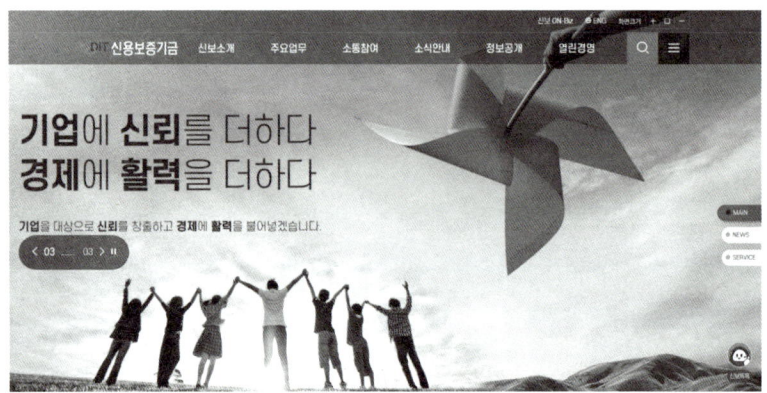

Q 신용보증기금 대출은 은행 대출보다 이자가 비싼가요?

A 이자 그 자체는 은행과 거의 비슷하다고 생각하시면 됩니다. 다만 신용보증기금은 신용보증기금만의 항목이 있습니다. 일반적으로 일시 대출과 마이너스 통장에 보증료라고 해서 1년에 한 번 내는 비용이 있습니다.

보증료는 전체 금액 대비 '만 39세 이하 & 3억 이하'일 경우에는 0.3%(총금액의) 정도의 금액을 1년에 한 번 내게 됩니다. 그런데 이 금액이 이자와 합산되면 일반 은행 이율보다는 높다고 생각할 수 있습니다. 그리고 '3억 초과 또는 40세 이상'인 경우에는 총 금액의 보증료가

1%내외로 산출됩니다. 그래서 많이 대출하거나 연세가 있는 분은 '나이 많은 것도 서러운데 치사하게 더 내라고 하냐.'라고 농담을 하곤 하시는데, 이는 신용보증기금만의 매뉴얼이어서 어쩔 수 없습니다.

그리고 마이너스 통장 같은 경우에는 한도 약정 수수료라는 항목이 하나 더 있습니다. 저는 편하게 '마이너스 통장 사용료'라고 이야기하는데, 마이너스 통장 총 금액의 0.2~0.4% 내외의 금액을 1년에 한 번 더 냅니다.

정리하자면, 일시 대출은 기존 금리에 보증료가 합쳐진 금리라고 생각하면 됩니다. 그리고 마이너스 통장 형식은 기존 금리에 보증료에 약정 수수료가 합쳐진 금리라고 생각하면 됩니다. 그렇기에 '신용보증기금 대출은 일반 은행 대출보다 이자가 조금 더 높다.'라고 표현할 수 있습니다.

하지만 신용보증기금은 은행 이율로 비교하기보단 한도의 장점을 봐야 합니다. 닥터론보다 훨씬 더 많이 대출받을 수 있다는 것이 장점이므로 이 점을 고려해야 합니다.

Q 신용보증기금 대출의 조건은 무엇인가요?

A 기본적으로 국세와 지방세 등의 체납이 없어야 합니다. 그리고 신용등급 점수는 보통 6등급(현재는 점수제)까지라고 말씀드리는데, 최대 5등급(현재는 점수제) 안으로 들어와야 합니다. 또한, 원장님들께서 봉직의 생활을 하며 전자상거래나 기타 사업자가 되어 잠깐이나마 사업을 하는 경우가 있는데, 신용보증기금을 진행하기 위해서는 임대 사업자 외의 사업자가 있으면 대출이 어려울 수 있습니다.

그러므로 '나는 신용보증기금 대출을 받아야지.'라고 생각하면 기존에 갖고 있는 사업자를 체크해야 할 필요가 있습니다. 물론 사업자가 있는 경우에도 방법이 아주 없진 않지만, 가급적 없는 편이 한 번에 해결될 수 있습니다.

Q 신용보증기금 대출 한도는 어느 정도인가요?

A 신용보증기금의 한도는 보통 1억에서 10억까지입니다.
10억보다 조금 더 많이 대출받는 것도 가능은 하지만, 의원급에서는 1억에서 10억까지입니다. 그리고 1억까지는 크게 문제없이 대출받을 수 있지만, 그 이상은 자기자본 비율이 대출액과 1 대 1로 있어야 접수(지급 아닙니다.)가 가능합니다.

예를 들면, 3억을 대출받고 싶다면 내 통장에 3억이 있어야 접수가 가능합니다. 하지만 접수가 가능한 것이지, 꼭 1 대 1로 대출을 받을 수 있는 것이 아닙니다. 접수는 했지만, 접수 받은 사람이 평가해서 2억이 나올 수도 있고 1억이 나올 수도 있습니다. 즉, 3억 대출을 접수하기 위해서는 내 통장(자금)에 3억이 필요하지만, 3억을 접수했다고 해서 3억을 그대로를 받을 수 있는 것은 아닙니다.

Q 신용보증기금의 일시 대출 형식과 마이너스 통장 형식에 대해 설명해 주세요.

A 원장님들께서 신용보증기금에서 진행하게 되면 은행 보증서를 받아서 은행에서 대출을 받게 되는데, 이때 일시 대출과 마이너스 통장 중 하나를 선택할 수도 있고 둘을 동시에 진행할 수도 있습니다.
예를 들어, 원장님이 3억을 받았다고 했을 때 일시 대출을 1억, 마이너스 통장을 2억으로 받는 식으로 나누어 진행할 수 있습니다. 대신 마이너스 통장 형식은 한도 약정 수수료가 더 붙기 때문에 이율로 따지게 되면 이율이 조금 더 높아지지만, 내가 사용하지 않으면 이자가 나가지 않으므로 한도 개념으로 보는 것이 좋습니다.
그리고 이 조합은 전문가와 상의해서 효율적으로 짜는 것을 추천합니다.

Q 신용보증기금 대출을 신청할 때 유의사항이 있나요?

A 신용보증기금 대출은 결국 사업자대출이므로 사업자등록증이 필수적입니다. 그리고 사업자등록증의 가장 하단에 있는 발행일이 중요한 게 아니라, 중앙에 있는 [개업 연월일]이 가장 중요합니다.

그래서 저는 '신용보증기금 대출은 언제 진행되나요?'라는 질문을 받으면 '사업자등록증에서 중앙에 있는 [개업 연월일] 이후에 지급됩니다.'라고 대답합니다. 그렇기에 원장님께서 돈이 필요한 시점이 언제인지 고민할 필요가 있습니다.

기본 조건   - 국세, 지방세 최근 6개월 내에 체납 없어야 됨
             - 최근 6개월 내에 연체 없어야 됨
             - 병·의원 사업자 및 기타 사업자가 없는 상태에서 신청유리
               (임대사업자 제외)

대출 한도 : 기본 1억 + @ = MAX 10억 + @
대출 금리 : 일시대출 / 마이너스 대출 (마음대로 구분가능) (금리 상담 필요)
보증료(일시, 마이너스) : 매년 0.3%~ : 만 39세 이하 & 보증신청금액 3억 이하
                         매년 최저 1%~ : 만 40세 이상 or 보증신청금액 3억 초과
한도약정수수료(마이너스대출 사용시 추가납입) : 매년 0.2%~ 0.4%

대출 신청 시기 및 유의사항 주의(사업자등록증 발급순서 및 시기)

〈신용보증기금의 대출〉

Q 신용보증기금의 금리에 대해 설명해 주세요.

A 신용보증기금 대출 또한 1금융에서 하기 때문에 일반적인 금리는 일반 닥터론과 거의 비슷합니다.

하지만 일시 대출과 마이너스 통장에 1년에 한 번 내는 보증료가 붙고, '40세 이상이거나 3억을 초과'하면 보증료가 0.3%에서 1% 내외까지 늘어나므로 이율이 좀 더 높다고 볼 수 있습니다. 또한, 마이너스 통장은 통장 사용료라는 개념으로 한도 약정 수수료라는 항목이 하나 더 붙으므로 일시 대출보다도 이율이 좀 더 높긴 합니다.

그러므로 닥터론에서 최대한 많이 받고, 추가적으로 신용보증기금 대출을 받는 것이 최대의 이득입니다.

Q 신용보증기금 대출의 절차는 어떻게 되나요?

A 신용보증기금에 대한 전체적인 과정은 신용보증기금 홈페이지(https://www.kodit.co.kr/kodit/main.do)에서 확인할 수 있습니다. 기본적인 절차는 예약, 상담, 예약, 상담의 반복이어서 꽤 긴 편입니다. 그래서 진료와 개원 준비를 동시에 진행하는 원장님에겐 이 모든 것이 복잡하게 느껴질 수 있습니다. 그럴 때 전문가에게 상담해 주시면 여러 가지로 도움을 드릴 수 있습니다.

〈신용보증기금 프로세스〉

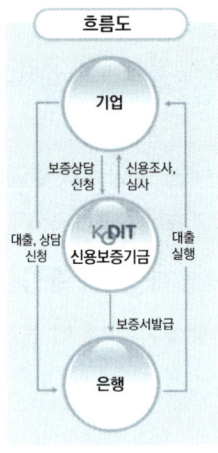
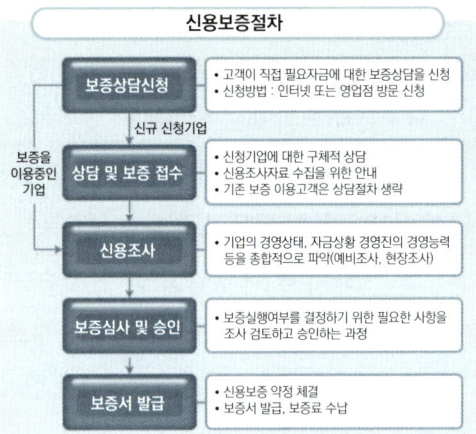

Q 신용보증기금 대출의 상담 시점은 언제가 좋은가요?

A 요즘은 신용보증기금 대출 과정이 많이 까다롭습니다. 그래서 진행 기간을 보통 3~4주 정도로 생각해야 하는데, 원장님께서 신용보증기금을 준비해야 한다고 생각하시면 개원 시점을 기준으로 해서 몇 개월 전에는 전문가에게 물어봐 주시면 도움을 드릴 수 있습니다.

즉, 신용보증기금이 필수적이라면 신용보증기금이 필요한 시점에서 몇 개월 전이 상담 시점의 마지노선이라고 할 수 있습니다.

Q 신용보증기금 대출의 실행 시점은 언제가 좋은가요?

A 대출 실행 시점은 사업자등록증에 기재된 [개업 연월일] 이후이기 때문에 원장님께서 전략을 짤 필요가 있습니다. 자금이 [개업 연월일] 이후에 필요하다고 하면 그냥 진행하면 됩니다. 하지만 실질적인 개원일자보다 더 이전에 자금이 필요하다고 하면 수정할 것이 많으므로 상담이 필요합니다.

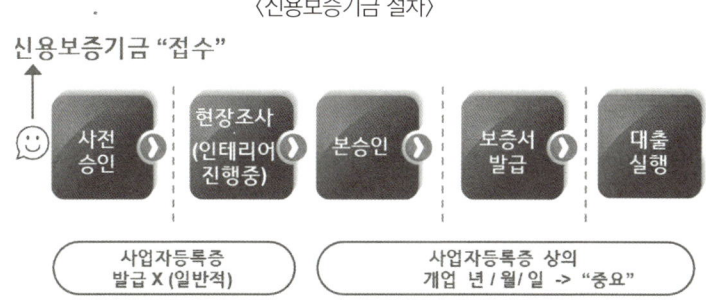

〈신용보증기금 절차〉

Q 신용보증기금 대출은 까다롭나요?

A 제가 강의할 때 닥터론 같은 경우는 '자판기 형식'이라고 말씀드립니다. 서류만 갖추고 내가 원하는 컨디션에 따라 버튼만 누르면 대출이 나오는 형식이기 때문입니다.

하지만 신용보증기금은 말 그대로 정부에서 보증하는 것입니다. 원장님에게 담보나 소득을 요구하지도 않고, 그 외의 것을 바라지도 않는데 보증을 해주고 은행에서 돈을 지급해 주는 것이니 까다로울 수밖에 없습니다. 그래서 신용보증기금 대출은 닥터론처럼 자판기 형식이 아니라 신용보증기금에서 일하는 분이 평가를 하게 됩니다.

개인적으로 평가를 해서 진행하기 때문에 앞서 말씀드렸듯 3억을 접수했을 때 3억이 나올 수 있고, 2억이나 1억이 나올 수도 있습니다. 그러므로 과정도 까다롭고, 많이 대출받기 위해서는 전략이 필수적입니다.

Q 개원 예정의와 개원의는 신용보증기금 대출 절차가 다르다고 들었습니다. 자세히 설명해 주세요.

A 개원 예정의 때는 앞서 말씀드렸듯이 대출 접수액과 자기자금 비율이 1 대 1이 되어야 합니다. 3억을 접수하려고 하면 자기자금이 3억이 있어야 합니다. 그래도 이 경우에는 좀 편하게 진행할 수 있지만, 개원의가 돼서 받으려고 하면 매출 자료, 재무제표 등의 자료를 잔뜩 준비해야 합니다. 아직 우리나라는 '자영업자가 되려고 하는 사람'은 우대하지만 '이미 자영업자가 된 사람'에게는 까다롭기 때문입니다.

그러므로 개원의 때는 신용보증기금을 받는다는 것이 쉽지 않으므로, 신용보증기금을 받을 예정이라면 개원 예정일 때 최대한 많이 받는 것이 좋습니다. 물론 이것은 대출을 권유하는 것이 아니라 필요할 때는 그러라는 것입니다.

Q 대출 상담사님은 신용보증기금 대출에 대해 어떻게 생각하시나요?

A 요즘은 '이제 봉직의 시절에는 대출이 어렵다.'고 표현하시지만, 그래도 개원 시장에는 신용보증기금이 있으므로 원장님께서 개원의 꿈을 펼칠 때 유리할 수 있습니다. 현명하게만 진행한다면 개원에 큰 도움이 되는 대출입니다.

Q 그렇다면, 신용보증기금 대출의 상환에 대해 설명해 주세요.

A 신용보증기금 대출은 사업자대출이므로 용도 증빙은 필수적입니다. 그리고 1년마다 연장을 하게 되는데, 연장할 때 보통 총금액의 10% 정도는 상환을 하게 됩니다. 특별한 경우가 아닌 이상엔 매년 10%씩 상환을 하며 연장한다고 생각하면 됩니다.
다만 가장 중요한 것은 사업자대출이므로 무조건 용도 증빙이 가능한 부분에서 이용해야 합니다.

Q 마지막으로, 신용보증기금 대출과 관련되어 해 주실 이야기가 있는가요?

A 다시 한번 말씀드리자면 신용보증기금은 요즘 여러 이유로 절차가 매우 까다로워졌습니다. 그러므로 원장님께서 정말 신용보증기금 대출을 진행하고 싶다면 최대한 빠른 시일 내로 상담하셔야 도움을 드릴 수 있습니다. 그래야 신용보증기금을 원활하게 진행할 수 있는 계획을 세울 수 있습니다.

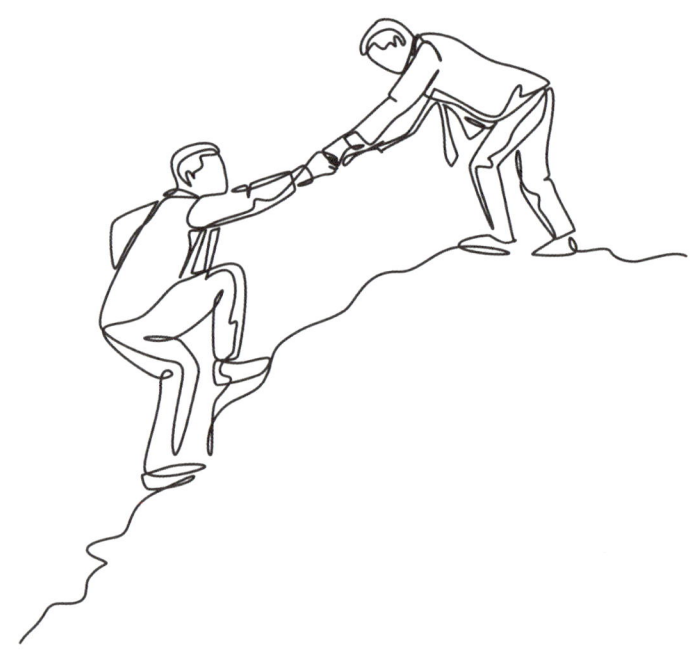

PART I 자금

06 사업자 담보대출과 리스·렌탈대출은 어떤가요?

Q 사업자 담보 대출에 대해 설명해 주세요.

A 사업자 담보 대출은 간단히 말해서 '내가 살고 있는 아파트를 담보로 해서 가격 대비 대출'을 받아 개원자금으로 활용하는 방식입니다. 요즘은 담보 대출 이율도 많이 올랐으므로 이율 부분에서 장점이 있다고 하기는 어렵습니다.

장점이라면 내가 살고 있는 아파트의 가격이 높으면 대출을 그만큼 더 많이 받을 수 있는 것이지만, 단점은 원장님 병·의원이 잘되지 않아 문제가 생기면 담보로 잡은 아파트에도 문제가 발생할 수 있는 것입니다.

Q 사업자 담보 대출을 신청하는 사람이 많나요?

A 많이 하진 않습니다. 혹시라도 병·의원이 위험하게 되면 담보로 잡은 아파트도 위험하기 때문입니다.
자신이 받을 수 있는 돈의 한도가 많을 수도 있지만, 그래도 많이 선호하는 대출은 아닙니다.

Q 흔히 메디컬론이라고 불리는 요양급여 담보 대출에 대해서도 설명해 주세요.

A 메디컬론은 개원을 준비할 때 필요한 대출은 아닙니다. 개원 이후에 요양급여 청구 금액이 많을 때 추가 대출이 가능한 부분입니다. 그리고 원장님의 진료 콘셉트상 요양급여 청구 금액이 많이 발생하지 않는다면 메디컬론은 받기가 어려운 편입니다.

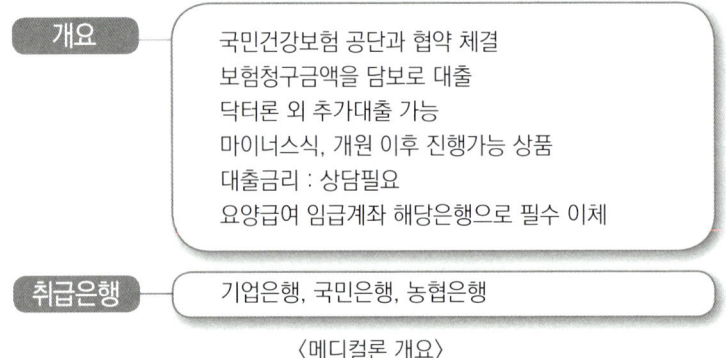

〈메디컬론 개요〉

Q 메디컬론을 신청하는 사람이 많나요?

A 많은 편은 아닙니다. 하지만 이 또한 하나의 대출 상품이기는 합니다. 개원 후 닥터론이 막히고, 신용보증기금 대출도 힘들고, 담보 대출을 받을 담보도 없다면 이용해볼 수 있는 대출입니다.

Q 사업자 담보 대출과 메디컬론의 이자는 어느 정도인가요?

A 둘 다 1금융에서 진행하는 것이므로 원장님이 생각하는 이율과 비슷하다고 생각하면 됩니다. 다만, 사업자 담보 대출은 담보에 대한 대출 금액이 얼마나 발생하는지에 따라 변동됩니다. 그리고 메디컬론은 받고 싶어도 요양급여 청구 금액이 없으면 받기 어려우므로 차이가 있습니다.

Q 리스와 렌탈 대출에 대해 설명해 주세요.

A 리스와 렌탈은 가장 마지막으로 생각하는 것이 좋은 대출입니다. 기본적으로 1금융이 아니므로 2금융 이상의 금리가 나오는데, 원장님이 확인할 때는 일반적인 금리가 그리 높다고 생각되진 않을 겁니다. 하지만 원장님께서 상환하는 금액 대비해서 원금과 이자를 따지게 되면 처음 보이는 이율보다는 높다고 생각하게 될 것입니다.

그리고 리스와 렌탈 대출을 먼저 받게 되면 닥터론이나 신용보증기금 대출을 진행하기가 어려워지므로, 리스와 렌탈 대출은 정말 필요할 때 마지막 단계에서 진행해야 합니다.

물론 리스와 렌탈 대출 쪽에서는 홍보를 정말 많이 합니다. 좋은 대출인 것처럼, 이자도 별로 차이가 없는 것처럼 홍보를 많이 해서 귀가 얇은 원장님은 넘어가는 경우가 많습니다. 하지만 잘 따져보셔야 합니다.

저는 자금대출을 계획할 때 통합적인 마스터 플랜(master plan)이 필요하다고 생각합니다. 전체적인 자금 계획을 짜고 운영해야 하는데, 이 사람 만나고 저 사람 만나다 보면 효율적인 대출 순서가 엉키면서 문제가 되는 경우도 있습니다.
사업자등록증 신청마저 대출을 고려하면 날짜도 신경 써야 하는데, 이런 식의 전략적인 접근을 위해서는 통합 컨설팅을 하는 전문가의 도움이 필요하다고 생각합니다.

Q 리스와 렌탈의 신청 절차는 어떻게 되나요?

A 리스 업체에 이야기하면 캐피탈 쪽에서 나와서 신청이나 여러 가지 서류 진행을 전담하기 때문에 절차는 그렇게 어렵지 않습니다.

Q 리스와 렌탈의 상환 방식은 어떻게 되나요?

A 상환방식은 여러 가지입니다. 하지만 기본적으로 원금과 이자를 같이 내는 원리금 방식입니다.

그런데 원금과 이자가 변동되어 움직이기 때문에 내가 확인한 이율과 실질적으로 금액을 지불할 때의 이자 차이가 날 수 있습니다. 리스와 렌탈 대출을 업으로 하는 분에게 항의를 받을 수 있는 부분이어서 조금 조심스럽지만, 은행 1금융권과 이자 차이가 별로 안 나는 것처럼 홍보하고 있지만 실제로 그렇지 않을 수밖에 없습니다. 1금융권과 2금융권의 이자가 비슷할 수는 없기 때문입니다.

Q 리스와 렌탈 대출에 대해 추가적으로 하실 말씀이 있나요?

A 거듭 말씀드렸듯 이율적인 부분이 일반 1금융보다는 높을 수밖에 없습니다. 그리고 리스와 렌탈 대출을 먼저 받으면 1금융 대출에 문제가 되기도 합니다.

그러므로 원장님께서 정말로 리스 대출을 생각하고 계신다면, 닥터론과 신용보증기금 계획을 먼저 세운 뒤 그다음에 리스와 렌탈을 한다는 개념을 잡아보시는 것이 순서적으로는 현명하다고 말씀드릴 수 있습니다.

PART I 자금

07 자금대출에 대한 소소한 질문들

Q 개원 후 자금 관리는 어떻게 하는 것이 좋을까요?

A 상황이 제각각이므로 일괄적인 답변을 드리기는 어렵지만, 그래도 한 가지 이야기하자면 원장님께서 개원하고 환자가 많이 와서 진료를 많이 했다고 해서 '돈을 많이 벌었으니까 무조건 갚아야지.'라고 생각하며 담당 세무사와 상담도 하지 않고 원장님이 독단적으로 상환을 하게 되면 문제가 발생할 수 있습니다.

예를 들어, 세무사님이 원장님에 대한 비용 처리나 여러 가지 진행을 할 때 기본적으로 1차년도, 2차년도에는 경비처리 요율이 높다는 표현을 많이 사용합니다. 그런데 원장님이 무턱대고 원금 상환을 하면 나중에 경비처리를 할 수 있는 부분이 없을 수 있습니다. 그러면 세무사님이 난감할 수 있으므로 원금 상환을 생각한다면 항상 담당 세무사와 꼭 상담을 한 뒤 상환하는 것을 추천합니다.

그리고 금리도 생각해야 합니다. 금리가 너무 오르면 상환하는 것이 나을 수도 있기 때문입니다. 물론 이것도 세무사님과 상담할 필요가 있습니다.

또한, 이자 연체를 하지 않는 것도 중요합니다. 연체하게 되어 신용 점수가 떨어지면 여러 가지 불이익이 발생하고, 나중에 더 좋은 곳으로 병·의원을 옮길 때 대출 진행이 어려울 수 있으므로 연체는 절대 하면 안 됩니다. 그리고 이자가 연체되면 은행에서 원금을 상환하라고 요청해옵니다.

'개원의에게 지구가 망하는 날은 대출 상환이 들어오는 날이다.'라는 말도 있습니다. 예를 들어, 5억을 대출받았는데 은행에서 '5억 상환하세요.'라고 하면 큰일입니다. 인테리어에 3억을 썼는데 인테리어를 물린다고 해서 돌려받을 수 있는 것도 아닙니다. 내가 받을 수 있는 돈은 임대보증금밖에 없고, 장비를 팔아봐야 구매한 가격의 1/3도 되지 않는 헐값에 팔게 되니 대출 상환 요청을 받게 되면 정말 힘들어집니다. 그러므로 절대 연체되면 안 됩니다.

Q 대출 원금을 갚을 수 있는 상황이 되면 갚는 것이 좋을까요?

A 상환하는 것이 가장 좋긴 합니다. 하지만 봉직의와 달리 개원의는 사업자입니다. 그러므로 대출 상환이라는 목표와 상환 금액이 정해지면, 꼭 담당 세무사님과 상담한 뒤에 상환하는 것을 추천합니다.

Q 개원의 입장에서는 자금 관리를 하는 세무사와 대출 관리를 하는 대출 상담사를 같이 만나는 것이 좋다고 생각하는데 동의하시나요?

A 네. 추천합니다. 실제로 그런 원장님도 있습니다. 적재적소(適材適所)에 맞게 인재를 활용하는 것이 효율적인 자금 관리의 첫 번째입니다.

병·의원 운영 중에 경비처리를 하기 위해서는 영수증이 있어야 하는데, 상대방의 현금으로 결제하면 조금 할인해 주겠다는 식으로 나오는 경우가 있습니다. 그런 말을 들으면 원장님이 '혹'해서 넘어갈 수 있는데, 이런 경우에는 세무사님과 꼭 상담한 뒤에 행동하는 것이 좋습니다.

Q 개원 이후에는 추가 대출이 어려운데 이와 관련하여 조언을 해주신다면?

A 개원 예정일 때는 그래도 어느 정도 내가 원하는 만큼 대출을 받을

수 있는 환경이지만, 개원의가 되면 추가 대출이 어려워질 수 있으므로 여러 가지로 고려할 것이 많습니다. 그러므로 대출은 개원을 준비할 때부터 많이 고민하고, 꼼꼼히 준비하셔야 합니다.

그리고 개원하려는 원장님은 세금에 대해 잘 모르는 경우가 많습니다. 어느 정도 수입이 되면 세금이 생각보다 많이 나옵니다. 1년에 한 번 또는 두 번으로 나눠서 내기도 하는데 정말 깜짝 놀라십니다. 그렇기에 그런 상황에 대비하여 자금을 너무 빡빡하게 관리하지 않는 것이 중요합니다. 여유 자금이 있다고 해서 무작정 건물 또는 다른 곳에 투자했다가 막상 세금을 내려고 할 때 현금이 없으면 곤란해지기 때문입니다.

다시한번 강조하건데, 닥터론과 신용보증기금 측면에서 보자면 개원예정의 때가 진행이 훨씬 수월합니다.
개원의 때는 많은 서류와 적합성을 요하기 때문에, 개원예정 때 수월하게 대출을 받아놓는 것이 현명한 판단이라고 항상 말씀드리고 있습니다.

Q 공동 개원을 할 때는 자금 계획을 어떻게 수립하는 것이 좋을까요?

A 공동 개원을 하려고 하면 닥터론에서는 차이가 생길 수 있습니다. 기본적으로 개인 신용대출 쪽에서는 소득이 뒷받침되어야 하지만 2명

이면 12억, 3명이면 16억까지도 가능합니다.

하지만 사업자대출로 진행하려고 하면 인당 금액이 아니라 총금액으로 들어가기 때문에 두 분이 하면 7억 5천 정도를 받을 수 있습니다. 그러므로 공동 개원을 계획하고 있다면 기본적으로 어디에서 얼마나 대출할지를 생각해야 합니다.

그리고 양도·양수도 공동 개원에서는 서류가 더 많이 필요해지므로 이 부분도 상담을 해봐야 합니다.

신용보증기금은 '혼자 개원할 때는 최대 10억까지니까 두 명이 공동 개원을 하면 20억도 가능하겠지?'라고 생각할 수 있으나, 사업자등록증을 기준으로 하는 대출이므로 의원급에서는 한 명일 때나 두 명 이상일 때나 1억부터 10억까지 대출이 가능합니다. 병·의원급으로 가면 금액에 대한 차이가 벌어질 수 있지만, 의원급에서는 엄청난 차이가 나는 경우는 어지간해선 없습니다.

Q 양도·양수를 할 때 대출 면에서 주의할 사항이 있나요?

A 양도·양수를 하면 인테리어가 어느 정도 되어 있으므로 계약금과 잔금을 치르고 금방 개원할 수 있습니다. 즉, 내가 계약하는 시점에서 [개업 연월일]이 금방 다가온다는 것입니다. 만약 닥터론만 진행하려는 원장님이라면 상관없지만 무조건 신용보증기금 대출을 받겠다는 원장님

은 신용보증기금 일정이나 그 외의 것도 함께 고려해야 합니다.

또한, 양도·양수하는 병·의원에 신용보증기금이 남아 있는지, 아니면 상환을 마쳤는지도 체크해야 합니다. 그리고 신용보증기금 대출 연장도 생각해야 하고 추가로 대출을 받으려면 빨리 진행해야 하므로 세무사님하고도, 대출 상담사님하고도 많은 이야기가 필요합니다.

Q 대출을 받을 때 대출 전문가를 통해 받는 경우가 있고, 은행에서 대출을 받는 경우가 있는데, 이에 대한 장단점을 대출 전문가 입장에서 설명해 주세요.

A 기본적으로 대출 상담사의 경우에는 전반적으로 은행이나 그 외의 여러 가지를 알고 있습니다. 대출 상담사를 통해 대출할 경우에도 수수료가 발생한다거나 이율이 더 높아지는 상황은 없으니 편히 찾아오셔도 됩니다. 전문직 대출 상담사는 사실 은행에 계신 직원분보다 훨씬 더 많이 알고 있습니다.

한 번은 이런 일도 있었습니다. 한 원장님이 저와 상담을 하셨는데, '혹시 이율이 높진 않을까, 추가 비용이 발생하진 않을까' 싶어서 은행에 가신 겁니다. 그런데 은행에서는 전문직 대출이 어려워서 거꾸로 저한테 연결을 해주셨습니다. 그래서 원장님께서 저를 다시 찾아왔다가 깜짝 놀란 적도 있습니다. 이렇게 은행에서는 전반적인 전문직 대출에 대해 상세히 알고 있는 경우가 조금 적은 편입니다. 대출 상담사를 통해 대출을 한다고 해도 어차피 은행에서 대출받는 것이므로, 실질적인 이율이나 혜택 등은 일반 은행과 동일합니다.

Q 그렇다면 대출 상담사는 어디에서, 어떻게 돈을 버는 건가요?

A 저희는 원장님께서 대출을 받은 금융기관이나 은행에서 수수료를 받습니다. 따라서 원장님에게 따로 돈을 받는 일은 절대 없습니다.

Q 대출 상담사는 개원을 희망하는 원장님에게 어떤 컨설팅을 해주나요?

A 개원의 전체적인 과정을 가이드해주는 역할도 합니다. 다양한 개원의를 만나고, 개원자금대출을 진행하다 보면 개원의 전반적인 흐름을 어느 정도 파악하게 됩니다. 그래서 보통 개원 세미나에서도 강의를 진행하곤 합니다.

개원을 결심한 원장님에게 언제쯤에 이렇게 해야 하고, 언제쯤에 저렇게 해야 하는지 등을 알려드립니다. 개원 컨설팅 회사가 따로 있긴 하지만 그곳을 이용하지 않는 원장님 대부분은 대출 상담사를 통해 개원 프로세스(process)에 대해 도움을 받곤 합니다.

Q 그렇다면, 전반적인 개원의 프로세스(process)에 대해 간략하게 말씀해 주세요.

A 저는 원장님과 상담할 때 이렇게 물어봅니다. '원장님, 개원일을 언제로 생각하고 계신가요?' 그러면 원장님은 이렇게 대답하십니다. '내년 상반기요.', '내년 하반기요.', '내년 중반기요.'
원장님께서는 개원까지의 시간이 많이 남았다고 생각할 수 있는데, 저는 원장님에게 '한번 거꾸로 고민을 해보세요.'라고 말씀드립니다. 왜냐하면 원장님께서 실질적으로 언제 개원하는지에 따라서 상황이 달라지기 때문입니다.

예를 들어, 원장님이 5월 1일에 개원을 한다고 하면 5월 1일을 기점으로 해서 되짚어볼 필요가 있습니다. 의원급일 경우 인테리어는 보통 두 달 정도가 소요되므로, 3월 1일에 인테리어를 시작해야 합니다. 그러면 3월 1일에 계약 보증금에 대한 잔금을 치러줘야 한다고 볼 수 있습니다. 보증금 잔금을 치른다는 것은 입지 계약을 한다는 것인데, 보통 계약금과 잔금 사이에는 한 달 이상의 시간이 소요됩니다. 원장님께서 입지를 계약한 후에 인테리어 구성에 한 달 정도가 필요하다고 하면, 3월 1일이 잔금을 치르고 인테리어가 시작된 날이라면 2월 1일 전이 계약을 한 날이 됩니다. 2월 1일 전에 계약을 했다는 것은 그전에 내가 원하는 지역이나 입지에 대해 고민해야 한다는 것입니다.
이렇게 시간을 역순으로 되짚어가다 보면 '지금 시점에서 내가 개원하기까지의 시간이 어느 정도구나.'라는 것을 알 수 있고, 그러면 대출 시점을 생각해볼 수 있으므로 꼭 역산해보시라고 말씀드립니다.

양도·양수 시에는 더 빠릅니다. 인테리어나 장비 등이 대부분 갖춰져 있으므로, 임대차 계약 이후 잔금 지불까지의 시간이 엄청 짧습니다. 그렇다는 것은 추가적으로 신용보증기금 대출을 받으려 할 때 여러 문제가 생길 수 있으므로 이 같은 계획은 꼭 상담이 필요합니다.

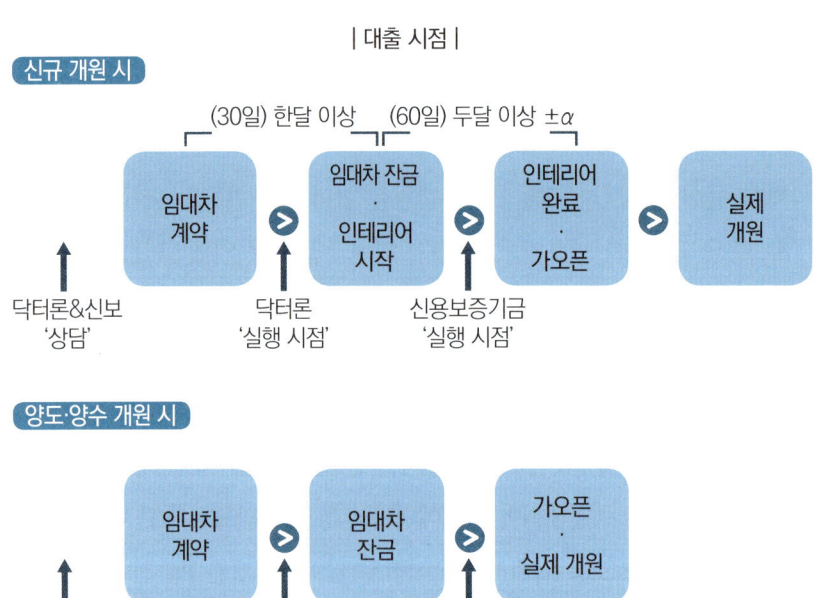

Q 개원을 결심하고 이것 저것 알아보기 시작하면 시간이 정말 쏜살같이 지나갑니다. 그러므로 개원을 하겠다고 다짐하면, 어떻게 할 것인지에 대해 꼼꼼히 구상하는 것이 정말 중요합니다. 개원을 하려고 하면 자금은 충분한지, 운영자금은 어떻게 마련할지 등을 생각할 필요가 있습니다.

지피지기(知彼知己)면 백전백승(百戰百勝)이라고, 충분히 준비한 뒤에 진행을 해야 이 힘든 개원가의 상황에서 살아남을 수 있다고 생각합니다.

예전에는 개원만 하면 무조건 실패하지 않는 시대였습니다. 원장님의 역량에 따라 다르긴 하겠지만, 적어도 실패는 하지 않는 상황이었습니다. 하지만 요즘은 준비를 철저히 하지 않으면 얼마든지 실패할 수 있는 시기가 되었습니다. 특히 자금 문제는 많은 원장님께서 어려워하십니다. 그리고 구체적인 계획 없이 추상적으로만 계획을 잡는 분이 참 많습니다. 그런 측면에서 보면 개원을 고민하는 시점부터 전문가와 만나서 조금 더 성공적인 개원을 위한 준비를 철저히 하는 것이 필요하다고 생각합니다.

개원을 고민하는 원장님에게 마지막으로 하고 싶은 이야기가 있다면 무엇일까요?

A 대출은 원금에 이자까지 갚아야 하는 것이므로 상당히 부담될 수는 있습니다. 그러므로 반드시 대출을 받아야 한다고 권유하진 않지만, 받아야 하는 경우에는 항상 현명하게 받아야 합니다.

현명하게 받으려면 많은 것을 고민하고 진행해야 하므로 계획을 잘 세워야 하는데, 그러다 보면 고민이 참 많이 생깁니다. 그런 고민까지 전부 털어놓고 상담해 주시면 친절히 응대하겠습니다. 그리고 원장님께서 더 크게 성공하실 수 있도록 도와드리겠습니다.

그리고 대출 상품은 자주 바뀌므로, 대출 전 반드시 확인이 필요합니다.

개원을 고민할때 꼭 만나야할 대출상담 전문가

안녕하세요
전문직(개원전문) 대출상담사 김형준입니다.
저는 전국을 누비며, 자금대출로 도움이 필요한 원장님들을 만나고 있습니다.

봉직의, 개원예정의, 개원의 등 원장님들의 자금이 필요하시다 하면 최상의 상담으로 원장님의 컨디션에 맞춰서, 유용할 수 있는 자금대출을 위해 최선을 다하고 있습니다.

전국 어디든 원장님들의 허심탄회하고 편안한 상담으로, 명쾌한 자금관련 가이드 해드리고 있습니다.

자금대출이 현명하게 사용할 수 있는 자신감이 될 수 있게, 오늘도 불철주야 달리고 있는 김형준입니다. 감사합니다.

〈한 페이지로 끝내는 개원 준비 프로세스 : 자금편〉

		D-63			D-42			D-21		
		63	56	49	42	35	28	21	14	7
자금	대출 검토 및 실행		■	■						
	사업자등록증 발급				■					
	사업자 계좌 발급					■				
	추가 필요 재정에 대한 신용보증기금 대출					■	■			
	추가 필요 재정에 대한 사업자담보 대출				■	■				
	카드단말기 설치								■	
	심평원 계좌 등록								■	
	추가 필요 재정에 대한 리스&렌탈 실행								■	■

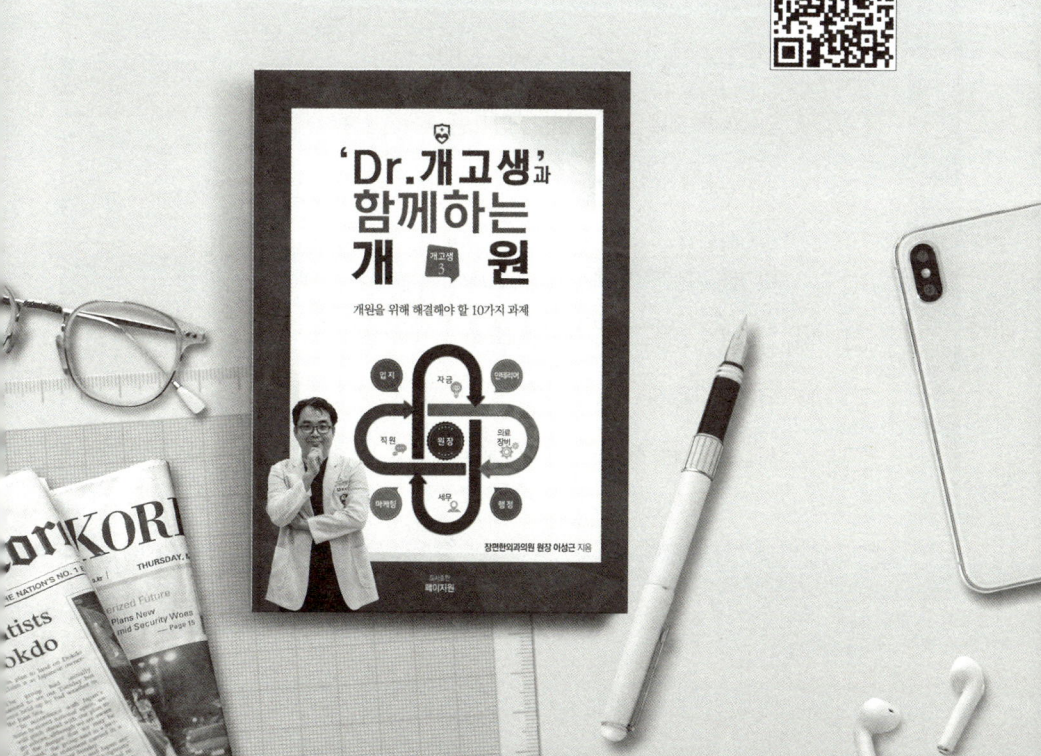

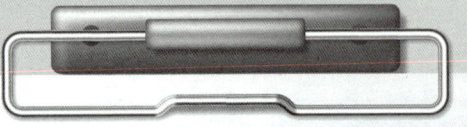

'Dr. 개고생'이 제안하는
개원하는 원장님들을 위한 체크리스트

- 자금 파트 -

- [ ] 1. 개원을 위한 자금 계획을 세워보셨나요?
- [ ] 2. 개원을 위해 자금과 관련된 논의를 할 수 있는 멘토(선배 원장님)를 만나보셨나요?
- [ ] 3. 개원하기 위해서 얼마의 자금이 필요한지 계산하셨나요?
- [ ] 4. 개원자금을 가용자금, 대출자금 등으로 구분해서 계획을 세우셨나요?
- [ ] 5. 개원자금과 운영자금(여유자금)은 어떤 비율로 준비해야 할지 결정하셨나요?
- [ ] 6. 6개월 이상의 여유자금을 확보하셨나요?
- [ ] 7. 인테리어, 의료장비, 인건비 등의 비용 계획은 충분히 세우셨나요?
- [ ] 8. 원장님께서 기존에 가지고 있는 대출에 대해 확인해 보셨나요?
- [ ] 9. 원장님께서 만난 상담사로부터 명함을 받고, '금융협회(은행연합회)' 허가를 받은 분인지 확인해 보셨나요?
- [ ] 10. 원장님의 신용 조회를 해보셨나요?
- [ ] 11. 어떻게 신용 점수를 관리해야 하는지 알고 계신가요?
- [ ] 12. 원장님의 대출 한도에 대해 확인해 보셨나요?

- 자금 파트 -

- ☐ 13. 자기자본을 사용하는 것과 대출 자금을 활용하는 것의 장·단점을 알고 계신가요?
- ☐ 14. 개원 대출(닥터론)의 종류인 신용대출과 사업자대출에 대해 비교해 보셨나요?
- ☐ 15. 원장님의 상황에 따라 개인 신용대출과 사업자대출 중 어떤 것이 유리한지 확인하셨나요?
- ☐ 16. 개원을 위한 자금대출을 언제 실행할지 결정하셨나요?
- ☐ 17. 은행 대출을 활용할 때, 어떤 부분을 주의해야 하는지 확인하셨나요?
- ☐ 18. 신용보증기금 대출 시 주의해야 할 점에 대해 확인해 보셨나요?
- ☐ 19. 신용보증기금의 대출 한도와 절차에 대해 확인해 보셨나요?
- ☐ 20. 신용보증기금 대출 상담을 받아야 할 시점에 대해서 확인해 보셨나요?
- ☐ 21. 렌탈과 리스를 먼저 하면 안 되는 것을 알고 계신가요?
- ☐ 22. 렌탈과 리스를 할 때 주의해야 될 점은 무엇인지 알고 계신가요?
- ☐ 23. 은행 대출 상환 시 세무사와 상담하고 상환해야 함을 알고 계신가요?

Part II

세무 TAXATION

1. 개원 준비 및 사업자등록증 발급

2. 개원 초기 세무관련 질문

3. 병·의원 세금

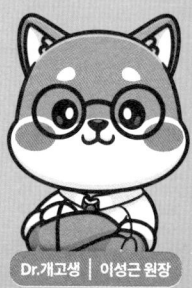

PART II 세무

01 개원 준비 및 사업자등록증 발급

Q 안녕하세요. 이성근입니다. 개원을 고민하고 결심한 원장님이 세무사를 만나야 하는 이유는 무엇인가요?

A 안녕하세요. 세무법인 다솔 북인천지점의 채지원 세무사입니다. 개원을 결심하면 세무적으로 고려해야 할 부분이 여러 가지가 있습니다. 첫째, 단독개원인가 공동개원인가 문제입니다. 대부분은 단독개원을 하시지만 공동개원을 준비하시는 분도 있습니다. 공동개원의 경우 출자금을 넣기 전에 세무사와 상의하시는 것이 좋습니다.

둘째, 신규로 개원을 안하고 기존의 병·의원을 인수하시는 경우 권리금 문제, 유의점 등을 살펴볼 수 있습니다. 두 가지 사항 모두 세무적으로 주의해야 하는 부분이 있으므로 반드시 세무사와 상의하시기 바랍니다.

또한 세무사는 사업자등록신청을 대행해 줄 수 있으므로 일찍 만나는 것을 추천합니다. 사업자등록증이 있으면 세금계산서를 사업자등록번호로 받을 수 있습니다. 사업자등록증이 있어야 대출이 유리한 경우도 있습니다. 대출을 받을 때 신용보증기금과 은행 대출, 둘 다 이용하는 것이 일반적인 경우입니다. 은행 대출의 경우 사업자등록증 상의 사업개시일을 특정일로 요구하는 경우가 있습니다. 사업개시일에 관해서는 은행과 협의해서 정하시면 됩니다. 사업자등록증이 있으면 인테리어 비용도 지급할 때마다 사업자등록번호로 세금계산서를 받을 수 있습니다.

원칙적으로 사업자등록증을 발급받으려면 의료기관개설 신고필증이 있어야 합니다. 그러나 의료기관개설 신고증명서를 받으려면 인테리어가 완료된 후에야 가능하므로 실무적으로는 추후 미비한 서류를 보완하는 것으로 하고, 사업자등록증을 미리 신청하여 발급받습니다. 세무사를 미리 만나고 정하신다면 사업자등록증을 미리 신청하고, 개원의 형태에 대해 상담하고, 세무적으로 주의해야 할 사항을 상담하시면 됩니다.

개원자금의 일부를 지인으로부터 빌릴 경우 이자에 대한 문제도 상담받으실 수 있으니 세무사를 미리 만나보시길 추천드립니다.

보통 어떤 일을 하든 그 일에 대한 전반적인 궁금증을 해소하면 마음이 좀 편해집니다. 원장님이 개원을 준비하다 보면 할 일이 정말 많은데, 세무적인 부분에서 걱정할 것이 많지 않다는 것을 미리 알게 되면 어느 정도 마음의 짐을 덜 수 있을 겁니다. 그래서 저 같은 경우에는 원장님이 개원했을 때 맞닥뜨리는 궁금증을 거의 다 설명해 드리는 편입니다.

장편한외과 이성근 원장은 입지를 고민하며 공인중개사와 함께 어디가 좋을지 찾아다니고 있을 때, 두 번째로 만난 사람이 세무사였습니다. 세무사는 주로 개원 프로세스를 전문적으로 알려주시는 가이드 역할도 하시는데요. 개원 세미나에 참석해 보면 세무사가 하는 강의가 항상 있는데, 세무사 강의 중 절반 이상은 개원 프로세스를 전체적으로 소개해 주는 가이드 강의입니다.

그리고 사업자등록증을 대출 전에 만드는 경우도 있고 대출 후에 만드는 경우도 있지만, 어쨌든 개원을 고민하면 사업자등록증부터 시작해서 세무와 관련해서도 많은 고민을 하게 되는데 이때 세무사가 매우 중요한 역할을 합니다.

Q 세무사를 만나야 하는 적절한 시기는 언제인가요?

A 임대차 계약서를 쓰기 전에 만나는 것이 좋습니다. 임대차 계약서를 쓸 때 주의사항을 듣는 것도 필요합니다. 가령 부모님이 소유하고 있는 건물에 임차하여 들어갈 경우에는 적정 임대료를 주고 받아야 합니다. 요즘은 많이 없어졌지만 임대료를 낮춰쓰고 나머지 돈은 현금으로 받길 원하는 임대인도 있습니다. 이 경우 병·의원의 적격증빙이 부족하게 되고 추후 세무조사 등으로 이어질 수 있습니다. 이 때 임대료가 문제되었을 경우 임대인의 소득이 노출되면서 임대인과의 사이가 나빠져 병·의원을 옮기게 되는 경우도 있습니다. 따라서 임대차 계약은 정상적으로 진행하고 이에 따른 세금계산서를 주고 받는게 좋습니다.

임대차 계약서를 쓴 뒤에는 사업자등록증 발급을 진행합니다. 사업자등록증에 적혀 있는 사업개시일은 보통 임대차 시작일 이후가 됩니다. 사업을 실제 시작하는 것은 사업장이 있어야만 가능한 것이며, 보증금 잔액을 모두 지급하고 임대차가 개시된 때부터 사업장 사용이 가능하기 때문에 세무서에서 임대차 시작일 이후를 사업개시일로 하여 사업자등록증을 발급해 줍니다. 그리고 임대인은 임대차 개시일 이후부터 인테리어를 시작하게 해주기 때문에 임대차 개시일 이후에 인테리어를 시작하게 됩니다. 인테리어는 보통 한 달에서 두 달 정도 걸리므로 실제로 병·의원을 개원하는 날짜는 임대차 개시 후 빠르면 한 달이고 보통 두 달 후가 됩니다.

Q 세무사는 개원 예정 원장님에게 어떤 일을 해 주나요?

A 전반적으로 궁금하신 것에 대해 답변해 드립니다. 그런데 실제로 만나보면 궁금하신 것이 다 다릅니다. 준비를 많이 한 분은 '이런 것까지 물어보신다고?' 싶을 만큼 깊은 부분까지 물어보시고, 기본적인 세무지식이 없는 분은 정말 간단한 것을 물어보시곤 합니다. 따라서 원장님께서는 '난 이런 것을 물어봐야겠다.'라고 미리 질문사항을 정리하시는 것이 좋습니다. 그러면 세무적인 부분에 대해서는 전부 답변해 드리고, 그렇지 않은 것은 제가 그동안 만나 뵌 원장님과 함께 일하며 경험한 것에 대해 답변해 드립니다.

기본적인 내용으로는 임대차 계약하실 때 유의사항과 개원준비에 소요된 비용에 대한 적격증빙 문제, 과세사업과 면세사업 및 비급여 부분, 직원 채용시 그로스(Gross) 계약 안내, 사업자등록증 발급 안내 등을 해드립니다. 보통은 궁금한 것을 물어보고 듣는 것이 더 효과적이니 궁금한 사항을 적어서 상담하시는 것이 좋습니다.

Q 동업을 하는 것이 세무적으로 봤을 때 유리한가요?

A 동업을 하면 반드시 세무적으로 유리하지는 않습니다. 단독개원을 하면 다른 한 분을 봉직의로 넣을 수 있기 때문입니다. 단독개원을 하

면 봉직의 급여 때문에 신고소득율이 낮아지게 됩니다. 따라서 개원 초창기에 매출이 크지 않다면 소득율 저조로 종합소득세 신고안내문이 나올 수 있습니다. 매출 규모와 급여 규모에 따라 세금의 유불리가 달라 복잡해지므로 세무사와 상담을 하시고 결정하시기 바랍니다.

단순히 세금효과 때문에 실질은 단독개원인데 공동개원으로 하거나 공동인데 단독개원으로 하는 경우에는 가산세가 있습니다. 가산세는 매출금액의 0.5%으로 적지 않은 금액이니 단순히 세금효과 때문에 공동개원을 하는 것은 바람직하지 않습니다. 저는 상담을 하면 실질에 맞게 하라고 말씀드립니다.

동업하게 되면 병·의원 규모를 더 넓게 한다거나, 동료와 함께하며 생기는 시너지 효과, 병·의원의 마케팅 등의 부분에서는 유리할 것입니다. 하지만 동업을 할 때 주의해야 하는 점은 동업에 출자하기 위해 빌린 돈은 이자 비용으로 비용처리 못한다는 점입니다. 단독 개원하면 언제든지 대출을 받아 사업을 시작해도 비용 처리가 되지만 공동개원은 출자금이 필요해서 빌린 돈은 이자비용으로 인정을 못 받는 부분이 있으므로 이 부분은 공동개원이 세무적으로 불리한 점입니다. 공동으로 개원하시는 분은 반드시 임대차 계약을 하기 전에 세무사와 상담하시기를 추천드립니다.

Q 기존 병·의원 인수 때 세무적으로 주의해야 할 점은 무엇인가요?

A 기존 병·의원을 인수할 때 좋은 점은 이미 이름이 알려져 있어서 별도로 마케팅을 할 것도 없으며, 인테리어도 되어 있고, 직원들도 있기 때문에 원장님께서 신경쓸 것이 거의 없어서 개원할 때 편하다는 점입니다. 병·의원을 인수할 때 돈이 오고 가는데 여기에는 인테리어, 의료장비, 집기 비품 등의 가격과 영업권(권리금)이 포함됩니다. 인수하는데 소요된 돈에 대해 비용처리를 하고 싶으면 세금계산서나 계산서를 받아야 합니다(포괄적 양도·양수인 경우 제외). 또한 영업권에 해당하는 금액은 기존 병·의원 원장님께 지급할 때 영업권 금액의 8.8%를 제외하고 지급하여야 합니다.

포괄적 양도·양수는 사업에 관한 모든 권리와 의무를 포괄적으로 승계시키는 것으로 그 조건이 까다롭습니다. 인적, 물적 시설이 모두 승계되어야 합니다. 만약 성형외과나 피부과와 같은 과세사업자라면 포괄적 양도·양수가 성립되느냐 안되느냐에 따라 세금계산서 문제와 더불어 매입세액불공제라는 문제가 있으니 반드시 세무사와 상담하시기 바랍니다. 또한 영업권의 비용처리 문제도 반드시 짚고 넘어가셔야 합니다.

기존 병·의원을 인수하면 통합고용증대 세액공제를 받을 수 없습니다. 고용증대 세액공제는 고용을 창출한 기업에게 세액공제를 해주는 것입니다. 기존 병·의원을 인수하면 고용을 늘리는 것이 아니라 원래 있는 직원을 승계하는 것이므로 통합고용증대 세액공제를 받지 못하는 것입니다.

또 한 가지 주의해야 할 점은 퇴직금 정산입니다. 직원분은 '나는 계속 일하던 병·의원에서 일을 했는데 원장님이 바뀌었네? 그러면 이제 퇴직금은 어떻게 되고, 누가 줘야 하는 거지?'라고 생각하게 되니까요. 이건 인수한 원장님과 양도한 원장님이 명확히 하셔야 합니다.

Q 개원자금은 어떻게 마련하는 것이 원장님에게 유리한가요?

A 개원자금은 자기자본을 이용하는 것과 타인에게 돈을 빌려 타인자본을 활용하는 방법이 있습니다. 은행 대출 등과 같은 타인자본을 이용하여 개원을 한다면 이자를 비용처리하고 세금을 줄일 수 있다는 장점이 있습니다. 타인자본을 이용하고 본인이 가지고 있는 자본을 다른 곳에 투자하여 높은 수익을 낼 수 있다면 타인자본을 이용하는 것이 이익입니다. 제가 상담한 원장님 중에 주식투자를 정말 잘 하셔서 봉직의 급여는 고스란히 주식투자를 하시고 대부분의 자금을 은행 대출로 하신 분이 계십니다. 반면 자기가 가지고 있는 자기자본으로 개원을 한다면 이자와 원금상환에 대한 심리적인 부담이 없다는 장점이 있습니다. 자금 능력에 따라 선택을 하시면 됩니다.

그러나 개원할 때 대부분의 원장님은 자기자본을 일부 투자하고 은행이나 신용보증기금에서 대출을 받아 개원을 합니다. 요즘은 보증금과 인테리어 비용 등에 소요되는 자금이 막대하므로 자기자본으로만 개원하기는 힘든 것이 현실입니다. 일부를 자기자본으로 하더라도 자금의 출처는 원장님의 지금껏 수입으로 가능한지 확인해 봐야 합니다.

이자 비용은 항상 모두 다 비용 처리 되는 것은 아닙니다. 부채보다 자산이 많을 때 비용 처리가 되는 것인데, 막 개원한 초창기에는 대부분 자산이 더 많아 이자가 모두 비용처리 됩니다. 그러나 보증금, 인테리어 비용, 의료장비 구입에 사용되는 비용보다 더 많은 돈을 빌리면 이자가 비용 처리가 되지 않습니다. 즉, 사업에 필요한 자금에 대한 이자만 비용처리가 되는 것입니다.

'초과 인출금'이라는 개념이 있습니다. 이것을 사전에서 찾아보면 '부채의 합계액이 사업용 자산의 합계액을 초과하는 금액'이라고 나오는데요. 예를 들어 설명하자면 이렇습니다. 인테리어 비용, 의료장비 등의 초기 투자비용이 10억입니다. 개원할 때 대출을 8억을 일으키고 내 돈 2억을 투자했습니다. 이 경우에는 자산이 10억이고 부채가 8억이므로 초과 인출금이 나오지 않습니다. 그런데 시간이 지날수록 자산에 있는 인테리어 비용, 의료장비 구입비용이 감가 상각되면서 자산의 크기가 줄어듭니다. 만약 부채 8억을 갚지 않고 그대로 놔둔다면 이자가 모두 비용처리되지 않습니다.

간혹 리스가 더 유리한가 물어보시는 분도 계십니다. 리스 이자율은 보통 은행이자율보다 높으니 이자율을 확인하고 리스를 하시는 것이 좋습니다. 대출이나 리스를 하기 전에 세무사와 상담하시기를 추천드립니다.

Q 임대차 계약을 할 때 주의할 점은 무엇인가요?

A 임대차 계약도 계약의 일종입니다. 그러므로 등기부등본을 정확히 검토하고, 계약서 내용도 꼼꼼하게 확인해야 합니다. 계약서의 단서조항을 꼼꼼히 살펴보시고 필요한 내용을 명시하시기 바랍니다. 특히 병·의원에서 다른 사람에게 건물 일부를 재임대하는 경우도 있는데, 필요하시면 이를 명시해 주시면 됩니다.

전세권을 설정해야 하는지 등도 봐야 합니다. 임대인에게 너무 많은 부채가 있으면 자신의 보증금이 날아갈 수 있기 때문입니다. 「상가건물임대차보호법」의 적용을 받을 수 있으면 세무서에서 확정일자를 받아야 합니다. 지역마다 보호대상 금액이 다른데 병·의원의 규모가 크고 임대료가 많으면 「상가건물 임대차보호법」의 적용을 받을 수 없습니다. 그래서 전세권을 설정하신 원장님도 있습니다.

또한, 신축 건물에 들어가는 원장님도 가끔 있는데요. 그런 경우에는 본인이 예상한 입주일에 들어가지 못하는 경우도 얼마든지 생길 수 있습니다. 그러므로 새 건물에 들어갈 때는 원장님이 마음의 여유를 가질 필요가 있습니다. 봉직의를 관두고 개원을 하는데, '한 달 정도 쉬고 들어가야지.'라고 생각했다가 그게 두 달이 되고, 석 달이 될 수도 있습니다. 실제로 건물이 올라간 뒤에도 정리가 안 되고 어수선하여 예정일에 맞춰 개원하기가 힘들 수 있습니다.

어떤 원장님은 은행이 빠지기로 한 자리와 계약했습니다. 은행이 계약 기간보다 3개월 일찍 빠지기로 해서 은행이 빠지는 날에 들어가려고 인테리어나 기타 준비를 다 했는데, 나중에 은행이 말을 번복했습니다. 계약 기간 종료할 때 나가겠다고요. 그래서 3개월 동안 봉직의도 못하고, 공사도 못하고 해서 일이 엄청 꼬인 적이 있었거든요. 이처럼 무슨 일이 어떻게 생길지 알 수 없으므로 수시로 체크할 필요가 있겠습니다.

Q 개원 전 사업자등록 신청과 관련하여 설명해 주세요.

A 사업자등록은 세무서에 '내가 사업을 하겠다.'라고 등록하는 것입니다. 그래야만 사업을 할 수 있습니다. 사업자등록증이 있어야만 신용카드 단말기도 신청할 수 있습니다. 사업자등록증을 신청하려면 의료기관개설 신고필증이 필요합니다. 의료기관개설 신고필증은 인테리어와 소방점검이 끝난 후에게 받을 수 있기 때문에 실무적으로는 의료기관

개설 신고필증은 사후에 보완하는 것으로 하고 미리 사업자등록 신청을 하고 있습니다.

사업자등록증에 신청하려면 신분증, 의사면허증, 임대차계약서, 사업계획서(미리 신청하는 경우 보통 요구함)가 필요합니다. 상호도 사업자등록을 신청할 때 필요합니다. 물론 바꿀 수 있긴 하지만, 처음부터 원장님이 미리 상호를 꼼꼼하게 신경 써서 무엇으로 할지 정한 뒤 신청하는 것이 좋습니다.

요즘은 은행과 신용보증기금 두 곳에서 대출을 받는 경우가 많은데, 은행에서 사업자등록증 상의 사업개시일과 발급일 등 필요한 사항을 체크해야 합니다. 이것이 잘못되면 은행 이자율이 달라져서 번복하게 되는 경우가 있기 때문입니다. 실제로 사업자등록증을 받고 취소했던 경험도 있기 때문에 사업개시일과 사업자등록 신청일 등은 사업자등록증을 신청하기 전에 확인하고 있습니다.

Q 사업자등록 신청은 언제 하는 게 좋나요?

A 사업자등록 신청은 임대차계약서를 작성한 후에 합니다. 대부분의 원장님들은 임대차계약을 하신 후 보증금 잔액과 인테리어 비용 때문에 은행권 대출과 신용보증기금 대출을 받습니다. 대출을 받는 기관에

따라 사업자등록증이 필요한 시점이 다르므로 신청시기는 대출 담당자와 상의하셔야 합니다.

사업자등록증은 보통 신청 후 3일 이내에 거의 다 나옵니다. 위에서 설명드렸듯이 의료기관개설 신고필증은 나중에 발급받은 후에 보내주는 것을 전제로 사업자등록증을 발급받고 있으며, 대부분 별다른 어려움 없이 사업장등록증을 받을 수 있습니다. 사업자등록증 신청은 임대차 계약 후 언제든지 할 수 있으므로, 은행과 상의하여 신청날짜를 정하시면 됩니다.

Q 봉직의 때도 사업자등록이 가능한가요?

A 가능합니다. 조건만 되면 군인도 가능합니다. 대부분의 원장님들은 봉직의를 하면서 사업자등록증을 발급 받습니다.

Q 사업자등록은 임대차 계약을 한 뒤에 해야 하는 건가요?

A 그렇습니다. 공인중개사와 함께 입지를 보고, 입지를 정해서 임대차 계약을 한 뒤, 은행과 상담하여 대출을 어떻게 할지 정하고, 세무사와 상담하여 사업자등록증을 내는 것이 기본적인 흐름입니다. 임대차 계

약서가 없으면 사업자등록증을 내주지 않습니다.

Q 개원 예정의가 봉직의를 그만두기 전에 세무적으로 챙겨야 하는 부분이 있나요?

A 봉직의 때의 세금 정산을 챙겨야 합니다. 봉직의는 네트(Net)로 계약을 하는 경우가 많습니다. 이 경우 원장님이 1월에 그만두는지, 아니면 10월에 그만두는지에 따라 세금 정산 문제가 있을 수 있습니다. 우리나라의 모든 개인은 1월 1일부터 12월 31일까지의 소득을 합산해서 소득세를 신고합니다. 1월에 봉직의를 그만둔다면 1월까지의 근로소득과 개원 이후 사업소득을 합산하여 종합소득세 신고를 합니다. 만약 네트(Net)로 계약하고 1월에 봉직의를 그만뒀다면 근로소득세 세금이 얼마 나오지 않아 봉직의로 일하던 병·의원 원장님이 대신 낸 세금을 얼마되지 않습니다. 만약 1월 급여가 2천만 원이었다고 하면 약 1백만 원 정도의 세금을 내고 정산을 완료했을 것입니다. 그런데 원장님께서 2월부터 12월까지 병·의원 이익이 3억이 된다고 하면 봉직의 급여 때문에 약 7백만 원의 세금을 더 내야 합니다. 네트(Net) 급여로 1천5백만 원을 받기로 했는데 실제로는 8백만 원을 받은 것이 되는 것입니다. 제가 개략적으로 설명드리려고 말씀드린 것이고 봉직의를 관두는 시점, 개원하는 시점에 따라 계산이 많이 달라집니다.

11월까지 봉직의로 일하고 12월 말에 개원하는 경우 대부분 병·의원은 마이너스 소득이 됩니다. 이 때는 봉직의로 일할 때 낸 세금을 환급받게 됩니다. 이렇듯 봉직의 급여를 네트(Net)로 계약했을 때는 여러 가지 경우가 나올 수 있어서 봉직의를 관두시기 전 병·의원 원장님과 합의를 하고 나오셔야 한다고 상담해 드립니다. 이것은 어려운 부분이어서 상담할 때 미리 말씀은 드리지만 합의가 잘 안되는 경우도 많이 있습니다.

Q 개원 예정 5~6개월 전에 세무사를 만나 코칭받고 가이드받는 것이 전부 무료인가요?

A 현재는 그렇습니다.

Q 좋은 세무사를 선임하는 비법이 있나요?

A 병·의원 기장 경험이 많은 분을 만나는 것이 좋습니다. 병·의원 기장은 다른 업종과 약간 다른 특성이 있습니다. 병·의원에도 전문분야가 있듯이 오랜 경험으로 병·의원 기장을 어느 정도 해왔던 세무사를 찾는 것이 좋습니다. 동료 의사들에게 추천받는 것도 좋은 방법입니다. 인터넷 등을 이용해 찾아보고 세 군데 정도 상담 받는 것이 좋습니다.

그리고 소통이 잘 되는 분과 하는 것이 좋습니다. 사람들 사이에도 케미컬 작용이 있어서 나하고 맞는 사람과 아닌 사람이 있습니다. 말이 잘 통하고 연락이 잘 되는 세무사가 좋습니다. 상담을 해보면 정확한 세무지식을 제공하는지, 친절한지, 책임감이 있는지 어느 정도 판단이 갈 것입니다.

요즘은 많이 없어졌지만 사무장이 운영하는 세무사 사무실이 있습니다. 사무장은 세무사 자격증이 없기 때문에 나중에 문제가 생겨도 법적 책임을 지지 않습니다. 책임이 없기 때문에 무리한 세무 상담을 하기도 해서 나중에 잘못되면 세금폭탄 문제가 발생할 수도 있으므로 피하셔야 합니다.

세무사의 업무는 공장에서 물건 찍듯이 천편 일률적이 될 수 없습니다. 공산품이라면 가격비교가 가능하지만 업무처리 능력은 단순 가격 비교가 불가능합니다. 따라서 너무 저렴한 곳만 찾아다니는 것도, 그렇다고 해서 너무 비싼 곳만 찾아다니는 것도 좋은 일은 아닙니다. 세무사와 직접 상담을 받아보고 세무사를 선택하여야 합니다.

PART II 세무

02 개원 초기 세무관련 질문

Q 기장과 기장료에 대해 설명해 주세요.

A 세무사 선임비용은 크게 기장수수료(기장료)와 조정수수료(조정료), 성실신고수수료가 있습니다. 기장료는 병·의원의 매출액 규모, 인건비 신고 종류 및 인원 규모, 복잡성에 따라 다르게 책정되고 있으며, 매월 지급합니다. 기장료는 병·의원에 관한 일반적인 상담과 원천세신고, 수입금액신고(부가가치세 신고) 등의 세금을 신고하는 비용이라고 생각하시면 됩니다.

조정수수료는 병·의원의 손익을 확정하고 이에 따라 세금을 신고하는 수수료로서 종합소득세(소득세) 신고 수수료로 생각하시면 됩니다. 병·의원 수입금액이 5억원 이상이면 소득세 신고할 때 성실신고확인수수료가 별개로 있습니다.

성실신고확인수수료는 개인사업자의 성실한 신고를 유도하기 위해 도입된 제로서, 기장된 장부의 내용과 관련 서류 등을 확인하는 수수료입니다. 성실신고를 확인할 때 작성되는 내용은 수입금액 누락 확인, 비용의 적정 계상 확인, 친인척에게 지급한 인건비 확인, 주요거래처 확인 등의 내용이 있습니다. 성실신고확인수수료는 세액공제가 되기 때문에 실제로 원장님께서 지급하는 비용은 거의 없습니다.

Q 개원 준비 과정에서 원장님이 세무적으로 챙겨야 하는 부분은 무엇인가요?

A 기존 병·의원을 인수하느냐 신규개원인가에 따라 세무문제가 달라집니다. 기존 병·의원을 인수하는 경우에는 양도·양수 계약서를 작성하며 세금계산서(또는 계산서)의 발급의무가 있을 수 있습니다. 영업권(권리금)을 지급하는 경우도 있는데 영업권을 비용으로 인정받기 위해서는 양도하는 원장님의 이름으로 기타소득을 신고해야 합니다. 상담을 하다보면 양도하는 원장님이 신고하기를 꺼려하는 경우가 있지만, 비용으로 인정받기 위해서는 양도·양수 계약서에 명확하게 명시하고 지급할 때 영업권 금액의 8.8%를 제외하고 지급하며 세무신고를 하시길 추천드립니다.

또한 사업자등록증을 발급받을 때 면세사업자로 발급받을지 과세사업자로 발급받을지 정해야 합니다. 미용, 성형 등 관련 진료에 대해서는 부가가치세가 과세되므로 피부과, 성형외과는 과세사업자로 사업자등록증을 발급받습니다. 그러나 병과가 다르더라도 실제로 미용 등 관련 진료를 하고 있다면 면세사업자가 아닌 과세사업자로 발급받아야 합니다. 또한 병·의원의 일부를 병·의원 관련 사업자에게 재임대할 때도 과세사업자로 발급받습니다. 이 경우에는 병·의원 면세사업자와 임대사업자가 함께 있는 형태가 됩니다. 면세사업자로 사업자등록증을 발급받으면 과세사업을 할 수 없지만, 과세사업자로 사업자등록증을 발급받으면 과세사업과 면세사업을 둘 다 할 수 있습니다.

면세사업자에서 과세사업자가 되거나 과세사업자에서 면세사업자가 되는 과정은 두 경우 모두 다 이전 사업자를 폐업해야 합니다. 폐업을 하면 사업자등록번호가 바뀌고 이에 대한 후속조치로 카드단말기 설치, 건강보험공단 청구 등을 새로 해야 하는 번거로움이 있습니다. 따라서 처음에 신청할 때 필요한 사업자등록증을 발급받으시길 바랍니다. 영양제 등을 판매하는 경우 도소매 업종으로 과세사업자를 추가로 발급받아 세무신고를 할 수도 있습니다. 원장님이 하고자 하는 병·의원 형태를 잘 설명하시고 상담받으시길 바랍니다.

병·의원의 경우 대부분 면세사업자라 부가가치세를 절약하기 위해 인테리어를 할 때 세금계산서를 발급 안하는 대신 인테리어를 금액을 깍아서 해주겠다는 업체도 있는데, 절대 그렇게 하면 안 됩니다. 병·의원은 대부분 면세라서 원장님이 '나는 환급을 못받으니까 아깝네.'라고 생각하는 분도 있는데, 요즘은 감가상각하는 자산에 대한 추적도 가능하므로 그런 자산에 대해 세금계산서를 안 받은 뒤 단순 비용 처리하면 문제가 생깁니다. 보통 원장님은 한계세율이 50% 가까이 됩니다. 한계세율이라는 것은 추가소득에 대한 세금비율이라고 생각하시면 됩니다.

45%가 종합소득세 최대 세율이지만 병·의원 이익이 1억 5천만 원이 넘으면 한계세율이 38% 이상이 됩니다. 여기에 주민세까지 3.8%를 고려하고 건강보험료 약 8%를 더하면 소득의 50%가 세금입니다. 즉, 비용 처리를 1천만 원 못하면 세금이 5백만 원 이상을 더 내야 한다는 이야기입니다. 인테리어 비용에 대한 부가가치세가 아까워서 이에 대한 세금계산서를 안 받으면 경비처리할 때 문제가 생깁니다. 그러므로 반드시 세금계산서를 받아야 합니다.

대부분 업체가 '원장님. 처음 개원하면 1~2년 동안 세금 낼 일이 없어요. 그러니까 원장님이 세금계산서를 안 받아도, 적격증빙을 안 해도 손해 볼 게 없어요.'라고 이야기합니다. 하지만 절대 그렇지 않습니다. 세무적인 부분에서는 한없이 깨끗해야 합니다. 이중장부를 쓴다거나 세금계산서 발급을 받지 않고 세금 처리를 하면 나중에 전부 원장님이 책임져야 합니다. 보다 좋은 사회를 만들기 위해서는 세금을 반드시 내야 하고, 인테리어 하는 사람도 본인이 얻은 이익에 대한 세금을 내야 합니다.

원장님이 세금계산서를 안 받으면 증빙불비가산세라는 가산세를 내야 합니다. 보통은 엄청난 탈루소득 분석이 있지 않는 한 개업 후 5년 안에 세무조사가 나오진 않습니다. 만약 조사가 나온다면 원장님이 인테리어 업체에게 대금을 지급한 통장 내역이 있어 비용으로 인정을 받을 수는 있습니다. 세무조사 때 증빙불비가산세를 내고 원장님이 비용을 인정받으면 인테리어 업체에게 자료파생이 됩니다. 자료파생이 되면 인테리어 한 분은 부가가치세를 포함해서 엄청난 세금을 내게 됩니다. 결국 세금계산서를 발급하지 않는 것은 서로에게 안 좋은 일인 거죠.

Q 의료장비 구입 증빙을 할 때 세무적으로 주의해야 할 점이 있나요?

A 의료장비도 인테리어와 똑같이 세금계산서를 꼭 받아야 합니다. 가끔 의료장비를 리스로 하는 것이 세무적으로 더 유리하냐고 물어보시는데 리스에는 이자비용이 포함되어 있습니다. 따라서 리스로 장비 구입 할 때는 그냥 사는 것보다 이자 때문에 비용이 더 많아지므로 결과적으로 세금을 적게 냅니다. 그리고 보통 리스의 이자율은 은행이자율보다 훨씬 높습니다. 은행권 대출 이외의 추가 대출의 효과가 있긴 하지만, 실제로 이자로 내는 금액과 이자율은 반드시 체크하시고 선택하시기 바랍니다.

Q 개원 전에 소소하게 나가는 지출은 경비처리가 된다는데, 관련 서류 준비를 어떻게 하나? 그리고 어디까지 경비처리가 되나요?

A 개원준비에 쓴 돈은 증빙이 갖춰져 있다면 전부 다 경비처리 됩니다. 원장님이 입지를 구하기 위해 돌아다니느라 쓴 기름값, 저와 마신 찻값 같은 것도 다 경비처리가 됩니다. 이러한 경비는 저희에게 신용카드 영수증이나 경비 내역 등을 정리해서 주시면 좋습니다. 큰 경비는 당연히 세금계산서를 받아야 하고요. 자잘한 경비는 신용카드 영수증을 챙겨서 저희에게 주시면 저희가 정리해서 장부를 만들어 드립니다. 물론 엑셀로 만든 리스트로 받긴 하지만, 금액만이 아니라 따로 항목도 다 적어주셔야 하므로 차라리 영수증을 모았다가 주시는 것이 더 좋습니다.

앞서 말씀드렸듯 의사는 세금 구간이 매우 높습니다. 원장님이 천 만원을 추가로 더 벌면 5백만 원 정도 세금을 내야 합니다. 다른 말로 표현하면 경비인정을 천 만원 받지 못하면 세금을 5백만 원을 더 내야 한다는 이야기입니다. 개원 전의 소소한 지출도 전부 경비처리가 된다는 것을 꼭 기억하시고, 개원 전에 쓴 비용은 사소한 거라도 전부 영수증을 챙겨놓았다가 기장하는 세무사에게 줘야 합니다.

12월 말일 즈음에 개원하시는 분들은 병·의원에서 발생하는 이익이 없어 증빙이 필요없다고 생각하실 수도 있으나 이것은 잘못된 생각입니다. 12월 개원으로 병·의원에서 손실이 발생한다면 1월~11월에 일했던 봉직의 때 세금을 환급받을 수 있습니다. 12월 27일에 개원하신 원장님이 계셨는데 천만원 이상 환급을 받으셨습니다. 만약 개원 첫 해에 이익이 나지 않고 마이너스가 된다 하더라도 이월결손금 제도가 있기 때문에 마이너스는 다음 해 이익이 발생하면 마이너스가 넘어와서 이익에서 공제되어 세금을 적게 냅니다. 따라서 개원 전에 개원을 위해 지출된 비용에 대해 적격증빙(세금계산서, 계산서, 신용카드 매출전표, 현금영수증 등)을 잘 챙기시길 바랍니다.

Q 자동차 관련 경비 비용 처리는 어떻게 하나요?

A 자동차 관련 경비는 자동차를 살 때의 경비와 자동차를 유지할 때의 경비가 있습니다. 자동차 구입비용을 경비처리하고 싶다면 자동차를 살 때 사업자등록번호로 세금계산서를 받아야 합니다. 자동차를 유지할 때의 경비로는 보험료, 자동차세, 수선비, 기름값 등이 있습니다. 자동차 감가상각비와 유지비를 합쳐서 1,500만 원 이상이 되면 업무용 차량 일지를 적고 업무용 사용비율이 100% 전부 업무용이어야 100% 경비처리할 수 있습니다.

자동차 구입비용은 감가상각을 통해 비용처리 되는데, 자동차 감가상각비는 매년 800만 원까지만 인정이 됩니다. 1억 원짜리 자동차를 1월에 구입하였다면 1년에 감가상각비는 2천만 원이 됩니다. 그러나 차량을 100% 업무용으로 사용하였을 경우 8백만 원만 올해 감가상각비로 비용처리 되고 1천2백만 원은 5년 후부터 매년 8백만 원씩 비용처리 됩니다. 즉, 5년 동안 정액법으로 균등상각을 하기 때문에 4천만 원까지만 5년 안에 100% 다 상각이 됩니다. 4천만 원 이상은 업무용으로 100% 사용할 경우 5년 이후에 매년 8백만 원씩 감가상각할 수 있습니다. 예전에는 1억원하는 자동차를 사면 약 4,500만 원까지 비용 처리가 되는 시절도 있었지만, 지금은 어떤 차를 사더라도 최대 감가상각비는 800만 원까지만 됩니다. 그리고 나머지 700만 원은 보험료, 자동차세, 수선비, 기름값 등이므로 1,500만 원 이상을 자동차 관련 경비로 비용 인정받고 싶다면 반드시 업무용 차량 일지를 적어야 합니다.

만약 업무용 승용차를 2대 이상 가지고 있으면 2번째 차는 업무용 승용차 보험을 들어야 합니다. 업무용 승용차 보험을 들지 않으면 경비를 50% 인정받습니다. 이 부분은 계산이 필요한 부분이므로, 담당 세무사와 상의할 필요가 있습니다. 다만 여기서 확실히 알아두셔야 하는 점은 이젠 단순히 자신이 비싼 차를 산다고 해서 차량에 대한 모든 비용이 경비처리 되지 않는다는 점입니다.

Q 개원 전 기름값도 비용 처리가 가능하다고 하셨는데, 그렇다면 이 경우는 어떻게 되나요?

A 개원 전 기름값도 비업무용 승용차 관련 비용이기 때문에 정확하게 말씀드리면 한도를 계산해야 합니다. 7월 1일에 개원을 한다면 업무용 차량일지 기록 없이 7백5십만 원 까지만 비용 인정을 받습니다. 앞서 말씀드렸듯 원장님이 업무용 차량 일지를 매일 적고, 정말로 이 자동차를 100% 병·의원을 위해서만 썼으며 단 한 번도 업무용 승용차로 가족과 놀러 다니지 않았다고 한다면 전부 비용으로 인정받습니다. 자동차 관련 비용은 정확한 계산을 해야 하는 부분이 있기 때문에 이 정도로 이해하시면 될 것 같습니다.

Q 개원 준비 과정에서 직원 고용 시 급여 체계를 어떻게 해야 하나요?

A 앞에서도 잠시 이야기했지만, 아직도 네트(Net) 급여로 계약을 하는 경우가 있습니다. 그런데 요즘은 실제로는 네트(Net) 급여이지만 계약서는 그로스(Gross) 급여로 계약을 하는 경우가 있습니다. 그래서 네트(Net)급여 해당하는 금액을 그로스(Gross)로 역산해서 급여신고를 하기도 합니다. 지금은 당연히 그로스(Gross) 급여로 계약해야 하는 시대이므로 설사 네트(Net)로 계약을 하셔도 그로스(Gross)로 신고할 수밖에 없습니다. 애초에 네트(Net)로 신고하면 손해를 보는 사람은 원장님

입니다. 원장님이 네트(Net) 급여의 차이만큼 비용이 적어지게 되므로 차이 금액의 50% 정도를 세금을 더 내게 됩니다. 물론 그로스(Gross) 급여 만큼 퇴직금도 올라가지만 퇴직금에 대해 소송 등의 문제가 생긴다면 그로스(Gross) 급여로 계산한 금액으로 퇴직금을 줘야 합나디. 사대보험료가 아깝고, 퇴직금이 아깝다고 생각해서 네트(Net)로 하려고 하시는데, 사대보험료와 퇴직금을 합쳐도 약 20% 정도이므로 네트(Net)로 급여 계약을 계약하고 네트(Net) 금액만 비용처리하면 손해가 됩니다.

Q 직원은 몇 명 정도 채용하는 것이 좋나요?

A 직원은 필요하신 만큼 채용해야 합니다. 개원을 준비하는 원장님은 직원을 5명 미만으로 할지, 5명 이상으로 할지를 많이 고민하시는데요. 5인 미만과 5인 이상의 차이는 분명히 있습니다. '이만한 인원의 직원을 고용했으니 사업주의 능력이 크겠지.'라고 생각하는 기준이 5인이기 때문입니다. 그래서 5인 이상을 고용하게 되면 사업주에게 더 많은 의무를 지우고 있습니다. 5인 미만은 연월차수당, 야근수당, 휴일근로수당 등에서 조금 더 자유로울 수 있지만, 5인 이상은 그렇지 않습니다. 하지만 병·의원 규모에 따라 처음부터 5인 이상 채용해야 하는 곳도 있습니다. 인력이 5명 이상 필요한데 적은 인원으로 개원해서 병·의원의 서비스가 나빠지면 처음 방문하는 사람에게 안 좋은 이미지를 줄 수 있

으니 필요한 만큼 채용하시기 바랍니다.

물론 막 시작한 순간부터 병·의원이 어떻게 성장할 것인지 알 수 있는 것은 아니므로 '직원은 무조건 많이 뽑아야 한다.'라고 생각하며 과하게 뽑을 필요는 없습니다. 처음에 5인 미만으로 시작하시더라도 병·의원이 성장하다 보면 5인 이상이 되는 경우가 많습니다. 개원할 때 노무의 일반적인 내용은 상담해 드리고는 있고, 근로계약서도 드릴 수 있습니다. 노무에 대한 주의점도 설명해 드리고 있습니다. 하지만 노동법에 대해 더 많이 알고 싶은 원장님은 처음 초기 세팅 비용 정도를 노무사에게 지급하고 어느 정도 가이드를 받는 것을 추천합니다.

Q 직원을 많이 고용하면 세액공제가 많은가요?

A 네. 엄청 많습니다. 정부에서 고용을 장려하기 위해 고용을 창출한 기업에게 2018년부터 세액공제를 해주고 있습니다. 과거에는 없던 엄청난 세금효과로 신규로 개원하신 원장님들은 수 억 원대의 세액공제를 받을 수 있습니다. 2018년부터 고용증대세액공제, 사회보험료세액공제라는 세액공제가 생겼고, 2023년부터는 통합고용세액공제에 두 가지 세액공제가 통합되었습니다.

전년도보다 고용인원이 증가하면 통합고용세액공제가 가능하며, 수도

권을 예로 들면 고용증가 인원 1인당 '청년 등'은 상시근로자는 1명 당 1,450만 원, 그 외에는 850만 원을 공제해 줍니다. 지금 개원하시는 원장님들은 고용을 유지한다면 엄청난 세액공제를 받을 수 있습니다. 여기서 '청년 등'의 범위는 34세 이하 정규직근로자와 장애인 근로자, 60세 이상 근로자, 경력단절 여성 근로자입니다. 예전에는 청년 나이가 29살이었는데 지금은 34살로 바뀌었습니다. 이것을 달리 말하면 원장님이 직원을 뽑을 때, 34살까지는 세액공제를 많이 받을 수 있다는 겁니다. 그래서 이왕이면 34살 미만의 직원을 뽑는 것이 세액공제 입장에서는 유리합니다. 물론 그렇다고 해서 나이 차이를 두고 34살 이상의 직원을 고용하지 않는 것은 안 될 일입니다. 단지 이 사실을 알려드리는 것은 직원 선택의 폭이 넓어졌다는 것을 알려드리기 위함입니다.

통합고용세액공제는 고용이 3년간 유지되면 3년간 계속해서 세액공제를 받을 수 있습니다. 수도권에서 개원하고 3명의 청년 등 직원(특수관계자 제외)을 고용하여 계속 유지하였다면 3년간 받을 수 있는 세액공제액은 약 1억 1천만원이 넘습니다. 2024년 세법개정으로 2년간 공제하는 것으로 축소되었지만 여전히 원장님들에게는 엄청난 세제 혜택입니다.

통합고용세액공제는 고용이 증가하는 것을 전제로 하는 것입니다. 기존 병·의원을 인수한 경우 기존 병·의원 보다 고용이 증가한 인원에 대해서만 세액공제를 받을 수 있으니 유념하시기 바랍니다.

Q 퇴직연금은 가입하는 것이 좋나요?

A 직원에 대한 퇴직금은 퇴직연금으로 가입해야만 미리 비용 처리가 되므로 가입하는 것이 좋습니다. 직원이 퇴사하기 전에는 일부 경우를 제외하고 퇴직금을 미리 줄 수 없습니다. 미리 퇴직금을 주더라도 고용노동부에 가면 인정을 못받기 때문에 미리 줄 수도 없습니다. 그러나 매년 쌓여가는 퇴직금을 외부에 적립한다면 직원이 퇴직하지 않더라도 비용처리 됩니다. 1년에 발생하는 퇴직금이 천만원 정도 되고 이 돈을 외부에 적립한다면 500만 원 정도 세금을 덜 내게 됩니다.

퇴직연금을 외부에 적립하는 방법은 2가지가 있습니다. DB형이 있고 DC형이 있습니다. DB형은 운영책임이 사업주에게 있고 운용에 대한 수익도 사업주가 가져갑니다. DC형은 직원 개인 계좌에 입금하는 방법이며 운영책임도 직원이 집니다.

DB형으로 가입하면 직원이 퇴직할 때 퇴직시점의 급여에 대한 퇴직금을 계산하여 퇴직금을 줘야 합니다. DC형으로 가입하면 매년 퇴직금을 계산해서 직원 퇴직금 계좌에 입금하고 퇴직할 때의 급여로 퇴직금을 다시 계산해서 주지 않는다는 장점이 있습니다. DC형은 퇴직금 운영을 직원이 선택할 수 있으므로 직원 본인이 원한다면 공격적인 투자를 해서 초과 수익을 얻을 수도 있습니다. 그러나 대부분의 직원들은 퇴직금 운영에 신경쓰지 않으므로 처음에 가입할 때 정기예금으로 투자하는 것을 선택하시고 직원에게 운영방법을 바꿀 수 있다 안내해 주는 것이 좋습니다.

DB형과 DC형 모두 운영수수료가 많게는 약 1% 정도 되지만 근로복지공단에서 운영하는 퇴직연금 상품은 일반적으로 수수료가 은행권 보다는 낮습니다. 가입하실 때 운영수수료를 비교해 보시는 것을 추천드립니다. 퇴직금 운영수수료는 사업주가 내기 때문에 퇴직금이 점점 쌓인다면 큰 비용이 될 수 있으니 체크해 보시기 바랍니다. 퇴직연금은 다른 곳으로 바꿀 수도 있으니 추후에 비교해 보시고 바꾸는 것도 방법입니다.

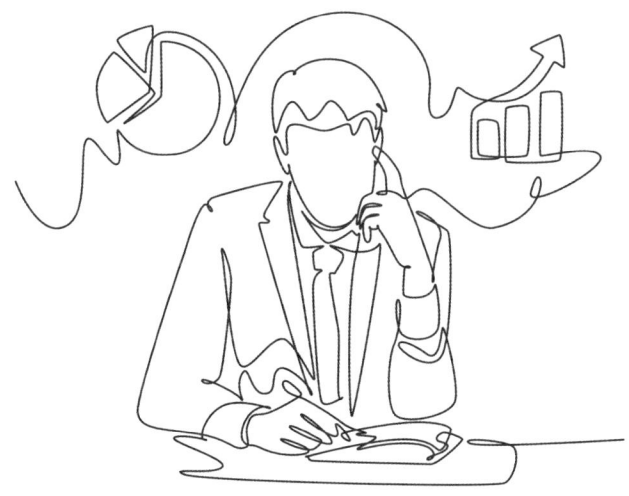

Q 신용카드는 새로 발급받는 것이 나은가요? 아니면 기존 신용카드를 쓰는 것이 나은가요?

A 신용카드는 사업용 신용카드로 새로 발급받아서 쓸 수도 있고, 기존카드를 사업용 카드로 국세청에 등록해서 사용할 수도 있습니다. 사업자명이 명시된 사업용 신용카드를 신규로 발급받으면 상품권을 구입할 수 있다는 장점이 있습니다.

병·의원을 운영하다 보면 직원들 생일 등에 상품권 지급을 할 수도 있기 때문에 사업용 신용카드를 발급받는 것도 방법입니다. 그러나 상품권은 반드시 사업용으로 필요한 금액만 사고 상품권을 지급할 때는 그 사용처를 적어놔야 합니다. 조사 등이 이루어 질 때 비용처리한 상품권은 국세청에서 사용처를 소명하라고 하는 것이 일반적입니다. 원장님이 '상품권은 무조건 다 비용 처리된다고 들었다.'라고 하시는데 상품권은 사업을 위한 금액만 비용처리 된다는 것을 유념하시기 바랍니다. 직원에게 주는 복리후생비나 거래처에 선물로 지급하는 접대비로 비용처리 하는 것이고, 실제로 누구에게 얼마를 줬는지를 반드시 기재해야 합니다. 사업용 신용카드로 상품권을 과다하게 구입하면 세무조사의 위험이 될 수 있으니 유의하시기 바랍니다.

사업용 신용카드는 국세청에 50장까지 등록할 수 있으나, 등록된 사업용 카드는 언제, 어디서, 무엇에 사용했는지 국세청에 전부 보고 됩니다. 개인적으로 사용한 것들이 의심되는 건수와 금액은 종합소득세 신고 안내문에 유의사항으로 첨부되어 나오니 사업용 신용카드로 등록된 카드는 되도록 사업용으로만 쓰시길 바랍니다. 기장을 할 때 개인적으로 사용한 것이 명확해 보이는 것은 사업용 카드로 사용하더라도 실제적으로 비용으로 처리하고 있지 않지만, 이것과는 별개로 신고안내문에 큰 금액이 적혀 있는 것은 세무조사의 위험을 높이니 유의하시기 바랍니다.

특히 주말이나 심야사용 금액도 안내되어 나오니 유의하시기 바랍니다. 낮 시간대에 병·의원 환자들 때문에 바빠서 병·의원에 필요한 물건들을 심야시간에 주문하시는 분이 많습니다. 그래도 심야시간에는 주문하지 마시고 차라리 장바구니에 넣어 놨다가 점심시간 등을 이용해서 병·의원에서 필요한 물품 들을 구입하시라고 안내해 드립니다. 실질이 사업용이라고 하더라도 전산에 의해 안내문에 표시되는 내용으로 불필요한 의심을 살 필요는 없습니다.

Q 통장은 여러 개 만드는 것이 좋다는 이야기가 있는데 정말인가요?

A 너무 많이 만들지는 마시고 2개 정도가 적당하지만 이건 선택의 문제입니다. 보통 입금통장과 출금통장을 나눠 쓰시기도 합니다. 많이 사용하는 것이 좋다 생각하시면 여러 개 사용하시고 등록하면 됩니다. 여

러 개 사용하는 것이 정신없으시면 한 개만 사용하셔도 됩니다. 병·의원에 돈이 들어오는 구조는 세 가지인데요. 하나는 건강보험공단에서 지급되는 돈이고, 하나는 신용카드 사용액, 하나는 가끔 환자분이 직접 병·의원 통장으로 보내는 것입니다. 그런데 병·의원에서 돈이 나가는 일은 많지 않습니다. 직원 급여가 한 달에 한 번, 각종 자동이체 걸어놓은 것이 나가고, 그 다음에는 신용카드 금액입니다. 그러므로 저는 통장을 몇 개 만들지는 선택의 문제라고 생각합니다.

요즘은 통장 프로그램이 잘되어 있어서 몇 월부터 몇 월까지 얼마나 들어왔는지 입금액이 다 보입니다. 기간별로 입금액이 합산되어 나옵니다. 출금액도 마찬가지입니다. 기간을 지정해서 내가 돈을 얼마나 썼고, 얼마나 나갔는지 알 수 있습니다. 통장을 여러 개 만들면 한쪽에서 돈이 들어옵니다. 그러면 지출하는 통장에는 잔액이 없습니다. 그러면 돈이 들어온 통장에서 지출하는 통장으로 돈을 옮겨야 합니다. 바쁜 원장님은 이렇게 돈을 옮기는 것을 놓치는 경우가 생길 수 있으므로, 결국 원장님이 본인 사정과 성향에 맞추어 편한 쪽을 선택하는 것이 좋습니다.

다만 중요한 점이 하나 있습니다. 개인 사업자와 법인 사업자가 다른 점 중 하나는 원장님은 언제든 통장에 있는 돈을 마음대로 본인 계좌에, 즉 사업용 계좌에서 다른 계좌로 옮겨도 됩니다. 그러니까 사업용 카드가 아닌 개인 신용카드의 비용이 사업용 계좌에서 나가도 큰 상관은 없습니다. 대신 사업용 계좌는 반드시 매출에 해당하는 금액이 들어와야 하고, 비용에 해당하는 부분은 반드시 사업용 계좌에서 나가야 합니다.

Q 만약 세금계산서를 받지 못했다면 어떻게 해야 하나요?

A 요즘은 매입자발행 세금계산서라는 것이 있습니다. 국세청 또는 세무서에 가서 거래한 사실 증빙을 가지고, '이 사람이 세금계산서 발행 안 해줬습니다. 해주세요.'라고 할 수 있습니다. 실제로 저희 병·의원 중에 한 분이 세금계산서를 못 받으셔서 거래 상대방에게 '우리는 매입자발행 세금계산서를 이용할지도 몰라요.'라고 하셨더니 그분이 알아서 바로 세금계산서를 보내주신 경우도 있습니다. 왜냐하면, 그랬다간 본인도 큰 문제가 생기니까요. 이 부분에 대한 구체적인 사항은 세무사와 상의하시면 됩니다.

Q 개원을 준비하는 원장님에게 세금 처리와 경비처리 부분에서 강조하실 부분이 있나요?

A 일단 병·의원을 위해 지출한 것은 전부 경비처리가 됩니다. 적격증빙을 받느냐, 안 받느냐에 따라 가산세가 있는지 없는지가 달라지는 것이지 기본적으로 병·의원을 위해 지출하는 것은 경비처리가 됩니다. 사업을 위해 사용한 비용은 전부 경비처리가 된다고 생각하시면 됩니다. 그

러나 적격증빙이 없다면 개원에 소요된 경비인지 증명해야 하는 것은 원장님이 되므로 적격증빙을 반드시 받으시고 챙겨서 장부에 반영할 수 있도록 세무사 사무실에 전달하시기 바랍니다.

그리고 원장님이 받는 전자세금계산서, 전자계산서, 사업용신용카드 사용내역, 현금영수증 등은 세무사 사무실과 기장 계약이 되어 있으면 세무사가 전부 다 볼 수 있습니다. 하지만 간이영수증, 경조사비 등은 저희가 조회할 수 없으므로 청첩장이나 부고장 등을 한 번 정리해서 보내주시면 됩니다.

기부금은 경비 중에 유일하게 병·의원과 무관해서 비용으로 인정받을 수 있는 항목입니다. 또한 기부금은 근로소득자와 사업자간 세금 계산 방식이 다른 항목입니다. 봉직의 때는 내가 낸 세금에서 세액공제를 받아 실제로 세율에 대한 이득이 약 16.5% 정도였다면, 사업자 상태에서 원장님이 1천만 원 정도 기부했다 하면 50%까지는 세금을 절약할 수 있습니다. 따라서 아무리 적은 금액이라도 기부금은 꼼꼼히 챙겨 주시기 바랍니다.

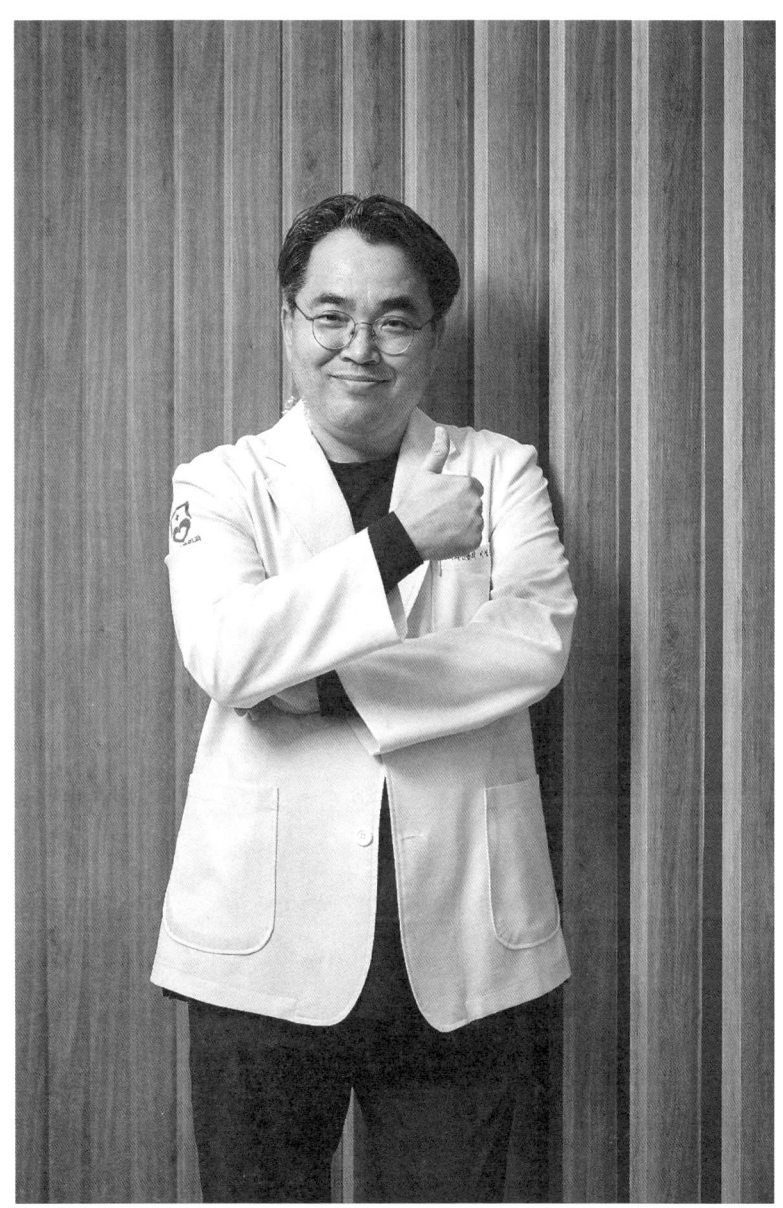

PART Ⅱ 세무

03 병·의원 세금

Q 접대비에 대해 설명해 주세요.

A 접대비는 '내 매출을 향상시키기 위해 거래처에 접대를 한 비용'입니다. 지금은 '기업업무추진비'으로 이름이 바뀌었습니다. 말 그대로 기업의 업무를 추진하는데 사용하는 비용입니다. 통상 거래처에 축의금이나 조의금 같은 경조사비를 지급하거나, 화환을 보내거나, 거래처 사람과 밥을 먹는 것 등이 접대비가 됩니다. 병·의원은 중소기업이므로 현행 세법상 3,600만 원까지 접대비로 인정받을 수 있고, 매출액 비율로 추가로 접대비를 인정받을 수 있습니다. 만약 매출이 30억이라고 하면 3,600만 원에 30억의 0.3%인 900만 원을 합해서 접대비 한도가 4,500만 원이 됩니다. 하지만 이것은 한도입니다. 실제로 접대비를 인정받으려면 거래처에 접대를 하는 것이 전제조건입니다. 즉, 접대로 지출한 비

용이 접대비로 인정을 받는다고 생각하시면 됩니다.

Q 광고선전비에 대해 설명해 주세요.

A 광고선전비는 불특정 다수에게 우리 병·의원을 알리기 위해 지출하는 비용으로 접대비와 성격이 다릅니다. 광고선전비는 한도없이 전체 비용을 인정받는 점이 접대비와 다릅니다. 접대비(기업업무추진비)는 불특정 다수가 아니고 특정한 거래처에 경조사비로 지급하거나 선물을 주고 식사 등을 하는 비용이지만, 광고선전비는 불특정 다수에게 지급하는 비용입니다.

같은 선물을 주더라도 불특정 다수에게 주면 광고선전비가 됩니다. 즉, 지나가는 사람에게 병·의원 소개가 적힌 물티슈를 나눠준다거나, 개원한 지 얼마 안 됐을 때 찾아오는 환자분에게 선물을 주는 비용이 광고선전비입니다. 또는 인터넷 사이트 배너 광고 등에 쓰는 돈도 광고선전비로 인정받습니다. 광고선전비는 광고를 하는 방법이나 병·의원의 위치에 따라 금액 차이가 많이 나기도 합니다. 광고선전비가 수 억대인 곳은 병·의원의 이익율이 많이 낮아지게 됩니다.

따라서 광고비 지출이 많은 병·의원은 광고비에 대한 적격증빙을 받으시길 바랍니다. 특히 개인 블로거에게 지급하는 광고비는 자유직업소득자(3.3%)로 신고하기도 하니 광고비 지출에 관해서는 세무사와 상의하시길 바랍니다.

Q 건물을 구매하고 싶을 때 세무적으로 주의해야 할 점은 무엇인가요?

A 원장님이 건물을 구매하려고 하면 부동산 취득 자금에 대해 충분한 소득세 신고를 하였는지 살펴봐야 합니다. 요즘은 재산 취득자금에 대해 세무서에만 조사하는 것이 아니라 지방자치단체에서도 부동산 거래 신고에 대해 소명안내문을 발송하고 자금 조달에 관해 소명하라고 안내문을 보냅니다. 여기에는 부동산 구입에 소요되는 자기자금과 대출 금액을 쓰게 되어 있는데, 자기 자금이 국세청에 신고된 금액과 많이 차이나게 되면 세무조사의 대상이 될 수 있습니다.

자기자금은 자기가 번 돈 아니면 부모님 등에게 받은 돈으로 형성됩니다. 수입금액 누락 등으로 자기가 번 돈을 축소 신고했거나 부모님 등에게 받은 돈을 신고하지 않았다면 재산 취득자금이 부족하게 되고, 세무조사로 이어지게 되면서 원장님의 계좌를 조회하게 될 수도 있습니다.

여기서 자기자금으로 인정되는 금액은 순이익에서 세금을 제외한 금액을 기본으로 합니다. 이익에서 세금을 내고 난 돈의 매년 합계액을 자기자금으로 인정하는 것입니다. 따라서 부동산을 구입하실 때 기장세무사에게 그 동안 신고된 금액과 종합소득세로 낸 금액이 얼마인지 확인하시기 바랍니다. 부동산 취득자금에는 취득세도 포함되므로 단순히 부동산 구입비용만 해당하지 않는다는 사실도 숙지하고 있어야 합니다.

그리고 개원을 할 때도 원장님이 상가를 구매해서 개원하게 되는 경우가 있는데, 그때도 그 자금의 출처를 명확하게 증명할 수 있어야 합니다. 만약 부모님에게 돈을 받아 상가를 구매하면 증여세를 신고해야 합니다. 부모님께 돈을 빌리더라도 빌린 금액에 따라 이자를 주고 받아야 하는 경우도 있습니다. 따라서, 상가나 건물 또는 집을 구매할 때는 그 금액에 대한 충분한 소득이 뒷받침되어야 하니 담당세무사와 구입 전에 상담하시길 바랍니다.

병·의원 건물을 구매하는 경우 병·의원의 부가가치세 과세여부에 따라 매입세액불공제 문제가 있을 수 있습니다. 대부분의 병·의원은 면세사업자이기 때문에 건물 구입분에 대해서는 매입세액을 환급받지 못합니다. 건물을 구입하면 구입대금에는 토지가격과 건물가격이 같이 있으며, 토지는 면세에 해당하고 건물은 부가가치세 과세대상이 됩니다. 과세사업자인 원장님이 병·의원 건물을 구매한다면 건물분에 대해서는 세금계산서를 주고 받아야 합니다. 병·의원 건물일 경우를 말씀드리는 것이고 부부공동명의로 건물을 사는 경우는 다를 수가 있습니다. 앞서 말씀드린 포괄적양도·양수가 되느냐 안되느냐에 따라 세금계산서 발급의무가 달라지고 부가가치세 수수의무도 달라집니다. 포괄적양도·양수가 된다면 세금계산서를 주고 받지 않아도 되지만 일반적으로 원장님 단독 명의로 병·의원 건물을 사서 병·의원 사업에 사용한다면 포괄적양도·양수에 해당하지 않습니다. 이 부분은 사실판단 문제이므로 세무사와 건물 구입전에 반드시 상의하시기 바랍니다.

구입한 병·의원 건물이 원장님 명의라면 더 이상 임대료가 나가지 않고 병·의원 건물분(토지분 제외)에 대해 감가상각(일반적으로 40년 내용년수)을 합니다. 건물을 살 때 대출을 받으셨다면 대출에 대한 이자비용을 경비처리하게 됩니다. 원장님이 가족분들과 공동명의로 사신다면 공동명의 임대사업자가 병·의원에 임대를 하는 것이 되며 이때는 주위 시세에 맞는 적정임대료를 받으시면 됩니다. 공동명의로 사실 때는 가족분들이 건물을 살 만한 충분한 자금이 있는지 검토하셔야 하고 자금력이 안 될 경우 증여세 등의 신고도 검토하셔야 합니다. 취득 자금, 취득 명의 등도 세무사와 상담하시기 바랍니다.

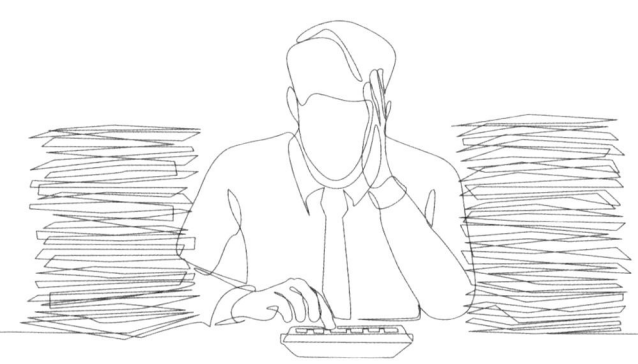

Q 감가상각에 대해 설명해 주세요.

A 병·의원을 개원할 때는 인테리어도 하고 의료장비도 사고 책상, 의자 등과 같은 가구도 삽니다. 이러한 시설장치, 의료장비, 비품 등은 1년만 쓰고 버리는 것이 아닙니다. 몇 년 동안 수익 창출을 위해 사용됩니다. 회계 원리에 따라 이렇게 오래 사용가능한 것들은 처음에는 자산으로 분류하고, 이 자산이 수익을 창출하는 기간동안 수년간 안분하여 비용으로 인식합니다. 비용을 계산하는 방법으로는 정률법, 정액법 등이 있으며, 내용년수(회계적으로 정하는 사용기간으로 실제 사용기간과 다름)에 따라 비용처리 하게 됩니다. 이 비용이 감가상각비로 손익계산서에 표시됩니다.

병·의원의 자산은 비업무용 소형승용차를 제외하고 모두 정률법으로 5년간 감가상각하는게 기본이며, 정액법이나 내용년수를 세법이 정하는 선에서 선택할 수 있습니다. 예를 들어, 의료장비를 정률법으로 5년 감가상각하면 구입금액의 41.5%(1월구입 가정)까지 첫해 감가상각할 수 있습니다. 그 다음 해에는 41.5%를 제외하고 남은 금액의 41.5%를 감가상각할 수 있습니다. 따라서, 감가상각비는 해마다 줄어들게 됩니다. 정액법을 선택하면 구입금액의 20%를 매년 같은 금액으로 감가상각할 수 있습니다.

나중에 세금을 많이 내는 것이 싫다고 정액법으로 선택하시는 원장님들도 계시는데, 저는 정률법을 추천드리는 편입니다. 정률법을 선택하더라도 반드시 감가상각비 전액을 모두 비용으로 계상해야 하는 것은 아닙니다. 세액감면을 받지 않는다면 납세자가 임의로 상각범위 안에서 감가상각비를 정할 수 있습니다. 병·의원은 주로 세액공제를 많이 받고 세액감면을 거의 받지 않기 때문에 감가상각비를 조절할 수 있습니다. 과세표준이 8천8백만 원 이하가 되면 최고세율이 24%이기 때문에 개원한 첫 해에는 감가상각비를 적게 계상해서 신고하기도 합니다. 이러한 부분들은 원장님들이 종합소득세 신고할 때 담당세무사와 상의할 수 있습니다. 어차피 감가상각비 전체 금액은 정해져 있기 때문에 세금을 빨리 낼 필요는 없다고 생각합니다. 원장님께서 필요에 따라 감가상각방법을 선택할 수 있고 가속상각도 신청할 수 있습니다. 다만 세무신고하는 첫 해에 감가상각방법과 내용연수를 선택할 수 있으니 있으니 첫 해에 결정하시기 바랍니다.

Q 세무 신고는 무엇이고, 언제 하는 건가요?

A 주요 세무 신고로는 사업장현황 신고, 부가가치세 신고, 종합소득세 신고가 있고 인건비 신고도 있습니다.
사업장현황 신고는 면세사업자가 수입금액(매출금액)을 확정하는 신고이고, 부가가치세 신고는 과세사업자가 수입금액을 확정하는 신고입니다. 내과처럼 면세사업자인 원장님은 면세사업장 현황 신고라고 해서 다음 해 2월 10일날 매출을 확정합니다. 과세사업자(성형외과, 피부과 등) 원장님은 1년에 두 번, 1월 25일과 7월 25일에 부가가치세 신고를 하고 매출을 확정합니다.

인건비 신고는 매월 하기도 하고 6개월(20인 이하 선택 가능)마다 반기별 신고하기도 합니다. 기타소득자나 자유직업소득자가 있을 경우 매월 제출해야 하는 서류가 있기 때문에 보통은 매월 신고하는 것을 추천드립니다. 병·의원에서 기타소득이나 자유직업소득자에게 인건비를 지급할 때도 있는데, 6개월에 한번씩 신고하다 보면 깜박하고 놓치는 경우가 있기 때문입니다. 그러나 직원 4인 이하로 매월 발생하는 인건비가 달라지지 않는다면 반기별 신고도 괜찮습니다. 병·의원 규모나 상황에 따라 결정하면 됩니다.

이렇게 신고된 것을 바탕으로 종합소득세를 신고합니다. 매출은 사업장현황신고나 부가가치세 신고에서 확정되고, 인건비는 지급조서 등을 통해 확인이 됩니다. 이렇게 신고된 매출과 인건비, 경비 등에 대한 증빙을 가지고 손익계산서를 작성하고 세무조정을 거쳐 종합소득세를 신고하는 것입니다. 병·의원 매출이 5억 원 미만인 원장님은 5월 31일이 종합소득세 신고납부기한이고, 매출이 5억 원 이상인 원장님은 성실신고대상자로서 6월 30일까지 종합소득세를 신고 납부하여야 합니다.

11월 30일에는 작년에 낸 세금의 반을 미리 종합소득세로 냅니다. 원칙은 세무서에서 전년도 납부세액의 절반을 고지하고 납부서를 보냅니다. 이렇게 낸 미리 낸 세금은 다음 해 종합소득세 신고할 때 기납부세액으로 공제합니다. 즉, 올해 종합소득세 세금을 작년도 금액의 반으로 계산해서 올해 11월에 미리 낸다고 생각하시면 됩니다. 코로나처럼 특별한 상황이 있어서 병·의원의 수입금액이 전년보다 낮아진다면 1월부터 6월까지 결산을 해서 실제 소득에 대해 신고하고 세금을 낼 수 있습니다. 반기별 결산을 해서 세금을 납부하고 싶으시면 세무사 사무실에 연락하시기 바랍니다.

세무신고는 아니지만 연말정산 의료비 소득공제 자료 제출이라는 것이 있습니다. 이것은 매년 1월 7일까지 국세청 홈택스를 통해 제출해야 하며, 병·의원 프로그램을 통해서 하는 것이고 저희가 해드릴 수 없습니다. 개개인 환자의 주민등록번호와 병·의원에서 수납한 금액을 전송하는 것입니다. 병·의원에 사용하는 프로그램에 표기된 환자와 금액이 정확하다면 신고하는데 어려움은 없습니다. 미용과 성형에 관련된 의료비는 근로소득자가 의료비세액공제를 받지 못하므로 제출하지 않으셔도 됩니다. 협력의무이므로 미제출시 과태료 등은 없으나 제출하지 않으면 환자들에게 전화가 오기 때문에 제출하시기 바랍니다. 마지막에 제출하시기 전에 전체 금액이 병·의원에서 수납된 금액보다 크게 나오지는 않았는지 꼭 확인하시길 바랍니다.

세무사 선임이 정말 중요합니다. 전체적인 개원 과정의 큰 그림을 그릴 때, 전체적인 아웃라인을 잡으려면 세무사를 꼭 만나야 한다고 말씀드리고 싶습니다.

개원의는 1년에 두 번 정도 농담 삼아 '이제 세금 폭탄이다.'라고 이야기하는데, 이때 목돈이 확 나갑니다. 그걸 단단히 준비해두셔야 하고요. 준비를 못 한 분은 빚내서 세금을 낸다는 이야기도 있거든요. 매출이 있는 경우에는 세금도 만만찮게 나오므로 준비를 할 필요가 있습니다. 그러므로 은행에 돈이 조금 쌓인다고 해서 함부로 투자하면 나중에 세금을 내기 위해 빚을 져야 하는 경우도 생길 수 있다는 점을 말씀드리고 싶습니다.

Q 건강보험료에 대해 설명해 주세요.

A 개원을 하게 되면 내가 번 소득금액에 대해 건강보험료를 내게 됩니다. 이익이 커지게 되면, 즉 많이 벌면 많이 내고 적게 벌면 적게 냅니다. 개원하는 첫 해에는 병·의원의 소득금액을 알 수 없으므로 채용한 직원의 최고 월급 기준으로 건강보험료를 매월 냅니다. 그리고 다음 해에 비로소 종합소득세 신고를 마치면 건강보험공단에 소득금액 신고를 하면 건강보험공단은 이 신고자료를 가지고 정산을 합니다. 건강보험료(장기요양보험료 포함)는 소득금액의 약 8% 정도가 됩니다. 채용한 직원을 기준으로 작년에 적게 냈기 때문에 처음에 정산된 고지 금액을 받고 깜짝 놀라서 전화가 많이 옵니다. 직원 중 제일 월급이 큰 사람이

3백만 원이고 7월에 개원을 했다면 3백만 원의 6개월인 1천8백만 원에 대한 건강보험료를 냈는데, 소득금액을 2억원 신고하였다면 약 1억8천만 원에 대한 8%, 약 1천4백 원의 건강보험료가 고지되기 때문입니다. 한 번에 납부하기 어려우면 12개월까지 분납이 가능하니 세무사 사무실에 분납 여부를 알려주시면 됩니다.

첫해 소득금액이 신고되면 전년 소득금액을 기준으로 매월 건강보험공단에서 고지하고, 다음해 종합소득세 때 신고된 소득금액을 기준으로 그다음 해 정산을 합니다. 전년보다 병·의원 매출이 확 늘어서 이익이 많이 발생하면 전년보다 늘어난 소득의 8% 정도가 다시 건강보험료로 고지되는 것입니다. 건강보험료는 준세금이지만 상한선이 있어서 이익이 약 14억 정도 이상이 되면 한도에 걸려 더 이상 늘어나지 않습니다. 그리고 건강보험료는 모두 비용처리되고 있습니다.

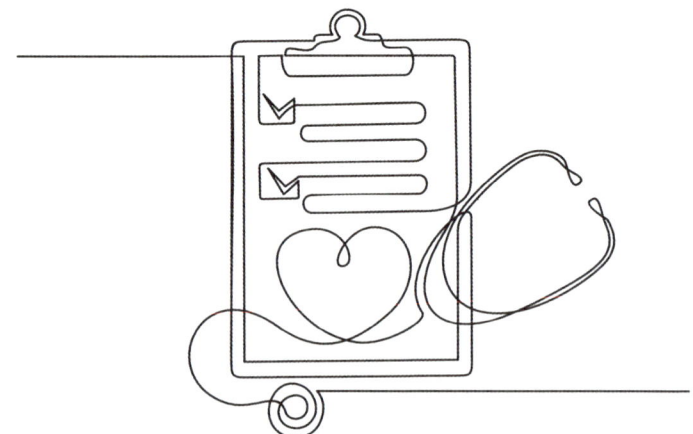

Q 소득률에 대해 설명해 주세요.

A 소득률이라는 것은 신고된 사업소득금액을 수입금액(매출액)으로 나눈 비율입니다. 병·의원 이익률과 비슷하다고 생각하면 되지만 정확하게 이익률은 아닙니다. 이익률은 당기순이익(매출액-필요경비)을 매출액으로 나눈 금액이고, 당기순이익에서 세무조정을 한 금액이 사업소득금액이 되기 때문에 소득률은 정확하게 이익률은 아니지만 세무조정금액이 크지 않다면 이익률과 많이 차이나지 않습니다.

현재 국세청에서는 동종업계 소득률을 비교 분석합니다. 전년도 종합소득세 신고한 내용을 바탕으로 소득률이 80% 아래가 되면 성실신고 안내를 하고 있습니다. 성실신고 안내는 '내가 병·의원을 개원한 지역에 나와 병과가 비슷하고', '사이즈가 비슷한' 병·의원들의 작년 소득률을 평균내서 평균보다 80% 아래가 되면 '소득율이 저조하니 신고에 유의하시기 바랍니다.'라고 안내하는 것입니다. 국세청에서 해마다 고시하는 단순경비율을 참고하여 표준소득률을 비교하던 시절도 있었으나 지금은 국세청 고시 표준소득률만 보면 안됩니다. 예를 들어, 내과의 경우 국세청 고시 표준소득률은 29.5%이지만 2023년 종합소득세 신고안내문에 나온 내과의 전국평균 소득률은 39% 가량 되었습니다.

지금 개원하시는 원장님들은 인테리어, 의료장비 등에 소요되는 비용이 커서 개원초기에는 당연히 전국 평균소득률보다 낮게 됩니다. 평균소득률은 참고만 할 뿐이지 실제로 병·의원 경비가 많다면 소득률을 낮게 신고하는게 당연합니다.

소득률만큼 중요한 것이 적격증빙 금액입니다. 당기순이익은 매출에서 비용을 제하는 것인데 '이 비용에 적격증빙이 얼마나 있는 것'인가가 중요합니다. 국세청에서는 소득률도 분석하고, 적격증빙 비율도 분석합니다. 그리고 적격증빙의 절대액도 분석합니다. 이 모든 것을 분석해서 '여긴 너무 의심스럽네. 한 번 내가 뜯어봐야겠다.'라는 생각이 드는 곳에는 세무조사가 나오는 경우도 있습니다. 아니면 무작위로 선별해서 세무조사 대상을 선정하기도 합니다. 매출액이 크면 '그래. 매출액이 큰 곳은 가서 보면 세금 적출을 많이 할 수 있을 거야.'라고 생각해서 조사를 나오는 경우도 있습니다. 그렇기에 세무사도 소득률과 적격증빙 비율을 전부 다 살펴봅니다. 저는 적격증빙 비율이나 적격증빙 절대액 등을 원장님과 함께 검토해서 문제점이 있으면 알려드리고 종합소득세를 신고해 드리고 있습니다.

Q 개원 예정인 원장님은 세무조사에 대해 어느 정도까지 알고 있어야 하나요?

A 저는 세무조사에 대해서는 그렇게까지 걱정할 필요가 없다고 생각합니다. 보통 세무조사가 나오는 건 매출 누락의 혐의가 있거나 적격증빙비율이 낮거나 소득률이 낮을 때입니다. 현금결제를 유도하고 원장

님 명의가 아닌 다른 통장으로 돈을 받거나 하면 납세자가 국세청에 신고를 하는 경우도 있습니다. 납세자가 국세청에 증거를 가지고 신고를 하면 반드시 세무조사를 해야 하며, 이럴 때는 예치조사라고 하여 세무조사에 고지가 없이 바로 세무조사가 나오기도 합니다. 원장님이 건강보험공단에서 받은 수입, 신용카드 수입, 현금 영수증 수입 등을 다 분석해 봤는데 '수입금액 누락 혐의가 있어 보인다.' 그럴 경우 세무조사가 나오기도 합니다. 또는 적격증빙 경비가 너무 적을 때도 세무조사가 나옵니다. 아니면 신고된 소득율이 이상할 정도로 낮다고 판단하면 세무조사를 나올 수도 있습니다.

하지만 걱정하지 않으셔도 됩니다. 수입금액을 빠짐없이 신고하고 필요경비가 모두 병·의원 사업을 위해 쓴 것이 명확하면 세무조사를 해도 적출된 금액이 적게 되어 추징세액이 크지 않게 됩니다. 터무니 없는 세금을 내는 경우는 없습니다. 다만 논란이 될 수 있는 가사 관련 경비, 즉 정말 병·의원을 위해 썼는지, 아니면 원장님이나 원장님 가족을 위해 썼는지 불분명한 경비는 다툼의 여지가 생길 수 있습니다. 하지만 이런 경우에는 사용처를 적어두고 정리를 해 둔다면 그렇게까지 큰 문제는 되지 않을 수 있습니다.

Q 개원 예정의가 경비처리를 위해 세무사 사무실에 제출해야 하는 자료는 무엇인가?

A 세무사 사무실에 수임 등록이 되어 있으면 전자세금계산서, 전자계산서, 사업용 신용카드 내역은 전부 볼 수 있습니다. 인건비 신고는 세무사 사무실에서 하고 있기 때문에 중요 경비는 거의 다 세무사 사무실에서 파악이 된다고 생각하시면 됩니다. 다만 개원 전에 지출한 돈은 사업용 카드 등록도 하기 전이라 조회가 되지 않으므로 영수증을 모았다가 주시면 됩니다. 일반 종이세금계산서, 종이계산서를 받으시면 이것은 반드시 주셔야 합니다.

사업용 카드 기록 중에 해외에서 쓴 경비는 조회되지 않습니다. 국내에

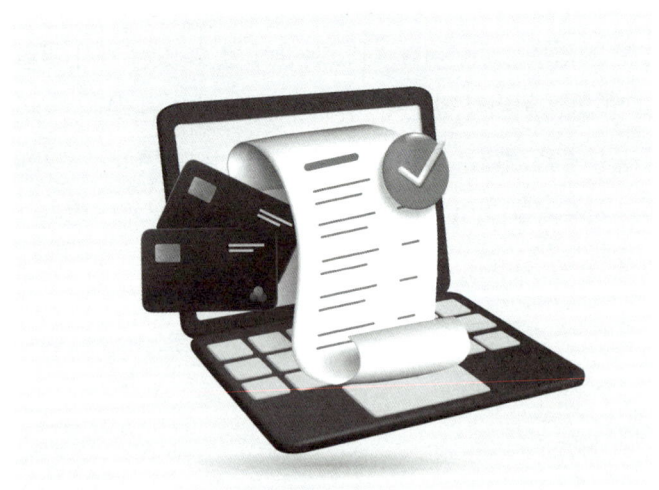

서 결제하더라도 외화로 결제되는 금액 중 일부는 국세청에서 다운받지 못합니다. 이럴 경우를 대비해서 신용카드 사용내역을 따로 받습니다. 원장님들이 해외 학회에 참가하기도 하는데, 그럴 때 쓴 비용은 신용카드 영수증을 잘 받아놓았다가 저희에게 주시면 됩니다.

기본적으로 저희가 조회할 수 없는 것을 주시면 됩니다. 앞에서 말씀드린 종이세금계산서, 종이계산서가 있고 간이영수증도 그 중 하나입니다. 현금으로 지급하고 종이로 된 간이영수증을 받게 되면 이것을 주셔야 합니다. 매월 지급되는 급여 이외에 자유직업소득자(프리랜서)에게 지급하는 돈이나 자문료 등 돈을 주는 경우도 있는데, 이럴 때는 저희에게 알려주셔야 합니다. 그리고 돈을 송금할 때 일정 세금을 제외하셔야 합니다.

경조사비의 경우 청첩장이나 부고장 등을 모아서 주시면 됩니다. 기부금 같은 경우는 기부금 영수증을 발급받아 주시면 됩니다.

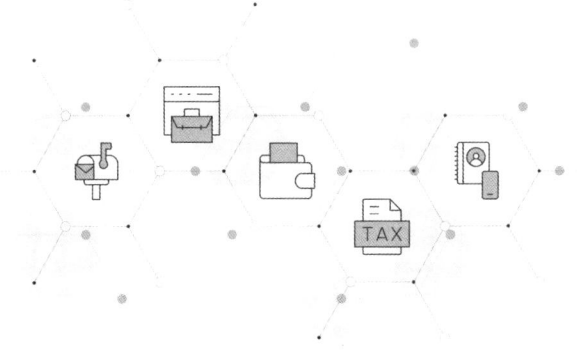

> **Q** 지금까지 좋은 말씀 정말 감사합니다.
>
> 최근 개원을 꿈꾸는 선생님은 입지, 인테리어, 세무 등을 매우 잘 챙기는 것 같습니다. 정말 깜짝 놀랄 정도로 잘 챙기고 꼼꼼한 분이 많습니다. 제가 개원할 때만 해도 이렇게까지는 관심이 없었는데, 요즘은 많은 분이 개원할 때부터 철저하게 준비합니다. 그리고 그런 분이 개원한 이후에도 잘 되고요.
>
> 과거에는 개원을 하면 백전불패였습니다. 하지만 이제는 개원이 100% 성공을 보장하지 않는 시대입니다. 그러므로 개원을 준비하는 분은 다방면으로 철저하게 준비하고, 세무적인 부분도 철저하게 준비하는 것이 좋겠습니다.
>
> 마지막으로 채지원 세무사님께서 개원을 준비하는 원장님에게 응원 메시지를 보내주세요.

A 개원을 하려면 사업가의 마인드가 필요합니다. 매출액과 경비를 생각해서 한 달에 얼마를 벌어야 봉직의 급여보다 높을까 생각해 봐야 합니다. 저는 젊은 분이 개원하실 때 응원하는 편입니다. 준비가 충분히 되어 있다면 너무 늦지 않게 개원하는 것이 좋습니다. 개원이라는 것이 신경쓸 것도 많고, 병·의원 운영도 처음에는 익숙하지 않고 힘들고, 자리 잡는데 시간이 걸리므로, 한살이라도 젊었을 때 하는 것도 좋다고 생각합니다. 제가 만나 뵌 거의 대부분의 원장님들은 봉직의보다 훨씬 많은 소득을 올리시고 계십니다. 세무 문제는 전문가에게 의뢰하시면 해결할 수 있으니 걱정하지 마시고, 세무 문제는 발생하기 전에 반드시 미리미리 상의하시기 바랍니다.

〈한 페이지로 끝내는 개원 준비 프로세스 : 세무편〉

		D-63			D-42			D-21		
		63	56	49	42	35	28	21	14	7
세무	사업자등록					■				
	확정일자					■				
	사업용 신용카드 발급/등록						■			
	사용용 계좌 등록						■			
	현금영수증 가맹점 가입								■	■
	직원 4대보험 가입								■	

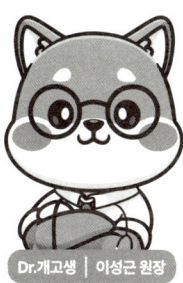

Dr.개고생 | 이성근 원장

개원을 고민할때 꼭 만나야할 세무상담 전문가

안녕하세요. 세무법인 다솔 북인천지점 채지원 세무사입니다. 저희 사무실은 35여 년이 넘게 병·의원 기장업무를 해왔습니다. 그동안 축적된 세무 업무에 대한 노하우를 바탕으로 원장님들을 사업의 동반자로 생각하고 최선을 다해 도와드릴 것입니다. 감사합니다.

■ 소득세법 시행규칙 [별지 제19호서식] (2023.03.20 개정)   홈택스(www.hometax.go.kr)에서도 신청할 수 있습니다.

사업장현황신고서

※ 뒤쪽의 작성방법을 읽고 작성하시기 바라며, [ ]에는 해당되는 곳에 √표를 합니다.   (앞쪽)

관리번호							처리기간 즉시	
과세기간		년 월 일 ~		년 월 일				
사업자	상호			사업자등록번호			공동사업	[ ]여 [ ]부
	성명			주민등록번호				
	사업장 소재지					전화번호		
	전화번호			휴대전화		전자우편주소		

① 수입금액(매출액) 명세   (단위: 원)

업 태	종 목	업종코드	합 계	수입금액	수입금액 제외
(1)					
(2)					
(3)					
(4)					
(5)					
합 계					

② 수입금액(매출액) 구성 명세   (단위: 원)

합 계	계산서발행금액		계산서발행금액 이외 매출		
	계산서 발급분	매입자발행 계산서	신용카드 매출	현금영수증 매출	기타 매출

③ 적격증명(계산서·세금계산서·신용카드) 수취금액   (단위: 원)

합 계	매입 계산서			매입 세금계산서			신용카드·현금영수증 매입금액
	계산서 수취분		매입자발행 계산서	세금계산서 수취분		매입자발행 세금계산서	
	전자 계산서	전자 계산서 외		전자 세금계산서	전자 세금계산서 외		

④ 폐업신고

폐업연월일	. .	폐업사유	

첨부서류(해당 내용 표기)

매출처별계산서합계표
□ 전자신고 □ 전산매체
□ 서면   □ 해당 없음

매입처별계산서합계표
□ 전자신고 □ 전산매체
□ 서면   □ 해당 없음

매입자발행계산서합계표
□ 전자신고
□ 서면   □ 해당 없음

매입처별세금계산서합계표
□ 전자신고 □ 전산매체
□ 서면   □ 해당 없음

매입자발행세금계산서합계표
□ 전자신고
□ 서면   □ 해당 없음

수입금액검토표 □

신고인은 「소득세법」 제78조 및 같은 법 시행령 제141조에 따라 신고하며, 위 내용을 충분히 검토하였고 신고인이 알고 있는 사실 그대로를 정확하게 작성하였음을 확인합니다.

년   월   일

신고인: (서명 또는 인)

세무대리인은 조세전문자격자로서 위 신고서를 성실하고 공정하게 작성하였음을 확인합니다.

세무대리인: (서명 또는 인)

세무서장 귀하

세무대리인	성 명		사업자등록번호		전화번호	

210mm×297mm[백상지 80g/㎡ 또는 중질지 80g/㎡]

■ 소득세법 시행규칙 [별지 제40호의7서식](2014.03.14 개정) (앞쪽)

표준손익계산서

단위: 원

상 호		사업자등록번호		과세기간	. . . 부터 . . . 까지	

계 정 과 목	코드	금 액	계 정 과 목	코드	금 액
Ⅰ. 매출액	01	: : :	9. 가스·수도비	30	: : :
1. 상품매출	02	: : :	10. 유류비	31	: : :
2. 제품매출	03	: : :	11. 보험료	32	: : :
3. 공사수입	04	: : :	12. 리스료	33	: : :
4. 분양수입	05	: : :	13. 세금과공과	34	: : :
5. 임대수입	06	: : :	14. 감가상각비	35	: : :
6. 서비스수입	07	: : :	15. 무형자산상각비	36	: : :
7. 기타	08	: : :	16. 수선비	37	: : :
Ⅱ. 매출원가	09		17. 건물관리비	38	: : :
1. 상품매출원가 (①+②-③-④)	10	: : :	18. 접대비 (①+②)	39	: : :
① 기초재고액	11	: : :	① 해외접대비	40	: : :
② 당기매입액	12	: : :	② 국내접대비	41	: : :
③ 기말재고액	13	: : :	19. 광고선전비	42	: : :
④ 타계정대체액	14	: : :	20. 도서인쇄비	43	: : :
2. 제조·공사·분양·기타원가	15	: : :	21. 운반비	44	: : :
① 기초재고액	16	: : :	22. 차량유지비	45	: : :
② 당기총원가	17	: : :	23. 교육훈련비	46	: : :
③ 기말재고액	18	: : :	24. 지급수수료	47	: : :
④ 타계정대체액	19	: : :	25. 판매수수료	48	: : :
Ⅲ. 매출총이익 (Ⅰ-Ⅱ)	20	: : :	26. 대손상각비 (충당금 전입·환입액 포함)	49	: : :
Ⅳ. 판매비와 관리비	21	: : :	27. 경상개발비	50	: : :
1. 급여와 임금·제수당	22	: : :	28. 소모품비	51	: : :
2. 일용급여	23	: : :	29. 의약품비	52	: : :
3. 퇴직급여 (충당부채 전입·환입액 포함)	24	: : :	30. 의료소모품비	53	: : :
4. 복리후생비	25	: : :	31. 경영위탁수수료 (프랜차이즈 수수료 포함)	54	: : :
5. 여비교통비	26	: : :	32. 외주용역비	55	: : :
6. 임차료	27	: : :	33. 인적용역비	56	: : :
7. 통신비	28	: : :	34. 기타 소계 (①+②+③+④)	57	: : :
8. 전력비	29	: : :	①	58	: : :

210mm×297mm[백상지 80g/㎡(재활용품)]

■ 소득세법 시행규칙 [별지 제40호의6서식] (2014.03.14 개정) (앞쪽)

표준재무상태표

단위: 원

상 호		사업자등록번호				대상 과세기간		. . . 부터 . . . 까지		
계 정 과 목		코드	금		액	계 정 과 목	코드	금		액
Ⅰ. 유동자산		01	:	:	:	(2) 장기투자증권	32	:	:	:
1. 당좌자산		02	:	:	:	(3) 장기대여금	33	:	:	:
(1) 현금 및 현금성자산		03				① 관계회사	34			
(2) 단기금융상품		04				② 임원 및 종업원	35			
(3) 단기투자증권		05				③ 기타	36			
(4) 단기대여금		06				(4) 기타	37			
① 관계회사		07	:	:	:	2. 유형자산	38	:	:	:
② 임원 및 종업원		08				(1) 토지	39			
③ 기타		09				(2) 건물	40			
(5) 매출채권		10				(3) 구축물 (시설장치 포함)	41			
(6) 선급금		11				(4) 기계장치	42			
(7) 미수금		12				(5) 선박	43			
① 공사미수금		13				(6) 건설용 장비	44			
② 분양미수금		14				(7) 차량운반구	45			
③ 기타		15				(8) 공구 및 기구	46			
(8) 선급비용		16				(9) 비품	47			
(9) 기타		17				(10) 건설 중인 자산	48			
2. 재고자산		18	:	:	:	(11) 기타	49			
(1) 상품		19				3. 무형자산	50	:	:	:
(2) 제품		20				(1) 영업권	51			
(3) 반제품 및 재공품		21				(2) 산업재산권 (특허권, 상표권 등)	52			
(4) 원재료		22				(3) 개발비	53			
(5) 부재료		23				(4) 기타	54			
(6) 미착상품 (미착재료)		24				4. 기타 비유동자산	55	:	:	:
(7) 건설용지		25				(1) 장기매출채권	56			
(8) 완성건물		26				(2) 장기선급금	57			
(9) 미성공사		27				(3) 장기미수금	58			
(10) 기타		28				(4) 임차보증금	59			
Ⅱ. 비유동자산		29	:	:	:	(5) 기타보증금	60			
1. 투자자산		30				(6) 기타	61			
(1) 장기금융상품		31	:	:	:	자산 총계(Ⅰ+Ⅱ)	62	:	:	:

210mm×297mm[백상지 80g/㎡(재활용품)]

■ 부가가치세법 시행규칙 [별지 제21호서식] (2023.03.20 개정)

홈택스(www.hometax.go.kr)에서도 신청할 수 있습니다.

일반과세자 부가가치세 [ ]예정 [ ]확정 [ ]기한후과세표준 [ ]영세율 등 조기환급 신고서

※ 뒤쪽의 작성방법을 읽고 작성하시기 바랍니다. (4쪽 중 제1쪽)

관리번호									처리기간	즉시	
신고기간	년 제 기 (월 일 ~ 월 일)										
사업자	상 호 (법인명)			성 명 (대표자명)			사업자등록번호		- -		
	생년월일			전화번호		사업장		주소지		휴대전화	
	사업장 주소					전자우편 주소					

① 신 고 내 용

구 분				금 액	세율	세 액
과세표준 및 매출세액	과세	세금계산서 발급분	(1)		10/100	
		매입자발행 세금계산서	(2)		10/100	
		신용카드·현금영수증 발행분	(3)		10/100	
		기타(정규영수증 외 매출분)	(4)		10/100	
	영세율	세금계산서 발급분	(5)		0/100	
		기 타	(6)		0/100	
	예정 신고 누락분		(7)			
	대손세액 가감		(8)			
	합계		(9)		㉮	
매입세액	세금계산서 수취분	일 반 매 입	(10)			
		수출기업 수입분 납부유예	(10-1)			
		고정자산 매입	(11)			
	예정 신고 누락분		(12)			
	매입자발행 세금계산서		(13)			
	그 밖의 공제매입세액		(14)			
	합계 (10)-(10-1)+(11)+(12)+(13)+(14)		(15)			
	공제받지 못할 매입세액		(16)			
	차감계 (15)-(16)		(17)		㉯	
납부(환급)세액 (매출세액 ㉮ - 매입세액 ㉯)					㉰	
경감 공제 세액	그 밖의 경감·공제세액		(18)			
	신용카드매출전표등 발행공제 등		(19)			
	합계		(20)		㉱	
소규모 개인사업자 부가가치세 감면세액			(20-1)		㉲	
예정 신고 미환급 세액			(21)		㉳	
예정 고지 세액			(22)		㉴	
사업양수자가 대리납부한 세액			(23)		㉵	
매입자 납부특례에 따라 납부한 세액			(24)		㉶	
신용카드업자가 대리납부한 세액			(25)		㉷	
가산세액 계			(26)		㉸	
차감·가감하여 납부할 세액(환급받을 세액)(㉰-㉱-㉲-㉳-㉴-㉵-㉶-㉷+㉸)			(27)			
총괄 납부 사업자가 납부할 세액 (환급받을 세액)						

② 국세환급금 계좌신고	거래은행	은행	지점	계좌번호	
③ 폐업 신고	폐업일		폐업 사유		
④ 영세율 상호주의	여[ ] 부[ ]	적용구분		업종	해당 국가

⑤ 과세 표준 명세

업 태	종목	생산요소	업종 코드	금 액
(28)				
(29)				
(30)				
(31) 수입금액 제외				
(32) 합 계				

「부가가치세법」 제48조·제49조 또는 제59조와 「국세기본법」 제45조의3에 따라 위의 내용을 신고하며, 위 내용을 충분히 검토하였고 신고인이 알고 있는 사실 그대로를 정확하게 적었음을 확인합니다.

년 월 일

신고인: (서명 또는 인)

세무대리인은 조세전문자격자로서 위 신고서를 성실하고 공정하게 작성하였음을 확인합니다.

세무대리인: (서명 또는 인)

세무서장 귀하

첨부서류 뒤쪽 참조

세무대리인	성 명	사업자등록번호	전화번호	생년월일

210mm×297mm[백상지(80g/㎡) 또는 중질지(80g/㎡)]

■ 소득세법 시행규칙 [별지 제40호서식(1)] (2024.12.31 개정)

(35쪽 중 제1쪽)

(년 귀속)종합소득세 · 농어촌특별세
과세표준확정신고 및 납부계산서

◇ 부동산임대업에서 발생한 사업소득(이하 이 서식에서 "부동산임대업의 사업소득" 이라 합니다), 부동산임대업 외의 업종에서 발생한 사업소득(이하 이 서식에서 "부동산임대업 외의 사업소득" 이라 합니다) 또는 주택임대의 사업소득(분리과세로 신고하는 경우는 제외합니다) 중 단순경비율 적용사업자로서 장부를 기록하지 않고 단순경비율로 추계신고하는 경우에는 단순경비율적용대상자용 신고서[별지 제40호서식(4)]를 사용하시기 바랍니다.

◇ 간편장부대상자(신규사업자와 직전 과세기간의 수입금액이 4천 800만원에 미달하는 사업자는 제외)가 장부에 따른 기장신고를 하지 않은 경우 산출세액의 20%를 무기장가산세로 추가로 납부해야 합니다.

◇ 복식부기의무자가 복식부기에 따른 장부를 기록하여 신고하지 않은 경우 무신고납부세액의 20% 또는 수입금액의 7/10,000 중 큰 금액을 무신고가산세로 추가로 납부해야 합니다.

◇ 분리과세하는 주택임대소득, 기타소득(가상자산소득, 계약금이 위약금·배상금으로 대체되는 경우)만을 신고하는 경우에는 분리과세 소득자용 신고서[별지 제40호서식(6)]를 사용하시기 바랍니다.

※ 가상자산소득에 관하여는 2027년 1월 1일 이후에 발생하는 경우부터 적용됩니다.

작 성 방 법

1. 제3쪽 ❶ 기본사항란을 적습니다.
2. 제3쪽 ❸ 세무대리인: 세무대리인이 기장, 조정, 신고서작성 또는 성실신고확인서를 제출한 경우 반드시 기재합니다(⑯대리구분은 ①-④ 중 한가지만 선택).
3. 제5쪽 ~ 제11쪽 ❺ ~ ❻ 각종 소득명세서를 작성합니다(해당 사항이 있는 명세서만 작성합니다).
4. 제13쪽 ❼ 종합소득금액 및 결손금·이월결손금공제명세서와 ❽ 이월결손금명세서를 작성합니다(이월결손금이 없는 경우에는 ❽ 이월결손금명세서는 작성하지 않습니다).
5. 제15쪽 ❾ 소득공제명세서를 작성합니다.
6. 제19쪽 ❿ 세액감면명세서, ⓫ 세액공제명세서, ⓬ 준비금명세서를 작성합니다(해당 사항이 있는 명세서만 작성합니다).
7. 제21쪽 ⓭ 가산세명세서와 ⓮ 기납부세액명세서를 작성합니다.
8. 제3쪽 ❹ 세액의 계산란을 적습니다[금융소득이 있는 경우에는 제23쪽의 ⓯ 종합소득산출세액계산서(금융소득자용)를, 기준경비율에 따라 추계소득금액계산서를 작성하는 경우에는 제25쪽의 ⓰ 추계소득금액계산서(기준경비율 적용대상자용)를, 부동산매매업자로서 종합소득금액에 비사업용토지 등을 보유하여 발생한 매매차익이 있는 경우에는 제27쪽의 ⓱ 종합소득산출세액계산서(주택등매매업자용)를, 소득에 합산되는 금융소득과 비사업용토지 등을 보유하여 발생한 매매차익 등이 함께 있는 경우에는 제29쪽의 ⓲종합소득산출세액계산서(주택등매매차익이 있는 금융소득자용)를 먼저 작성합니다].
9. 제3쪽 ❷ 환급금 계좌신고란을 적습니다.
10. 각 서식에서 적을 난이 더 필요한 경우에는 별지에 이어서 작성합니다.
11. 신고인은 반드시 신고인의 성명을 쓰고 서명 또는 날인하여 신고해야 합니다.
12. ▨▨▨ 란은 작성하지 않습니다.

- -

접 수 증 (년 귀속 종합소득세 과세표준 확정신고서)			
성 명		주 소	
※ 첨부서류			접 수 자
1. 재무상태표 ( )	6. 결손금소급공제세액환급신청서 ( )		
2. 손익계산서와 그 부속서류 ( )	7. 「조세특례제한법」상 세액공제·감면신청서 ( )		
3. 합계잔액시산표 ( )	8. 간편장부소득금액계산서 ( )		접수일(인)
4. 조정계산서 ( )	9. 그 밖의 첨부서류 ( )		
5. 소득공제신고서 ( )			

210mm×297mm[백상지 80g/㎡]

(35쪽 중 제3쪽)

(년 귀속) 종합소득세·농어촌특별세 과세표준확정신고 및 납부계산서

관리번호	-

거주구분	거주자1 / 비거주자2
내·외국인	내국인1 / 외국인9
외국인단일세율적용	여1 / 부2
분리과세	여1 / 부2
거주지국	거주지국코드

❶ 기본사항

① 성 명		② 주민등록번호	-
③ 주 소			
④ 주소지 전화번호		⑤ 사업장 전화번호	
⑥ 휴 대 전 화		⑦ 전자우편주소	
⑧ 기 장 의 무	①복식부기의무자 ②간편장부대상자 ③비사업자		
⑨ 신 고 유 형	⑪자기조정 ⑫외부조정 ⑭성실신고확인 ⑳간편장부 ㉚추계-기준율 ㉜추계-단순율 ㊶분리과세 ㊵비사업자		
⑩ 신 고 구 분	⑩정기신고 ⑳수정신고 ㉚경정청구 ㊵기한후신고 ㊿추가신고(인정상여)		

❷ 환급금 계좌신고
(5천만원 미만인 경우)

⑪ 금융기관/체신관서명		⑫ 계좌번호	

❸ 세무대리인

⑬성 명		⑭사업자등록번호	- -	⑮전화번호	
⑩대리구분	①기장 ②조정 ③신고 ④성실확인	⑰ 관리번호	-	⑱ 조정반번호	-

❹ 세액의 계산

구 분	종합소득세	농어촌특별세
종 합 소 득 금 액 ⑲		
소 득 공 제 ⑳		
과 세 표 준(⑲-⑳) ㉑		㊶
세 율 ㉒		㊷
산 출 세 액 ㉓		㊸
세 액 감 면 ㉔		
세 액 공 제 ㉕		
결정 세액	종 합 과 세 (㉓-㉔-㉕) ㉖		㊹
	분 리 과 세 ㉗		㊺
	합 계 (㉖+㉗) ㉘		㊻
가 산 세 ㉙		㊼
추 가 납 부 세 액 (농어촌특별세의 경우에는 환급세액) ㉚		㊽
합 계 (㉘+㉙+㉚) ㉛		㊾
기 납 부 세 액 ㉜		㊿
납부(환급)할 총 세액 (㉛-㉜) ㉝		⑤
납부특례세액	차 감 ㉞		
	가 산 ㉟		
분 납 할 세 액 2개월 내 ㊱		
신고기한 이내 납부(환급)할 세액(㉝-㉞+㉟-㊱) ㊲		㊌
국 세 환 급 금 충 당 ㊳		㊍
충당후 납부(환급)할 세액 ㊴		㊎

신고인은 「소득세법」 제70조, 「농어촌특별세법」 제7조 및 「국세기본법」 제45조의3에 따라 위의 내용을 신고하며, 위 내용을 충분히 검토하였고 신고인이 알고 있는 사실 그대로를 정확하게 적었음을 확인합니다. 위 내용 중 과세표준 또는 납부세액을 신고하여야 할 금액보다 적게 신고하거나 환급세액을 신고하여야 할 금액보다 많이 신고한 경우에는 「국세기본법」 제47조의3에 따른 가산세 부과 등의 대상이 됨을 알고 있습니다.

년   월   일   신고인   (서명 또는 인)

세무대리인은 조세전문자격자로서 위 신고서를 성실하고 공정하게 작성하였음을 확인합니다. 무기장·부실기장 및 소득세법 에 따른 성실신고확인에 관하여 불성실하거나 허위로 확인된 경우에는 「세무사법」 제17조에 따른 징계처분 등의 대상이 됨을 알고 있습니다.

세무대리인   (서명 또는 인)

접수(영수)일

세무서장   귀하

첨부서류(각 1부)		전산입력필	(인)

Part II. 세무 149

'Dr. 개고생'이 제안하는 개원하는 원장님들을 위한 체크리스트

- 세무 파트 -

- [ ] 1. 개원 전에 세무사를 만나야 하는 것을 아시나요?
- [ ] 2. 개원하기 전에 어떤 세무사와 함께 세무 업무를 처리할지 결정하셨나요?
- [ ] 3. 개원 전에 세무사에게 확인해야할 궁금하신 점은 정리해보셨나요?
- [ ] 4. 병·의원 기장 경험이 많은 세무사를 선정하셨나요?
- [ ] 5. 사무장이 운영하는 세무사무소가 아닌 것을 확인하셨나요?
- [ ] 6. 소통이 잘 되는 세무사인지 확인하셨나요?
- [ ] 7. 개원자금은 자기자본으로 하실지, 대출을 이용하실지 결정하셨나요?
- [ ] 8. 인테리어 비용에 대한 증빙 서류를 잘 준비하셨나요?
- [ ] 9. 의료장비 구입 등에 대한 증빙 서류를 잘 준비하셨나요?
- [ ] 10. 개원 전 크고 작은 지출에 대해 증빙 서류를 잘 준비하셨나요?
- [ ] 11. 개원 준비 과정에서 지출한 비용의 영수증을 챙기셨나요?
- [ ] 12. 직원 급여를 연봉계약(gress)으로 하셨나요?

- 세무 파트 -

- [ ] 13. 병·의원 운영 시 알아야 할 세무신고 시기는 알고 계신가요?
- [ ] 14. 세무사 선임 비용을 합리적인 가격으로 계약하셨나요?
- [ ] 15. 병·의원 운영 중 어디까지 세무처리가 가능한지 항목에 대해 알고 계신가요?
- [ ] 16. 국세청 홈택스 연동이 되지 않아 직접 세무사에 제출해야하는 서류에 대해 알고 계신가요?
- [ ] 17. 개원 준비 중 경비처리를 위해 세무사에게 제출해야할 서류에 대해 알고 계신가요? 필요 자료는 잘 챙기고 있나요?
- [ ] 18. 직원 고용을 통해 세액공제를 받을 수 있다는 점을 알고 계신가요? 세액공제 전략을 수립하셨나요?
- [ ] 19. 근로소득증대 세액공제에 대해서 알고 계신가요?
- [ ] 20. 기존 병·의원을 인수할 경우, 세무적으로 주의해야할 사항에 대해 알고 계신가요?
- [ ] 21. 기존 병·의원 인수 시 경비처리를 위한 증빙 서류를 잘 준비하셨나요?
- [ ] 22. 절세를 위해 어떻게 준비해야 하는지 아시나요?
- [ ] 23. 세무조사가 어떤 경우에 진행이되는지 아시나요?

Part
III

노무
LABOR

1. 개원 준비와 노무사 선택의 고민. 노무사가 반드시 필요한가요?

2. 좋은 직원 선발을 하려면 어떻게 해야 하나요?

3. 개원 준비 중인 원장이 알아야 할 기본적인 노동법 내용은 무엇인가요?

4. 개원 후 어떤 노무이슈가 발생할 수 있나요?

5. 좋은 병·의원, 좋은 직장을 만들기 위해 어떠한 노력을 해야하나요?

6. 직원이 퇴사하는 경우 원장은 어떠한 점을 주의해야 하나요?

7. 직원 관리에 어려움이 있는 원장님들에 대한 조언

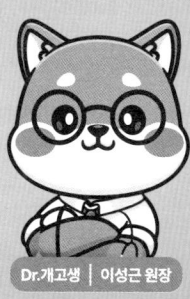

Dr.개고생 | 이성근 원장

PART III 노무

01 개원 준비와 노무사 선택의 고민. 노무사가 반드시 필요한가요?

Q 안녕하세요. 이성근입니다. 개원을 준비하는 의사가 노무사를 만난다고 하면 언제쯤 노무사를 만나야 하나요?

A 보통 개원을 준비하는 원장님께서 노무사를 찾는 시기는 개원을 앞두고 약 30일 전 또는 45일 전쯤 연락을 주십니다. 개원을 하게되면 제일 처음 입지선정과 대출을 알아보고, 임대차 계약과 세무사와 미팅하게 됩니다. 그리고 의료장비, 마케팅 등을 알아보신 뒤 개원을 앞두고 한 달 전에 채용공고를 올리시기 전에 노무사를 찾는 것이 일반적입니다. 상황에 따라 2~3개월 전부터 만나는 원장님도 계시지만, 다른 미팅을 해야 하는 부분이 있어 노무사는 채용공고 올리는 시점 직전에 찾으시는 것이 보통의 경우입니다.

Q 세무사와 다르게 노무사는 필수가 아닌 것으로 알고 있는데, 개원 시 노무사가 꼭 필요한가요?

A 개원 시 노무사는 꼭 필요합니다. 원장님들은 노무사가 무슨 일을 하는지 잘 모를 수 있습니다. 원장님들은 진료를 보는 의사이지만, 개원을 하는 순간 근로기준법이 적용되는 사업주 위치에 있게 됩니다. 즉, 개원 원장님은 사업주로 근로기준법의 내용을 지키면서 직원관리를 해야 한다는 의미입니다. 직원을 한 명도 뽑지 않으면 근로기준법이 적용되지 않습니다. 하지만 원장님들께는 직원이 반드시 필요하며, 그 직원을 채용했을 때 근로기준법의 내용을 위반하게 되면 법 내용에 따라 페널티가 발생할 수 있습니다. 따라서 개원 시 노무사의 도움을 받아 직원과의 근로계약서 작성, 직원에게 며칠의 연차를 부여해야 하는지 등 노무 이슈가 없도록 하여야 합니다.

또한 노무사는 다른 병·의원에서 어떤 식으로 직원 관리를 하는지 의견을 드릴 수 있습니다. 노무사는 하나의 병·의원만 관리하지 않고 수많은 병·의원을 관리하고 있습니다. 수많은 병·의원에서 발생하는 여러 노무이슈를 고려하여 원장님들께 자문의 형식으로 도움을 드릴 수 있습니다. 이러한 점에서 개원 시 노무사의 도움은 꼭 필요하다고 볼 수 있습니다.

Q 노무사님들도 최근 포화상태로 많은 노무사님들이 계시고 주변에서도 노무사 사무실을 많이 볼 수 있는데요. 노무사 선정에서 고려해야 할 점은 무엇인가요?

A 노무사는 매년 300명 정도 선발이 되며, 2024년에는 33기 노무사가 발표되었습니다. 시간이 갈수록 다양한 노무사들이 시장에 나오게 됩니다. 노무사들 중에서도 노동사건만 전문으로 하는 노무사, 산업재해 사건만 전문으로 하는 노무사, 기업 자문을 전문으로 하는 노무사 등 여러 노무사가 있습니다. 원장님들은 병·의원 즉, 기업을 운영하는 오너입니다. 그렇다면 큰 범주에서는 기업 자문을 전문으로 하는 노무사를 찾는 것이 가장 좋을 것입니다. 그 중에서 병·의원을 전문으로 하는 또는 병·의원을 많이 해본 노무사를 찾는 것이 좋을 것입니다.

Q 그렇다면 많은 노무사 중에 어떤 노무사를 만나야 하는지, 좋은 노무사를 찾는 방법은 무엇인가요?

A 소통이 잘 되는 노무사를 찾는 것이 좋습니다. 노무사들도 각종 미팅, 업무 등으로 연락이 안되는 경우가 발생할 수 있지만, 소통이 잘 되는 노무사는 꼭 콜백을 해줍니다. 카톡이나 문자로 궁금한 사항을 물어봤는데 하루 종일 답변이 없는 일이 빈번하게 발생한다면 그런 노무사는 피하는 것이 좋을 것입니다.

한편 노무법인은 담당 노무사가 있고, 노무법인의 직원이 있습니다. 보통은 담당 노무사가 전부 관리하거나 아니면 담당 노무사 1명에 담당 직원 1명이 병·의원을 담당하게 됩니다. 보통 담당 직원은 사무실에서 내근을 하기 때문에 연락이 잘 되지만, 담당 노무사가 연락이 잘 안되는 경우도 있습니다. 대부분의 업무는 담당 직원이 매달 급여대장 및 급여명세서 작업 등을 해주지만 종종 노무 이슈 발생에 따른 상담이나 조언을 구할 일들이 있는데, 그런 일들이 발생했을 때 연락이 잘 안되는 노무사는 피하는 것이 좋고, 연락이 잘 되더라도 직원이 대부분 업무 처리를 하여 우리 병·의원 내부 사정을 전혀 모르고 있는 노무사라면 그런 분들도 피하는 것이 좋습니다.

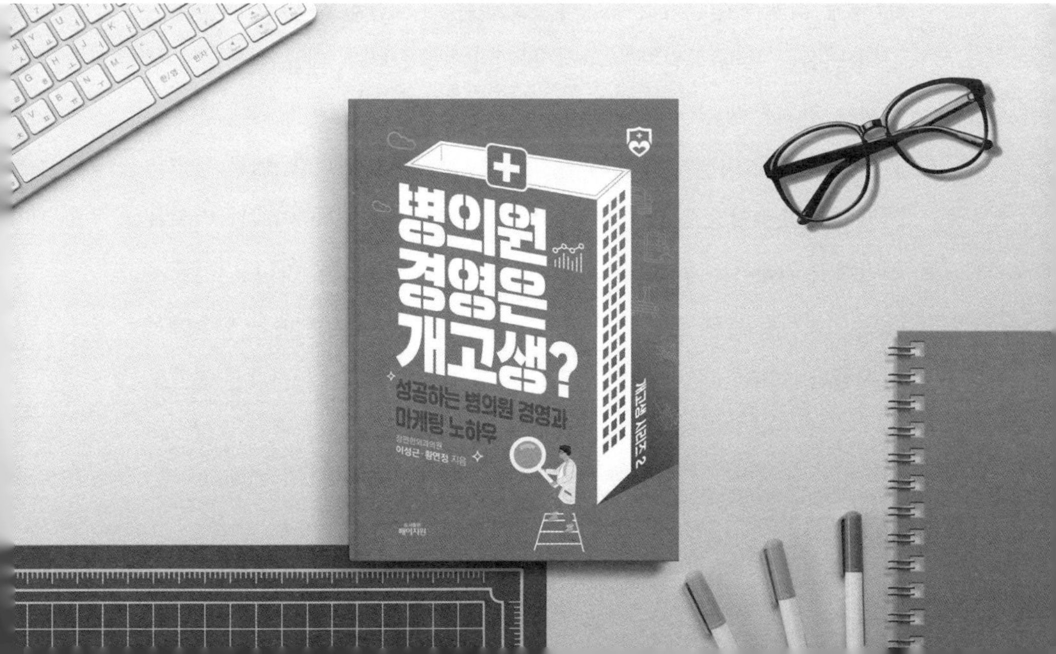

PART III 노무

02 좋은 직원 선발을 하려면 어떻게 해야 하나요?

Q 개원을 앞두고 인력을 채용하면서 많은 원장님들이 어려움을 겪고 있습니다. 이 직원이 일을 잘 할지, 직원들과 잘 융화가 될지 여러 고민이 있을텐데, 좋은 직원을 선발하는 요령이 있다면 무엇인가요?

A 좋은 직원을 선발하기 위해서는 조금은 긴 시간일 수 있겠지만 긴 시간의 면접을 통해 직원자를 파악하는 것이 좋습니다. 대표 원장님이 생각하는 가치관과 가장 잘 맞는 직원을 채용해야 하고, 현재 채용되어 있는 직원들과도 어떻게 융화가 될지도 생각을 해야 합니다. 업무 능력은 기본이고 프로답게 일을 할 수 있는 직원이 필요합니다. 이러한 직원을 선발하기 위해서는 우리 병·의원의 장점으로 어필을 해야 합니다. 지원자들의 이력서를 보면 본인들이 어떠한 자격을 취득했고, 어떠한 환경에서 살아왔고, 어떠한 장점을 가지고 있는지 어필을 하고 있습니다. 역으로

생각하여 좋은 직원을 선발하기 위해서 병·의원도 직원에게 어필할 수 있는 장점이 있어야 한다는 것입니다. 우리 병·의원은 다른 병·의원과 어떤 점에서 차이가 있는지, 어떤 점에서 장점이 있는지 생각하시고 어필을 해주면 그 직원도 병·의원에 대한 애사심이 더 커질 것입니다.

또한, 직원들에게 동기부여를 하는 것도 중요합니다. 직원들이 현실적으로 동기부여가 되기 위해서는 어떤 것을 제공해야 하는지, 우리 병·의원의 복지가 어떤 것이 있을지 고민이 필요합니다. 어떤 직원은 휴가보다는 돈을 원할 수 있고, 어떤 직원은 급여가 높은 것보다 근무시간이 짧은 것을 선호할 수 있습니다. 이러한 니즈(Needs)를 반영하여 충족시켜 준다면 그 직원은 좋은 직원으로 성장할 가능성이 높습니다.

업무능력을 판단하는 과정에 있어서 노무사인 저보다 원장님이 더 잘 파악하겠지만, 구체적인 업무 스타일을 미리 확인하는 것이 필요하다는 의견입니다. 이력서나 자기소개서에 많은 업무를 진행했고, 잘 진행한 것으로 제출하지만, 실제로 채용을 하면 기대에 못 미치는 경우가 많습니다. 면접 단계에서 어떤 업무를 어떠한 절차에 따라 진행했는지 구체적으로 설명을 할 수 있는 직원이라면 좋은 직원이 될 가능성이 높겠습니다.

직원이 타 병·의원에서 근무하고 이직하는 경우 직원의 퇴직 사유도 세세하게 물어보는 것이 좋습니다. 직원의 퇴직사유가 우리 병·의원에 와서도 해결이 되지 않는 부분이라면 해당 직원은 오래 근무를 하지 못하고 퇴직할 가능성이 높습니다.

이러한 점들을 고려하여 좋은 직원을 선발할 수 있을 것이며, 좋은 직원으로 성장시킬 수 있을 것입니다.

Q 어떤 원장님들은 배우자나 친인척이 개원할 때부터 도와주시는 경우가 있다고 들었습니다. 개원 시 배우자나 친인척이 직원으로 함께 일하는 것이 좋은가요?

A 종종 원장님들의 배우자가 직원으로 등재되는 경우가 있습니다. 실제로 병·의원에 출근하여 경영, 행정관리를 도와준다면 당연히 등재되는 것에 문제가 없습니다. 하지만 이름만 올려두고 실제 출근을 하지 않거나 일을 한 내용이 없다면 세무조사 시 문제가 발생할 가능성이 있습니다.

세금적인 이슈 외에 직원관리 차원에서 배우자가 직원으로 함께 일하는 경우 직원들 입장에서는 사업주가 한 명 더 있는 상황이 됩니다. 이러한 부분 때문에 실제로 배우자분과 직원들 사이에 갈등이 발생한 병·의원도 있었습니다. 특별히 문제가 자주 발생하지는 않겠지만 직원과 배우자분 사이의 갈등이 생길만한 요소만 없다면 배우자나 친인척이 직원으로 함께 일한다면 내 직장처럼 근무를 할 수 있기 때문에 병·의원 입장에서는 큰 도움이 될 수 있습니다.

Q 많은 원장님들이 노무사를 찾는 이유 중 하나가 직원 관리에 어려움을 겪고 있어서인 것 같습니다. 직원 관리가 힘든 이유는 무엇인가요?

A 직원 관리가 힘든 이유 중 하나는 여러 다양성이 존재하는 직원이 함께 근무를 하고 있으며, 최근에는 디지털 매체의 발달로 정보를 쉽게 습득할 수 있어 본인의 권리 주장을 하는 경우가 많다는 점 때문이 아닐까 생각합니다.

스마트폰을 통해 SNS 상에서 여러 정보를 쉽게 습득할 수 있는 세상입니다. 이러한 정보 습득을 통해 직원들도 본인에게 적용되는 근로기준법 내용을 학습할 수 있으며, 이러한 학습을 통해 원장님께 요청하는 사례들도 발생합니다. 원장님은 근로기준법 내용을 모르거나 자문을 구할 전문가가 없다면 직원이 요구하는 상황에 대해 들어줄 수밖에 없게 되고, 우리 병·의원의 기준을 세우지 못하는 경우가 될 수도 있습니다.

또한, 직원의 퇴직이 빈번하여 계속 면접을 보고 신규직원을 채용하는 부분에 있어 직원관리가 힘들 수 있습니다. 직원이 퇴직 시 퇴직 면담을 하여 어떠한 부분이 불편했는지 체크를 하여 개선할 수 있다면 개선하는 것이 필요합니다. 한편, 직원을 관리하는 차원에서 관련 컨설팅 전문가의 도움을 받는 것도 필요할 수 있습니다.

> **Q** 개원할 때 직원을 어느 정도로 세팅을 해야 하는지 원장님들 고민이 있습니다. 너무 많은 인력을 배치하면 인건비가 너무 늘어나고, 그렇다고 또 너무 적은 인력을 배치하면 직원들이 힘들어져 이직을 많이 하게 될텐데요. 개원할 때 직원 몇 명이 적당한가요?

A 병·의원이 운영되기 위해서는 최소 인력이 필요합니다. 예를 들어, 데스크에 몇 명, 원장님 서브하는 직원 몇 명 등입니다. 최소 인력은 진료과목마다 다를 수 있고(예를 들어, 통증, 정형외과는 도수치료사와 물리치료사가 필수로 필요), 병·의원의 평 수에 따라 다를 수 있습니다. 원장님들께서 최소 인원을 생각할 때 주 1회 오프가 있는 병·의원의 경우 주 1회 오프하는 것도 고려해야 하며, 상시 5인 이상 사업장의 경우 직원이 연차로 빠지는 경우도 고려해야 합니다. 각 파트별 몇 명이 최소적으로 필요한지 판단하고, 직원이 빠지는 경우도 고려하여 최소인원을 결정하여 개원하는 것이 좋습니다.

한편, 상시 5인 이상 사업장이라면 근로기준법의 대부분 내용이 적용됩니다. 따라서 4~5명을 채용할지 고민하는 원장님이라면 개원 초기에는 4명으로 시작하되, 병·의원에 환자가 증가함에 따라 인원을 추가로 충원하는 방향으로 운영하는 것이 바람직합니다.

Q 개원 준비 단계에서 직원 채용은 중요한 단계인데요. 개원 시 직원은 언제 뽑는 것이 좋은가요?

A 개원 시 채용공고를 올리는 시점은 개원을 앞두고 1개월에서 1개월 보름 정도 전입니다. 채용공고를 올리고 이력서가 들어오면 1차적으로 추려 면접일정을 잡게 됩니다. 원장님께서 면접을 보고 괜찮은 직원을 채용확정 하는 것은 대부분 개원 전 2~3주 정도 전입니다. 간혹 개원을 2개월 정도 앞두고 직원을 채용한 경우도 있는데, 2개월 동안 근무를 못하게 되는 경우 그 사이에 더 좋은 병·의원이 있으면 그 쪽으로 취업하는 경우도 있습니다. 물론 기존부터 알고 있었던 검증된 직원이라면 미리 뽑아둬서 다른 병·의원에 가는 것을 막는 것은 좋지만, 가급적이면 개원 전 2~3주 정도 전에 채용하는 것이 가장 바람직한 시기라고 봅니다.

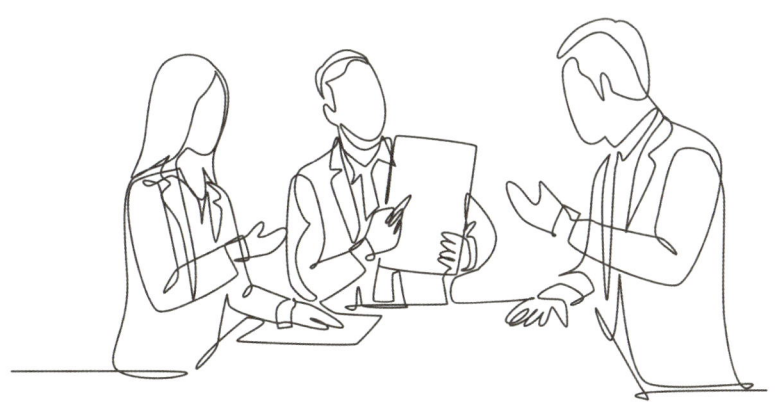

PART III 노무

03 개원 준비 중인 원장이 알아야 할 기본적인 노동법 내용은 무엇인가요?

Q 근로기준법은 사업주와 근로자에게 적용되는 법으로 알고 있습니다. 봉직의에서 개원의가 되면서 근로기준법상 사업주가 되는 것으로 알고 있는데요. 개원을 준비하는 원장이 알아야 할 노동 관련 법령은 무엇인가요?

A 개원을 준비하는 원장이 알아야 할 노동 관련 법령은 매우 다양하지만 대표적인 몇 가지 안내를 드리겠습니다.

해고에 대한 이슈입니다. 직원이 어떠한 사유로 원장님 맘에 들지 않아 해고를 해야하는 상황이라면 근로기준법상 해고에 대한 제한 규정이 적용됩니다.
첫째로 해고예고수당이 있습니다. 해고예고수당은 근로기준법 제26조에 따라 근로자를 해고할 경우 30일의 기간을 두고 해고를 통보해야 하는 제도이며, 즉시 해고를 하게 되면 30일분의 통상임금을 지급해야 합니다. 이 규정은 상시 근로자 5인 미만인 병·의원에서도 적용되며 3개월 미만 근속자의 경우에는 적용 제외됩니다. 고용노동부 해석에 따르면 1일의 기간을 두고 해고를 하거나 29일의 기간을 두고 해고를 하거나 두 경우 동일하게 30일 예고기간을 두지 않고 해고를 한 것이므로 동일하게 30일분의 통상임금을 전액 지급해야 하므로 주의가 필요합니다.

둘째로 부당해고 구제신청 제도가 있습니다. 상시 5인 이상 사업장에서 적용되는 제도입니다. 근로기준법 제23조에 따라 근로자를 해고하려면 정당한 이유가 필요합니다. 정당한 이유가 없는 해고를 했을 때 추후 근로자가 노동위원회에 부당해고 구제신청을 제기하는 경우 노동위원회에서 부당해고로 판정 시 해고 기간 동안의 임금상당액을 지급해야 하며, 근로자가 원할 시 원직에 복직을 시켜줘야 합니다. 정당한 해고 사유가 있어도 해고 절차를 준수해야 하며, 해고 사유가 해고를 할 만한 사유인지도 판단하므로 해고에 대한 문제는 전문가와 신중하게 상의하여 진행하는 것이 바람직합니다.

해고와 함께 문의를 많이 주시는 부분 중 하나는 수습기간이 종료된 후 근로관계를 종료할 수 있는지에 대한 부분입니다. 수습기간 종료 후 본 채용을 하지 않겠다는 의사표시는 근로기준법에서 해고로 판단하고 있습니다. 즉, 상술한 해고의 제한 규정이 전부 적용된다고 보아야 합니다. 따라서 수습기간 동안 평가를 거쳐 정당한 해고를 하거나 아니면 근로자와 협의하여 합의해지로 근로관계를 종료하는 것이 바람직합니다.

직원들이 많이 물어보는 영역 중 하나는 연차입니다. 그동안 관행적으로 병·의원에서는 국가공휴일에 진료를 쉬면서 공휴일에 쉬는 것을 연차를 사용한 것으로 하여 연차를 소진시키는 경우가 많았습니다. 하지만 국가공휴일이 근로기준법상 휴일로 지정되면서 이러한 관행은 이제 불법이 되었습니다. 따라서 병·의원 근로자들도 일반 사기업 근로자와 동일하게 연차가 발생하게 되는데, 연차제도는 상시 5인 이상 사업장에서 적용이 됩니다.

연차는 1년 미만 근속자들에게는 1개월 개근 시 1일씩 발생하게 되고, 입사 후 1년이 되는 날까지 총 11일의 연차가 누적하여 발생하고, 입사 후 1년이 되는 다음 날부터 15일의 연차가 한번에 발생하여 직원들은 향후 1년 동안 15일의 연차를 사용하게 됩니다. 또한 매 2년마다 1일씩 가산되어 근속기간 동안 총 25일의 연차를 1년 간 사용할 수 있게 됩니다. 만약 발생한 연차를 사용하지 못하게 되면 수당으로 지급해야 하는 것이 원칙입니다(예외적으로 직원과 협의하여 이월시킬 수도 있음). 즉, 연차 사용기한인 1년이 지났음에도 연차를 사용하지 못하였다면 잔여 연차를 수당으로 지급해야 하며, 연차 사용기한 도중 퇴직을 하여 사용하지 못한 연차가 발생한다면 이 역시 수당으로 지급해야 합니다.

자주 발생하는 사례 중 하나는 직원이 1년 1개월을 근무하고 퇴직을 하여, 1년 근무에 대한 대가로 발생하는 15일의 연차를 사용하지 못했으니 수당으로 지급해달라고 요청하는 경우입니다. 1년 이상 근무했으니 15일의 연차가 발생한 것은 맞고, 1년 이후 1개월만 근무하여 15일의 연차를 하나도 사용하지 못한 경우 15일의 연차는 수당으로 지급해야 하는 것이 맞습니다.

또한, 국가공휴일이 근로기준법상 휴일로 지정됨에 따라 공휴일 진료 시 휴일수당이 발생하는 부분도 알고 있어야 합니다. 365의원이 아닌 대부분 병·의원에서는 국가공휴일에는 진료를 쉬고 있습니다. 하지만 임시공휴일로 지정된 날, 대체공휴일, 선거일 등 갑작스럽게 공휴일로 지정이 된 날에는 진료를 보는 병·의원이 대부분입니다. 이러한 날에 진료를 하게 되어 직원이 출근 시 해당 직원들에게 휴일근로가산수당을 지급해야 하며(상시 5인 이상 사업장), 휴일근로수당을 지급하는 것에 갈음하여 직원과 서면 합의 시 휴일대체를 하여 다른 근무일에 하루 쉬도록 할 수도 있습니다. 즉, 대체공휴일, 임시공휴일, 근로자의 날에 직원이 출근 시 수당 지급 또는 휴무 부여가 이루어져야 하겠습니다.

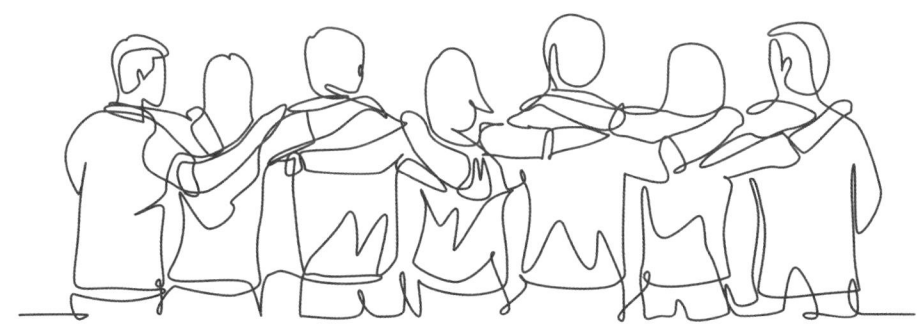

Q 근로계약서는 필수로 작성해야 하는 것으로 알고 있고, 근로계약서에 어떤 내용을 기재하는지에 따라 근로조건이 달라질텐데요. 직원과 근로계약서 작성 시 주의해야 할 점은 무엇인가요?

A 직원과 근로계약서 작성 시 주의해야 하는 부분으로 여러 가지 중 가장 문제가 되는 부분은 연봉입니다. 면접 시 결정하고 논의했던 연봉과 다르다고 하는 경우도 있으며, 해당 임금이 네트(Net)인지 그로스(Gross)인지에 대한 부분도 차이가 발생할 수 있습니다. 또한 인센티브가 지급되는 병·의원의 경우 인센티브가 네트(Net)로 지급되는 인센티브인지 아니면 그로스(Gross)로 지급되어 세금을 공제하고 직원이 받는 인센티브인지에 대해서 명확하게 할 필요가 있습니다.

또한, 업무 범위에 대한 다툼이 있을 수 있습니다. 간호조무사라면 일반적으로 하는 업무들이 있는데, 그러한 업무를 인정하지 못하는 직원도 있어 근로계약 시 업무범위를 명확하게 설명해주는 것이 필요합니다.

그 외로 계약기간에 대한 부분, 수습기간 적용에 대한 부분입니다. 3개월 계약직으로 채용한다고 하면 근로계약서의 근로계약기간 만료일이 명확하게 기재되어야 하며, 수습기간을 적용한다고 하면 수습기간을 몇 개월 적용할 것인지를 근로계약서에 명확하게 기재해야 합니다. 근로계약기간을 설정한 것인지, 아니면 수습기간을 설정한 것인지는 상술한 해고 이슈 발생 시 그 영향력은 천지차이가 되기 때문에 관련하여 전문가의 도움을 받는 것이 필요합니다.

또한, 근로계약서를 작성하면 1부를 직원에게 교부해야 합니다. 근로계약서는 보통 2부 출력하여 원장님들이 우선 서명을 하고, 직원에게는 근로조건을 설명한 뒤 서명을 받는 방식으로 진행하는데, 2부 작성하여 1부는 병·의원에서 보관, 나머지 1부는 근로자에게 교부하면 됩니다. 그리고 근로계약서는 3년간 보존의무가 있기 때문에 근로자가 퇴직을 하더라도 3년 동안은 병·의원에서 계속 보관을 해야 합니다. 이는 근로자가 추후 노동청에 신고를 한더던지 이슈가 발생했을 때 원장님이 소명하고 주장할 수 있는 근거가 됩니다.

마지막으로, 급여를 인상해줄 때 인상되는 시점에 대하여도 명확하게 하는 것이 중요합니다. 급여를 인상을 시켜서 서로 기분좋게 계약서를 작성했는데, 인상시점에 대해 정하지 않은 경우 언제부터 적용되는지에 대한 다툼이 발생할 수 있습니다. 보통 급여가 인상되는 것이기 때문에 큰 이슈로 발생하지는 않지만 급여 인상에 대한 시점을 명확하게 근로계약서에 작성하면 서로 아쉬운 소리를 하는 일은 발생하지 않을 것입니다.

Q 근로기준법은 상시근로자 수에 따라 법 적용이 달라지는 것으로 들었습니다. 상시 근로자 5인 이상과 5인 미만의 근로기준법 차이는 무엇인가요?

A 상시 근로자 5인 이상과 5인 미만의 근로기준법 차이는 많이 있지만 원장님들께 가장 와닿는 부분은 연차, 해고, 가산수당입니다.

연차휴가제도는 근로기준법에 따라 상시 5인 이상 근로자를 사용하는 사업장에 적용됩니다. 연차휴가가 적용되지 않는 병·의원이라면 연차를 부여할 의무가 없고, 연차를 혹시 부여했더라도 사용하지 못한 연차에 대해 수당으로 지급할 의무가 없습니다. 단, 상시 5인 미만 사업장이라도 근로계약서나 규정 등에 연차휴가제도를 규정하고 사용하지 못한 연차는 수당으로 지급하겠다고 규정한 경우에는 적용될 수 있습니다. 상술한 바와 같이 과거 많은 병·의원에서 공휴일에 연차를 사용하여 쉬는 것으로 규정하여 운영하였지만, 현재는 공휴일이 유급휴일로 지정됨에 따라 연차를 사용하여 쉬는 것은 불가능해졌습니다. 이에 따라 병·의원에서 연차에 대한 이슈가 많이 발생하고 있고, 이러한 연차는 상시 5명 이상의 근로자를 고용하는 병·의원에서 적용이 됩니다.

해고는 사용자가 근로자의 의사에 반해 일방적으로 근로관계를 종료시키는 행위입니다. 근로기준법에서는 해고에 대해 엄격하게 판단하고 있는데, 정당한 해고가 되기 위해서는 해고사유, 해고절차, 해고양정의 정당성을 확보해야 합니다. 즉, 해고사유가 있어야 하며, 그 사유가 해고까지 할만한 중대한 사유여야 하며, 해고절차를 준수하여 해고를 해야 정당한 해고가 됩니다. 만약 부당한 해고를 당했다고 근로자가 주장하면, 근로자는 노동위원회에 부당해고 구제신청을 제기할 수 있습니다. 만약 노동위원회에서 부당해고로 판정을 받는다면 해고 기간 동안의 임금상당액을 지급해야 하며 근로자가 원할 경우 원직에 복직을 시켜야 합니다. 이러한 부분이 사업주가 부당한 해고를 할 경우 리스크라고 할 수 있으며, 해고 구제신청은 상시 5명 이상의 근로자를 고용하는 병·의원에서 적용됩니다.

근로기준법에서 가산수당은 연장가산수당, 야간가산수당, 휴일가산수당이 있습니다. 상시 5명 이상의 근로자를 사용하는 병·의원에서는 이러한 가산수당이 적용됩니다.
병·의원에서 자주 발생할 수 있는 야간진료는 1일 8시간을 초과하여 근무하는 것이기 때문에 8시간 초과한 근무시간에 대하여 150%의 연장가산수당이 발생합니다. 야간가산수당은 22시~익일 06시까지 근무 시 발생하는 가산수당인데, 24시간 진료를 보지 않는 이상 야간가산수당은 발생하지는 않습니다. 다만 24시간 진료를 보는 병·의원에서는 22시~익일 06시 사이 근무 시 150%의 야간가산수당이 발생하게 됩니다.
가장 크게 와닿는 가산수당은 휴일가산수당입니다. 원장님들 대부분 법정공휴일은 휴진을 하지만 대체공휴일, 임시공휴일 등에는 진료를 하는 경우가 많습니다. 대체공휴일과 임시공휴일도 근로기준법의 휴일이므로 이 날 근무 시 150%의 휴일가산수당이 발생하게 됩니다. 이러한 가산수당은 상시 5명 이상의 근로자를 고용하는 병·의원에서 적용됩니다.

Q 상시 근로자 5인 이상과 미만의 차이는 원장님들이 대략 알고 계실텐데요. 그렇다면 상시 근로자 10인 이상인 경우와 30인 이상의 경우 준비해야 할 것은 무엇인가요?

A 상시 근로자 10인 이상인 경우 병·의원에서는 취업규칙 작성 의무가 있습니다. 취업규칙은 병·의원에서 근로자가 준수하여야 할 규율과 근로조건에 관한 세칙을 정한 규칙입니다. 취업규칙은 병·의원에서 만들어서 근로자 과반수 동의를 얻어 고용노동부에 취업규칙 제정 신고를 해야 합니다. 상시 10인 미만의 사업장에서는 취업규칙을 만들 의무는 없습니다. 또한, 상시 10인 이상의 병·의원이 되면 매년 1회 진행하는 직장 내 성희롱 예방교육도 진행해야 합니다. 상시 10인 미만의 병·의원에서는 직장 내 성희롱 예방교육 자료를 게시 및 배포하는 것으로 교육 진행 갈음이 되지만, 상시 10인 이상 근로자를 고용한 병·의원에서는 교육을 직접 진행해야 합니다.

상시 30인 이상의 근로자를 채용한 병·의원에서는 노사협의회를 설립하고 노사협의회 규정을 고용노동부에 신고해야 합니다. 노사협의회는 회사를 대표하는 위원들이 노사 동수로 모여 회사에 관한 사항을 협의하고 의결하는 기구입니다. 노사협의뢰는 노사가 정한 바에 따라 노사 각각 3인 이상 10인 이하의 위원 노사 동수로 구성되는데, 근로자위원은 병·의원 직원들의 직접, 비밀, 무기명 투표로 이루어지며, 사용자위원은 대표자가 위촉하여 구성됩니다. 노사협의회는 근로자위원과 사용자위원 각 과반수의 출석으로 개최되는데, 분기별로 회의를 하고 회의록을 남겨두어야 합니다. 회의록에는 개최 일시 및 장소, 출석 위원, 협의 내용 및 의결된 사항이 포함되어 있어야 합니다.

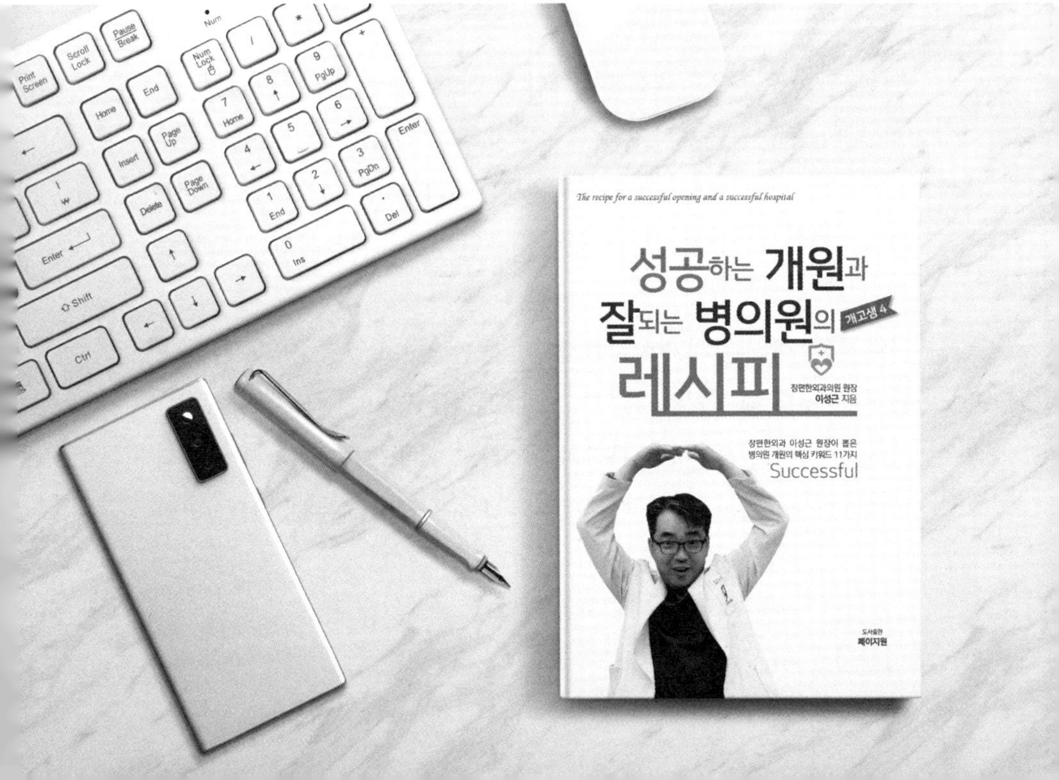

PART III 노무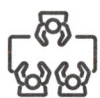

04 개원 후 어떤 노무 이슈가 발생할 수 있나요?

 개원 전보다 개원 후에 노무 이슈가 많이 발생할 것 같습니다. 개원 후 노무적인 부분에서 고생하시는 실질적인 문제는 어떤 것이 있나요?

개원 후 노무적인 부분에서 제일 고생하는 영역은 직원을 내보내는 일입니다. 원장님들이 해고를 해야할 것 같은 직원이 있다고 문의를 주시면 90% 이상은 해고 할만한 사유가 아니거나 아니면 그 직원의 비위 행위를 객관적으로 증빙할 수 없는 사유인 경우입니다.

근로기준법에서는 해고에 대해 엄격하게 판단하고 있고, 사업주가 해고를 하는 것은 해고 리스크를 안고 해고를 하는 것이기 때문에 현실적으로 쉽지 않은 부분입니다. 해고가 어렵다고 이야기를 드리는 것은 직원이 해고 구제신청을 했을 때 사업주는 대응을 해야 하는데, 대응할만한 증거자료가 없거나 현실적으로 해고 사유까지는 아닌 비위행위가 많고, 이러한 경우 무리하게 해고를 했을 때 부당해고로 판정이 되면 최소 2개월 임금에서 최대 6개월 임금까지 지급해야 하는 상황이 발생하기 때문입니다(재심 청구, 소송까지 하게 되면 더 큰 돈이 나가야 하는 상황이 발생할 수 있습니다). 해고사유에 대해서 법에서는 정한 바가 없고 개별 사안마다 판단을 해야 하는 부분이므로 전문가인 노무사와 상담을 통해 해결하셔야 하고, 무리한 해고는 금전적인 타격이 발생할 가능성이 높다고 생각해야 합니다. 이렇게 병·의원에 입장에서는 내보내야 하는 직원이 있는데 어떻게 근로관계를 종료해야 하는지에 대하여 실질적으로 고생을 많이 하는 것으로 보입니다.

또한, 퇴직을 하면서 전 직원을 선동하여 다 같이 퇴직하는 경우도 있다고 합니다. 노무사인 제가 관리하는 병·의원에서는 그러한 일이 발생하지는 않았지만, 직원들이 한 날짜에 퇴직의사를 밝혀 다 같이 퇴직하겠다고 하여 고생하시는 경우를 듣기도 하였습니다.

Q 직원들끼리 다툼이 있어 원장님과 면담을 하는 경우가 있는데 그럴 때 원장님들은 난감한 상황이 될 수 있습니다. 직원들 사이의 갈등이 있을 때 원장은 어떻게 해야 하나요?

A 직원들 사이의 갈등이 있고 그 갈등이 개인적인 갈등이 아닌 회사에

서 발생하는 갈등이라면 직원은 직장 내 괴롭힘 신고를 할 수 있습니다. 근로기준법에서는 직장 내 괴롭힘 행위를 금지하고 있는데, 직장 내 괴롭힘은 사용자나 근로자가 지위 또는 관계 등의 우위를 이용하여 업무상 적정범위를 넘어 다른 근로자에게 신체적, 정신적 고통을 주거나 근무환경을 악화시키는 행위를 말합니다. 직원들 사이의 갈등이 직장 내 괴롭힘으로 확대되어, 피해자로 주장하는 직원이 고용노동부에 신고한다면 병·의원에서는 직장 내 괴롭힘 행위를 조사하여 직장 내 괴롭힘 행위가 있었는지 여부를 판단해야 합니다. 그리고 직장 내 괴롭힘 행위가 있었다고 판단하면 행위자인 직원에 대하여 징계를 진행해야 하며, 이러한 모든 절차를 고용노동부에 보고해야 합니다. 원장님들이 스스로 직장 내 괴롭힘 행위를 조사하기는 어려움이 있어 전문가인 공인노무사에게 직장 내 괴롭힘 조사 의뢰를 맡기는 경우도 있습니다.

따라서 직원들 사이의 갈등이 있다면 원장님은 양 측의 의견을 듣기 위해 각각 따로 따로 면담을 진행해야 하며, 현실적으로 어려운 부분이 있겠지만 양측을 분리하여 근무를 시키는 방향도 생각할 수 있습니다. 사실관계 파악을 하여 잘못한 직원이 있으면 그에 상응하는 징계를 결정하여 조치를 취하는 것까지 하는 것이 좋습니다.

Q 직원들과 연봉계약을 체결하여 1년에 한번 씩 재계약을 하는 경우도 있고 계약직으로 근로계약을 체결하여 재계약을 하는 경우도 있습니다. 직원과 재계약 시 주의해야 할 점은 무엇인가요?

A 직원과 재계약 시 주의해야 할 부분으로 연봉 인상에 대한 부분입니다. 직원들마다의 성과 및 퍼포먼스에 따라 연봉인상률을 결정해야 하며 해당 연봉을 명확히 기재하고 언제부터 적용되는지 규정해야 합니다.

또한, 기간제 계약을 체결하면서 재계약 하는 경우는 근무기간이 2년 초과하는 경우 더 이상 기간제 근로자로 체결이 불가하며 기간의 정함이 없는 근로자로 전환되었다는 점을 인지해야 합니다. 기간제 및 단시근 근로자 보호 등에 관한 법률에 따르면 근로자는 2년까지만 기간제 근로자로 사용 가능하며, 2년을 초과하는 경우 기간의 정함이 없는 근로자로 전환됩니다. 따라서 2년을 초과하는 직원과 재계약 하는 경우 기간의 정함이 없는 근로계약을 체결해야 합니다. 단, 봉직의의 경우 전문 자격증이 있는 근로자이기 때문에 2년을 초과하여 기간제 근로자로 계속 사용할 수 있는 예외가 있습니다.

PART III 노무

05 좋은 병·의원, 좋은 직장을 만들기 위해
어떠한 노력을 해야하나요?

Q 좋은 직장 문화가 있다면 직원들의 이직률도 낮아지고 다니고 싶어하는 직장이 될 것 같습니다. 그렇다면 좋은 직장 문화를 만들기 위한 방법은 무엇인가요?

A 좋은 직장 문화를 만들기 위하여 여러 복지 혜택을 주는 것도 권장합니다. 직원들의 입장에서 지금 다니고 있는 병·의원 외에도 주변에 여러 병·의원들이 있고 얼마든지 다시 재취업할 수 있는 기회가 많습니다. 하지만 오랫동안 근속을 유도하는 좋은 직장 문화를 만들기 위해서는 여러 복지 혜택이 필요하다고 봅니다.

예컨대, 장기근속에 대한 보상입니다. 입사한지 3년, 5년, 7년이 될 때마다 장기근속에 대한 포상금이나 혜택을 부여한다면 직원들도 동기부여가 될 것이며, 좋은 직장으로 인식할 가능성이 높습니다. 만약 수도권에서 거리가 있는 곳이라고 하면 기숙사 혜택을 주는 것도 좋은 문화가 될 수 있습니다. 좋은 인재인데 출·퇴근 거리가 멀어 입사를 고민하고 있는 상황이라면 월세 지원을 하여 좋은 인재로 좋은 문화를 만들 수 있습니다.

또한, 이벤트성인 보상도 어느 정도는 좋은 직장을 만들기 위한 방법이 될 수 있다고 봅니다. 근로기준법에서는 은혜적인 금품이라는 용어를 사용하는데, 고정적으로 지급되는 상여금 등이 아닌 이벤트성 수당 또는 혜택을 지급하여 직장 내 좋은 분위기를 만들 수 있습니다.

근무시간에 대한 혜택도 여건이 된다면 좋은 직장 분위기를 만들 수 있습니다. 병·의원 진료에 지장이 없는 선에서 플렉서블(flexible)한 근무시간은 직원들로 하여금 병·의원에 좋은 이미지를 구축할 수 있고, 결국 좋은 직장 문화가 될 가능성이 높습니다.

Q 병·의원에 처음 들어와서 마주하는 직원이 친절하면 환자들도 우리 병·의원에 오는 것에 대한 거부감이 없을텐데요. 친절한 직원으로 만들기 위하여 원장이 해야 할 일은 무엇인가요?

A 친절한 직원이 되기 위해서는 전문 강사를 통해 교육을 진행하는 것이 어떨까 싶습니다. 병·의원을 처음 들어가면 처음 만나는 직원이 병·의원의 인상을 결정한다고 생각합니다. 최근에는 병·의원에서 전문 교육컨설팅을 하는 업체가 많습니다. 이러한 분들의 도움을 받는 것이 좋을 것 같습니다.

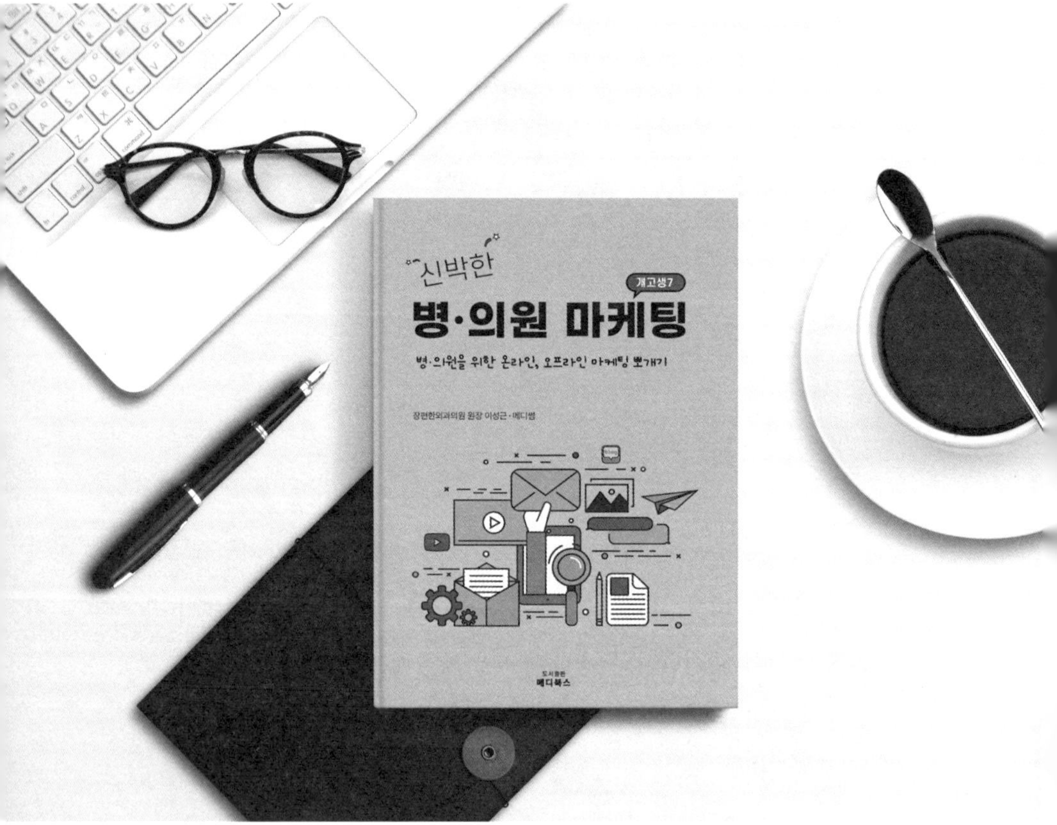

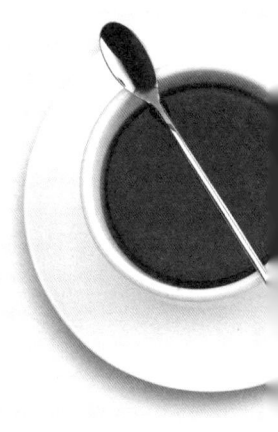

PART III 노무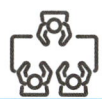

06 직원이 퇴사하는 경우 원장은 어떠한 점을 주의해야 하나요?

Q 직원이 1년 이상 근무하고 퇴사하는 경우 퇴직금을 지급해야 하는데, 직원 퇴사 시 퇴직금 계산 시 주의해야 할 점은 무엇인가요?

A 직원 퇴직 시 퇴직금 계산은 세무사 사무실 또는 노무사 사무실에서 계산을 해줍니다. 다만 원장님도 근로기준법상 사용자 위치에 있기 때문에 대략 어떤 방식으로 계산된다는 점은 알고 있는 것이 좋습니다.

퇴직금은 근속기간이 1년 이상인 경우 발생합니다. 1년 1일 근무한 사람은 1년 1일분의 퇴직금, 1년 364일 근무한 사람은 1년 364일분의 퇴직금이 발생합니다. 퇴직금은 퇴직 전 3개월 시점의 급여를 기준으로 1일 평균임금을 산정하고, 1일 평균임금을 기준으로 퇴직금을 계산합니다. 퇴직 전 3개월 동안 근로의 대가로 받은 모든 금품을 더하고 3개월

일수로 나누어 1일 평균임금을 산정하게 됩니다. 병·의원에서 평균임금과 관련한 이슈는 인센티브가 퇴직금에 들어가는지에 대한 부분입니다. 지금까지의 고용노동부 해석에 따르면 개인 성과에 대한 인센티브는 퇴직금 산정에 포함되는 금품이며, 매출을 분배하여 직원에게 지급하는 매출 성과급은 퇴직금 산정에 포함되지 않는 금품입니다. 하지만 각 병·의원의 상황에 따라 매출 성과급도 퇴직금 산정에 포함되는 경우가 있으니 전문가의 조언이 필요합니다.

또한, 상여금과 연차수당이 퇴직금 산정에 포함되는지도 이슈가 될 수 있습니다. 상여금의 경우 퇴직 전 1년 동안 지급했던 상여금 총액을 더하고 3개월분으로 분할계산하여 평균임금 산정 시 포함될 수 있으며, 연차수당의 경우 연차 사용기한인 1년이 넘겼음에도 연차를 사용하지 못하여 지급했던 연차수당은 평균임금 산정 시 포함되고, 연차사용기한인 1년이 도과하지 않았지만 퇴직을 함에 따라 발생하는 연차수당은 평균임금 산정 시 포함되지 않습니다.

Q 요새 일반 퇴직금이 아니라 퇴직연금을 가입하는 경우가 있다고 합니다. 퇴직연금 가입이 유리한가요?

A 2021년 7월 이후 개업한 신규 사업장은 퇴직연금 가입대상이지만, 가입하지 않았을 때 처벌 조항이 없어 사실상 가입하지 않더라도 병·의

원에 불이익한 것이 없으며, 퇴직연금을 가입하지 않았다면 일반 퇴직금 제도가 적용됩니다.

하지만 퇴직연금 가입은 근로자뿐만 아니라 사업주 입장에서도 유리하다고 할 수 있습니다. 원장님들이 병·의원을 운영하다 보면 퇴직금이 지급되어야 하는 직원이 있으면 목돈이 나가는 것으로 부담이 될 수 있습니다. 퇴직연금을 가입한다면 미리 퇴직금을 적립해두어서 미리 퇴직금 지급에 대해 대비할 수 있고, DC형 가입 시 운용수익은 근로자에게 귀속되기 때문에 근로자 입장에서도 퇴직금에 운용수익을 더하여 지급받는 것으로 금액적인 측면에서도 더 이득이 될 수 있습니다.

〈한 페이지로 끝내는 개원 준비 프로세스 : 노무편〉

		D-63			D-42			D-21		
		63	56	49	42	35	28	21	14	7
노무	최소 인력 산정		■	■						
	채용 공고 등재(온라인 플랫폼 등)				■	■	■			
	구직자에 대한 면접 실시					■	■			
	채용 확정 및 이탈자 확인						■	■		
	근로계약서 등 노무 관련 서류 준비						■	■		
	직원 교육 / 실제 운영 시뮬레이션								■	■
	직원 유니폼과 명찰 제작								■	
	근로계약서 작성							■		

PART III 노무

07 직원 관리에 어려움이 있는 원장님들에 대한 조언

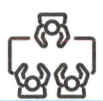

Q 노무와 관련하여 많은 질문과 답을 하였는데 마지막으로 직원 관리로 고생하는 원장님들께 하고 싶은 조언은 무엇인가요?

A '인사가 만사다.'라는 말이 있습니다. 모든 일의 성패는 바로 사람 선택에 달렸다는 뜻입니다. 결국 병·의원이 성장하기 위해서는 직원을 잘 뽑고 직원 관리를 잘 해야 합니다. 노무사 업무를 11년째 하고 있는데 어떤 병·의원에서는 한달에 2~30% 이상의 인원이 계속 입·퇴사를 하고, 어떤 병·의원에서는 몇 년째 입·퇴사 없이 운영되고 있습니다. 후자의 병·의원은 여러 비결이 있겠지만 결국 좋은 인재를 채용해야 입·퇴사가 많지 않고 문제없이 오래 근무할 것입니다. 좋은 직원을 선발했다면 그 이후에는 원장님도 직원의 입장에서 생각을 하는 것도 필요하다고 봅니다. 결국 직원이 오래 근무하고 문제 없이 근무해야 병·의원이

잘 운영되는 것이기 때문에 좋은 직원을 잘 선발하시고, 역지사지(易地思之)의 자세로 직원관리를 한다면 노무 이슈가 발생할 확률은 많이 낮아질 것으로 생각합니다.

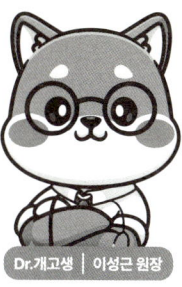

Dr.개고생 | 이성근 원장

개원을 고민할때 꼭 만나야할 노무 전문가

안녕하세요. 노무법인 모두 대표 이진우 노무사입니다.

저희 노무법인 모두는 원장님들의 개원을 위해 필요한 노무적인 지식, 근로계약서 등 인사노무서식 세팅을 해드리고 있으며, 개원 이후 지속적으로 노무 이슈 예방을 위해 노동법 자문, 급여명세서 작업, 4대보험 관리 등을 해드리고 있습니다.

노무법인 모두는 많은 원장님들께 신뢰를 얻어 원장님들의 병·의원과 함께 성장하고 있으며, 지금도 개원 예정인 원장님 또는 개원하여 노무관리가 필요한 원장님들이 찾아주고 계십니다.

나이는 많지 않지만 노무사 업력은 11년차로 어떤 노무사님들보다 전문적이며 열정적으로 도와드리고 있고, 여러 병·의원의 사례를 접목시켜 원장님께 든든한 조력자가 되고 있습니다. 감사합니다.

시 말 서

소 속		직 위	
성 명		주민등록번호	

 상기 본인은 직원으로서 회사의 모든 규정을 준수하고 맡은바 책임과 의무를 다하여 성실히 복무하여야 함에도 불구하고 아래와 같이 회사의 관련 규정을 위반하였습니다. 이에 시말서를 제출하며, 향후 추가적인 과오가 발생하지 않도록 노력하겠습니다.

< 위반내용(육하원칙에 따라 상세히 기술해 주시기 바랍니다) >
언제, 어디서, 어떻게, 왜 무슨 일이 있었는지

 상기 기록은 본인이 직접 작성하였습니다. 진술과 관련하여 허위사실이 없으며, 거짓 진술을 할 경우 이에 따른 일체의 법적 책임을 지겠습니다.

20 년 월 일

작 성 자 :   (인)

_____ 귀하

사 직 서

소 속		직 위	
성 명		생년월일	
입사일		퇴사희망일	

상기 본인은 다음과 같은 사유로 사직하기를 원하오니, 빠른 시일 내에 처리하여 주시기 바랍니다.

사 직 사 유 (최대한 자세히 기재해 주시기 바랍니다.)

상기 기록은 본인이 직접 작성하였습니다. 진술과 관련하여 허위사실이 없으며, 거짓 진술을 할 경우 이에 따른 일체의 법적 책임을 지겠습니다.

20 년 월 일

작 성 자 :   (인)

_____ 대표 귀하

금품청산 기일연장 합의

상기 근로자_____은 근로기준법 제36조(금품청산)과 관련하여 다음과 같은 특별한 사정이 발생하여 퇴직금등 금품의 지급기일을 연장함에 있어 합의하는 바입니다.

- 다 음 -

- 금품청산 기일 : 퇴사 후 14일 이내
- 지급기일 연장일 : 퇴사 이후 최초 도래하는 급여지급일
- 지급기일 연장 사유 : 급여 이체일에 일괄 지급

사용자 :   (인)   근로자 :   (인)

시용(수습)사원평가서(자기평가)

■ 인적사항

소 속		성 명	
수습기간			
지도사원			

■ 자기평가

직무 수행하면서 느낀 점은 무엇입니까?

수습기간에 수행한 업무가 본인의 소질, 적성, 흥미에 맞는 점은 어떤 것이 있습니까?

수행한 업무에 대해 어떤 성과를 보였습니까? 향후 추진하고 싶은 내용이 더 있습니까?

지도 사원으로부터 어떤 점들을 배웠습니까?

기타 애로 및 건의사항이 있다면 적어주세요.

시용(수습)사원평가서(상사)

■ 평가 대상 직원

소 속		성 명	
수습기간		담당업무	

■ 평가표

항 목	평 가 내 용	평가					점수
		탁월	우수	보통	미흡	불량	
업무 수행 능력 (50점)	진료 준비와 어시스트를 원활히 수행하는지	10	9	8	7	6	
	환자를 충분히 이해하고 응대하는지	10	9	8	7	6	
	담당업무에 대해 실수 없이 정확히 수행하는지	10	9	8	7	6	
	직무와 관련된 지식과 능력이 있는지	10	9	8	7	6	
	담당구역의 정리정돈을 잘하고 청결하게 하는지	10	9	8	7	6	
근무 자세 (20점)	출근시간 준수는 잘 하고 있는지	5	4	3	2	1	
	공손하고 예의 바른 어조와 행동을 보이는지	5	4	3	2	1	
	맡은 업무에 책임감을 갖고 수행하는지(핸드폰, 개인적인 일을 하지 않는지)	5	4	3	2	1	
	힘든 일이나 귀찮은 일에 솔선수범 하는지	5	4	3	2	1	
발전 가능성 및 환자 만족도 (30점)	업무수행능력의 발전 가능성이 있는지	10	9	8	7	6	
	근무자세에 발전 가능성이 있는지	10	9	8	7	6	
	환자 만족도가 좋은지	10	9	8	7	6	
합 계							

■ 채용관련 의견

평가자 의견	본 채용 시	미채용 시

최종인사권자	채용 여부		사 유	

평가자 : _____ (인)

최종 인사권자 : _____ (인)

20 년 월 일

휴가 및 휴직 신청서

주 소	
성 명	부 서 명
생 년 월 일	

　상기 본인은 다음과 같이 휴가를 신청하오니, 허가하여 주시기 바랍니다. 휴직 종료일 이전 7일 전까지 복직원을 제출하도록 하지 않을 경우, 사직의 의사가 있다고 간주하여 주시기 바랍니다.

1. 휴가 및 휴직의 구분(해당 사항에 표시)

	연차유급휴가		산전후휴가 (유·사산포함)		배우자 출산휴가
	병가		육아휴직		가족돌봄휴직
	경조휴가		기타		

※ 법정휴가 및 휴직을 제외하고는 무급을 원칙으로 한다.

2. 휴가 및 휴직 신청기간

20   년   월   일 ~ 20   년   월   일 (일간/   월)

3. 기타

20   년   월   일

신청인 :　　　　　　(인)

　　　　　　＿＿＿＿＿＿＿대표자 귀하

재 직 증 명 서

인적사항	성 명		생년월일	
	주 소			

재직사항	회 사 명		사업자등록번호	
	부 서		직 위	
	입 사 일		근속기간	

발급용도	

상기인은 입사일부터 재직증명서 발급일 현재까지 위와 같이 당사에 재직하고 있음을 증명합니다.

재직증명서 발급일 20 년 월 일

발급부서		연락처	

_____ 대표자   (인)

개인별 근로자명부

성 명		생년월일	
주 소		부양가족수	
실 거주지		종사업무	

이력	기능및자격		퇴직	퇴 직 일	
	학 력			사 유	
	경 력				
	병 역			금품청산일	
입사일 (계약기간)			계약갱신 내역		

근로계약조건	

특기사항(교육건강, 휴직 등)

직장 내 성희롱 예방교육 일지		결재	담당	과장	팀장	사장

일 시		장소		교육방법	
주 제	20 년도 직장내 성희롱 예방교육(차)				
강 사	소속	직책	성명		교재
교육참석	교육대상인원		명	참석인원	명

<주요 교육내용 기재>

● 간이교육자료로 갈음함.

붙임 1. 교육교재
    2. 참석자 명단
    3. 교육실시 사진

'Dr. 개고생'이 제안하는
개원하는 원장님들을 위한 체크리스트
- 노무 파트 -

- [ ] 1. 노무사와 계약을 할지 결정하셨나요?
- [ ] 2. 노무사 선정을 위해 2~3명의 노무사와 만나보셨나요?
- [ ] 3. 노무사를 선임했을 때의 비용에 대해 확인하셨나요?
- [ ] 4. 우리 병·의원의 상시 근로자 수는 몇 명으로 할 것인지 결정하셨나요? 직원을 5인 이상으로 할지 결정하셨나요?
- [ ] 5. 상시 근로자 수에 따라 근로기준법이 어떻게 다르게 적용되는지 알고 계신가요?
- [ ] 6. 근로계약서를 노동법에 준해 작성하고 한부를 직원에게 교부하셨나요? 필수 기재 사항을 확인하셨나요?
- [ ] 7. 연장, 야간, 휴일, 연차수당 등에 대한 계산방법을 알고 계신가요?
- [ ] 8. 근로시간 및 근로요일을 어떻게 설정할 것인지 결정하셨나요?
- [ ] 9. 야간 진료, 주말 진료 등을 결정하셨다면, 이에 맞게 인력 구성을 계획하셨나요?
- [ ] 10. 직원 계약 시 업무 영역에 대해 정확히 근로계약서에 기술하셨나요?
- [ ] 11. Net 급여체계와 Gross 급여체계 중 어떤 임금체계를 설정하실 것인지 결정하셨나요?
- [ ] 12. 직원을 정규직으로 채용할 것인지, 비정규직으로 채용할 것인지 결정하셨나요?
- [ ] 13. 채용한 직원에 대해서 수습기간을 설정하실 것인지 결정하셨나요?
- [ ] 14. 직원과 계약 시 계약 기간을 어떻게 할지 결정하셨나요?

- 노무 파트 -

- [ ] 15. 직원들 식대를 비과세로 적용하실지 여부를 결정하셨나요?
- [ ] 16. 올해 최저 임금이 얼마인지, 이에 따른 최저 월급이 얼마인지 확인하셨나요?
- [ ] 17. 5인 이상 병·의원에서 근로자에게 부여해야할 연차휴가 일수를 체크하셨나요?
- [ ] 18. 5인 이상 병·의원에서 법정공휴일, 대체공휴일에 진료를 하실 것인지 결정하셨나요?
- [ ] 19. 개원 시 노무 관련 서식을 근로기준법에 준해 세팅하셨나요?
- [ ] 20. 해고예고수당에 대해 알고 계신가요? 부당해고 구제 신청에 대해 알고 계신가요?
- [ ] 21. 우리 병·의원에서 직원을 채용할 때 어떤 면접 시스템으로 채용하실지 정하셨나요?
- [ ] 22. 좋은 직원을 선발하기 위한 전략을 수립하셨나요?
- [ ] 23. 면접 단계에서 해당 지원자에 대해 레퍼런스 체크, 이전 퇴직 사유 등을 확인하셨나요?
- [ ] 24. 직원들과 가까운 거리에서 소통하며 장기적 관계를 만들기 위한 노력을 하고 계신가요?
- [ ] 25. 근로 계약 시 근로자들에게 연봉에 대해 명확하게 제시하고 소통하셨나요?
- [ ] 26. 근로계약서 작성 이후 급여조건이나 근무시간이 변경되면 근로계약서를 재작성해야한다는 사실을 아시나요?
- [ ] 27. 근로자 10인 이상 병·의원의 경우, 취업규칙을 작성하고 노동청에 신고해야함을 확인하셨나요?
- [ ] 28. 근로자 30인 이상의 병·의원의 경우, 노사협의회와 고충처리위원을 구성 및 지정해야함을 확인하셨나요?
- [ ] 29. 다양한 노무 분쟁에 대해 알고 계신가요?

Part

IV

자금 & 세무 & 노무 실전

The real world of LOANS, TAXATION and LABOR

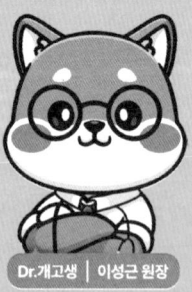

Dr.개고생 | 이성근 원장

개원을 하는 원장님들이 알아야 할 '자금' 실전 사례

1. 원활한 대출을 위해선 본인명의 신용거래 필수!!!

2. 소액이라도 여러건 대출이면, 살펴보는 것 필수!!!

3. 대출진행 처음부터 실행까지 집중은 필수!!!

4. 담보대출을 가지고 있다면 신용조회부터 필수!!!

5. 개원을 준비한다면 실제소득과 신고소득 확인은 필수!!!

6. 대출관련 고민은 재직 중에 하는 것이 필수!!!

7. 마이너스통장의 대출 총액을 아는 것이 필수!!!

8. 자동차 구입시 관련대출은 1금융부터 확인이 필수!!!

9. 개원대출 준비 시 신용점수 조회는 필수!!!

10. 기존 대출을 정확히 아는 것이 필수!!!

11. 공동개원 준비 전 각자의 포지션 합의는 필수!!!

12. 신용보증기금의 활용

PART IV 자금&세무&노무의 실전

개원을 하는 원장님들이 알아야 할 '자금' 실전 사례

1. 원활한 대출을 위해선 본인명의 신용거래 필수!!!

여자선생님이 찾아오셨습니다. 개원을 준비하고 있어서 개원대출을 상담해드렸고, 바쁘신 중에 필요서류도 준비를 해주셔서 진행을 하고 있었습니다.

하지만, 대출이 진행되지 않아서 많은 고민이 있었습니다. 왜냐하면, 개원예정의 선생님이 신용카드를 사용할 때 배우자님의 카드로만 사용을 하셨습니다.

그러다 보니, 신용점수(등급)은 좋았지만 은행 내부의 점수(등급)은 좋지 않아서 입니다.

본인 명의의 신용카드를 잘 쓰고, 연체없이 잘 상환해야지 신용점수(등급)가 은행 내부등급까지 영향을 줘서 대출이 수월해 질 수 있습니다.

이성근 원장_ 대출 상담을 하는 원장님들을 많이 만나셨을 텐데 가장 어려워하는 부분이 뭔가요?

전문가_ 자신의 한도 개념을 가장 어려워 합니다.

자신이 자금을 빌릴 수 있나 없나 이거일 텐데, 실질적으로 돈을 빌리고 싶어도 돈을 못 빌리는 경우도 있습니다.

이성근 원장_ 어떤 경우인지 설명을 좀 해주세요.

전문가_ 예전에 여자 선생님이 오셨었어요.
개원을 준비를 하고 계셨고, 바쁘신 와중에도 서류를 준비하시고 진행을 하고 있었어요.
기본적으로 순서가 원장님의 신용조회부터 먼저 하고, 그다음에 원장님의 소득이나 여러 가지 서류를 받고 한도를 정하게 되지만 대부분 원장님들은 본인의 신용 점수나 이런 거를 잘 알고 계시거든요. 진행을 하다 보니까 한도가 안 나오는 거예요.
이 원장님께서는 신용은 워낙 좋지만 기본적으로 본인의 신용카드나 여러 가지 대출을 본인으로 받은 게 없어요.
본인이 받은 게 없이 배우자 명의로만 신용카드를 사용하고 잘 상환하고 이러다 보니까 배우자의 은행 내부 등급만 좋아졌고, 본인 입장에서는 나이스나 KCB 같은 데서는 신용도는 좋지만 기본적인 은행에 대한 등급은 낮은 거죠. 그래서 은행에서는 부결이 났던 일입니다.

이성근 원장_ 은행에서 활동한 흔적이 없기 때문에 그런 건가요?

전문가_ 은행 이용을 안 해서 그렇죠. 은행에 아무것도 없는 것보다는 거래를 하고 상환한 증거가 있어야 합니다.

이성근 원장_ 지금까지는 배우자 명의로 했기 때문에 오히려 그게 문제가 됐군요.

전문가_ 한도를 내기 위해서는 본인 이름으로 은행 거래나 이런 것들을 더 높여놔야 하는 게 훨씬 더 효과적이라는 이야기입니다. 은행 내부 등급을 개원을 준비하는 예비원장들이 알 수 있는 방법은 없죠. 기본적으로 알 수 있는 방법은 없지만 '내 명의로 신용카드를 잘 쓰고 연체 없이 잘 상환하고 있으면 은행 내부 등급은 좋다.'라고 생각하시면 됩니다. 너무 없는 것도, 너무 백지 상태도 대출이 어려울 수 있습니다. 오히려 없는 게 문제가 될 수 있습니다.

이성근 원장_ 전문가를 만나서 물어보면 해결되는 거잖아요?

전문가_ 그렇죠. 저를 통해서 신용조회를 하게 되면 은행 내부 등급까지도 확인할 수 있습니다. 일반인들이 나이스나 이런 데서 하게 되면 그냥 점수 등급만 알 수 있는 건데, 은행 신용 내부 등급까지를 알려면 전문가의 도움이 필요합니다.

PART IV 자금&세무&노무의 실전

개원을 하는 원장님들이 알아야 할 '자금' 실전 사례

2. 소액이라도 여러건 대출이면, 살펴보는 것 필수!!!

학자금이 남아있는 개원예정의 선생님을 뵈었었습니다. 개원을 준비중이어서 대출 상담을 하고, 대출 진행을 하게되었습니다. 필요서류 작성후 보통 2주안에 실행이 되기 때문에 기다리면서 다른 개원준비를 하게 됩니다. 그런데, 대출이 진행이 안된다는 연락을 받았습니다. 그이유는 학교를 다니면서 학자금을 매학기마다 받으셨는데, 금액은 소액이지만 대출 건수가 많아서 다중 채무에 등록이 돼서 닥터론은 진행이 어려웠습니다.

후에 빠르게 움직여서 진행을 하게 되었었지만, 학자금 같은 소액으로 여러건의 대출을 갖고 있다면 대출 전에 충분한 상담이 필요합니다.

이성근 원장_ 이분은 학자금이 남아있는 개원 예정의였는데 대출이 안 됐군요.

전문가_ 맞습니다. 개원 시장에 빨리 뛰어드신 분이었습니다. 은행 입장에서는 여러 가지 채무가 있냐 없냐라는 것을 확인하게 되는데, 이 원장님께서는 학자금대출을 매 학기마다 조금씩 받으셨어요. 근데 금액이 큰 것도 아니었습니다. 하지만 다중 채무 등급이 너무 낮아서 대출 진행이 안 되는 경우였습니다.

이성근 원장_ 근데 사실 학자금대출은 많이 받잖아요. 어떻게 해야 돼요?

전문가_ 다중 채무 부분과 관련해서 등급이 조금 완화되기는 했어요. 완화되기는 했지만 매 학기마다 학자금을 받았다고 하면 저와 같은 상담사들을 만나서 진행하는 것이 좋습니다.

이성근 원장_ 작은 금액들은 상환을 해버리면 되는군요.

전문가_ 맞습니다. 금액이 중요한 게 아니라 건수가 중요한 것이기 때문에 그걸 갚아버리면 다중 채무가 줄어들기 때문에 은행 내부에서의 등급이 올라가게 되죠.

이성근 원장_ 소액을 먼저 상환을 해버리면 그 문제가 해결될 수 있다는 것이군요.

전문가_ 그렇습니다. 전략적인 접근이 필요한 것입니다.

이성근 원장_ 어쨌든 방법은 다 있잖아요?

전문가_ 맞습니다. 번거롭기는 하지만 방법은 있는데, 그 방법을 찾는 과정에서 전문가의 도움이 필요하다는 생각이 듭니다.

PART IV 자금&세무&노무의 실전

개원을 하는 원장님들이 알아야 할 '자금' 실전 사례

3. 대출진행 처음부터 실행까지 집중은 필수!!!

단독 개원으로 진행중인 선생님이 신속한 서류작성 후 접수하여 실행 날짜를 확정 받고 있던 상황에 어머님께서 급하다고 연락이 와서 급하게 현금서비스와 카드론을 많이 받으셨는데, 확정받은 실행날에 대출 진행이 안되었습니다. 닥터론은 접수하면서도 신용조회를 하지만, 대출 실행날에도 신용조회를 해서 변동이 있다면 진행이 안될 수 있는 것을 염두해 두어야 합니다. 특히 현금서비스, 카드론은 신용점수(등급)가 많이 깎이기 때문에 더 조심하셔야 합니다.

이성근 원장_ 현금 서비스와 카드론 때문에 문제가 생긴 경우인데요. 자세한 이야기를 부탁드리겠습니다.

전문가_ 예. 이 원장님께서 초반에 특별한 것 없이 그냥 수월하게 진행을 하셨어요.
은행에서는 몇 날 며칠에 대출이 진행된다고 했고, 지급을 하겠다라는 통보를 받았죠. 그러던 중 어머니한테 갑자기 무슨 일이 생겨가지고 어머니한테 돈을 해드려야 되는 상황이 펼쳐져서, 그냥 급하게 어머니만 생각을 해서 현금 서비스하고 카드론을 많이 받으셔가지고 어머니를 도와드렸죠. 어머니한테는 효도를 하셨지만 은행에서는 문제가 생겼습니다.

은행에서는 지급 날짜가 정해지면 지급 날짜에 한 번 더 신용조회를 합니다. 신용조회를 해서 처음에 서류를 제출했을 때 신용 상황과 지급을 할 때 신용 상황이 변동이 되면 일단은 브레이크가 걸립니다. 그리고 대출이 지급이 안 되는 경우가 많습니다.

그래서 신용 서류를 제출하고 신용 대출을 진행하면서 결과가 나올 때까지는 처음과 같은 등급을 유지해야 하는 게 맞는 건데, 이 원장님은 현금 서비스와 카드론을 받아서 신용 점수가 너무 떨어져서 대출이 부결되었습니다.

이성근 원장_ 신용등급 설명을 해 주세요.

전문가_ 현금 서비스 카드론은 2금융입니다.
2금융이다 보니까 1금융의 입장에서는 등급이 낮아질 수밖에 없습니다. 요즘에는 신용 점수라는 표현을 쓰지만 신용 점수가 생각보다 많이 떨어집니다.

그렇기 때문에 앞서 말씀드린 것처럼 대출 자금을 지급을 할 때 신용조회를 한 번 더 해서 처음과 다르다고 하면 신용 불가가 될 수 있어서 신경을 쓰셔야 합니다.

이성근 원장_ 대출을 신청해서 진행되는 도중에는 허튼 짓을 하면 안

되는군요.

전문가_ 맞습니다. 중간에 급전이 필요해서 대출을 받게 되면 예정대로 진행이 안 되는 경우도 있습니다.

이성근 원장_ 현금 서비스도 안되는 거네요.

전문가_ 안됩니다. 현금 서비스를 잠깐 쓰고 얼른 상환했다고 그러면 큰 문제는 없겠지만, 이 원장님 같은 경우에는 신용 점수가 너무 낮아져서 안된 것입니다.

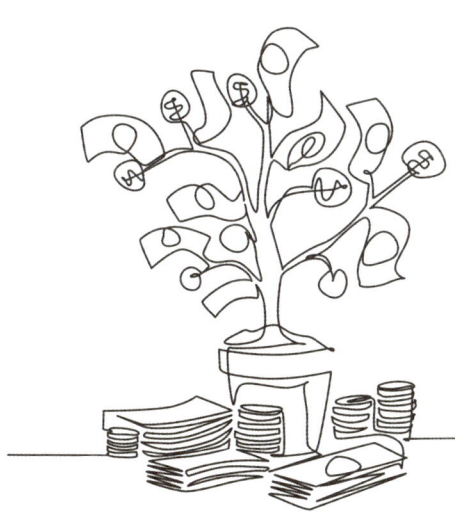

PART IV 자금&세무&노무의 실전

개원을 하는 원장님들이 알아야 할 '자금' 실전 사례

4. 담보대출을 가지고 있다면 신용조회부터 필수!!!

담보대출을 갖고 있는 경우가 많습니다. 한 선생님은 오피스텔 담보대출이 있지만 신용점수(등급)가 좋으니, 그냥 빠르게 진행하자는 말씀을 듣고 진행을 스피드하게 진행을 했는데, 한도가 안나오는 것입니다. 그 이유를 살펴보니, 담보대출이 1년단위로 변경되는 상품을 갖고 있어서 DSR(debt-service ratio) 적용 시 초과가 돼서 한도가 안나오게 되었던 것입니다.

'주담대'라고 하는 주택담보대출도 여러 가지 상품이 있다보니, DSR(debt-service ratio)적용시 한도를 많이 적용받는 경우가 자주 있습니다. 그래서 담보대출을 가지고 있다면 제가 추천을 당연히 하겠지만, 아무리 급하셔도 신용조회를 먼저하고 진행함이 빠른길인 것 같습니다.

이성근 원장_ 왜 DSR(debt-service ratio)이 초과가 되는 거죠?

전문가_ 주택담보대출은 기본 사항이 35~40년 납을 기준으로 합니다. 그래서 거기에 대한 이자와 원금을 계산하는 게 DSR(debt-service ratio)의 적용 개념인데, 오피스텔 같은 경우나 일반적인 주택 담보도 마찬가지입니다.
1년 단위로 갱신할 수가 있습니다. 35~40년 장기가 아니고 1년 단위로 연장해서 갱신하는 부분은 DSR(debt-service ratio)의 한도를 엄청나게 많이 잡아먹습니다.

이성근 원장_ 그러면 오피스텔에 담보대출을 갖고 있는 원장님들은 개원할 수 없나요?

전문가_ 그건 아니고 오피스텔 담보대출을 갖고 계신다고 하시면 금융거래 확인서를 갖고 저하고 상담을 하면 됩니다.
방법은 있습니다. 다소 복잡한데 어쨌든 그런 걸 진행하기 전에 전략적인 접근을 위해서 상담이 필요합니다.

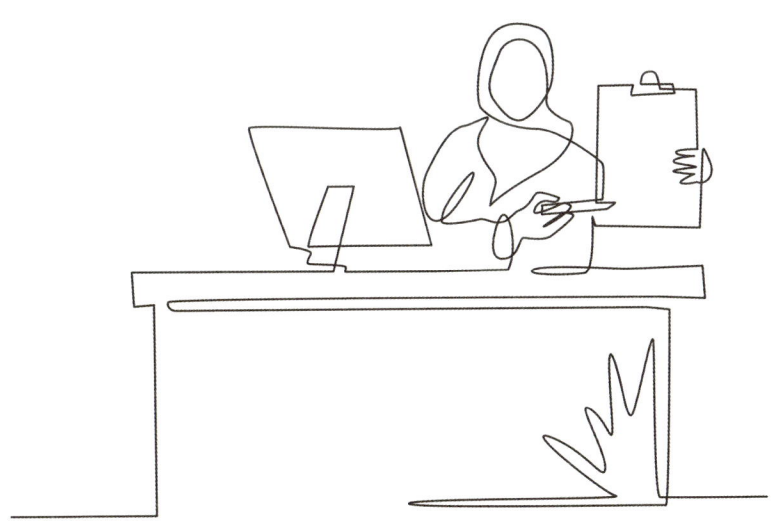

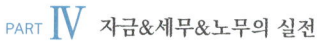

5. 개원을 준비한다면 실제소득과 신고소득 확인은 필수!!!

신용대출 닥터론 경우 재직중의 소득으로 한도를 결정하게 됩니다. 그런데, 재직중인 선생님이 개원을 준비하면서 소득서류를 제출하고 닥터론을 상담을 받게 되었는데, 월 급여는 작게 책정되었지만 연봉협의서를 가져오셔서 실질적인 소득은 많다면서 한도를 많이 요청하셨습니다. 근무중인 병·의원의 대표원장님과 협상하면서 소득신고는 작게 하지만, 실수령을 많이 받는 것으로 연봉협상을 하셨다고 하시더라구요.

하지만, 신용대출 닥터론의 한도를 산출할 때는 연봉협의서 같은 것으로 산출하지 않고, 급여명세서, 급여대장, 원천징수영수증, 원천징수부 등 증빙되는 서류로 산출하기 때문에 신용대출 닥터론을 준비하시는 선생님은 소득에 관해서 다시 한번 확인을 해보셔야 합니다.

소득을 낮게 신고하면 재직중엔 좋을 수 있지만 개원을 준비하면서 대출을 알아볼 때는 낮은 소득신고가 걸림돌이 될 수 있습니다.

이성근 원장_ 신용대출 닥터론으로 대출을 받으려고 하는데 소득을 낮게 계약서를 작성해서 불리할 수 있다는 거군요. 설명을 해주세요.

전문가_ 병·의원장님이랑 계약은 실수령액이 3억으로 계약을 했다하더라도 급여 명세서에 찍히는 돈이 얼마인지를 가지고 대출이 진행됩니다. 그게 낮게 책정이 돼 있다면 대출이 줄어들 수 있다는 개념인 거죠.

이성근 원장_ 그러면 봉직의사일 때 대출을 받는 게 좋나요? 아니면 퇴직하고 나서 대출을 받는 게 좋나요?

전문가_ 사실 case by case입니다. 상품마다 다르기 때문에 신용대출에 대한 경우의 수가 많으세요. 신용대출 닥터론 같은 경우는 소득을 기반으로 한 DSR(debt-service ratio)이 적용되기 때문에 내가 얼마나 소득을 갖고 DSR(debt-service ratio)을 적용해서 한도가 나오냐라는 걸 측정을 하지만, 사업자대출에 대한 닥터론은 이 소득이 필요 없습니다. 신용대출은 봉직의사로 월급을 받고 있는 상황에서는 유리할 수 있는 대출이고, 사업자대출은 봉급이 작거나 또는 봉급을 안 받고 있는 상황에서도 대출을 받을 수 있는 한 방편인 거죠.

신용대출은 까다롭다고 생각할 수도 있겠지만 신용대출과 사업자대출에 대한 닥터론의 장단점은 명확합니다.

그래서 자신이 처한 현재 상황을 고려하여 사업자 신용 닥터론으로 갈 거냐 아니면 신용대출 닥터론으로 갈 거냐를 상황적으로 따져봐야 된다는 거죠.

이성근 원장_ 대출의 방법이 여러 가지가 있잖아요.

자기 자본을 이용하는 방법, 닥터론을 이용하는 방법, 그 이외에 담보대출도 있는데, 개원하시는 분들이 가장 많이 대출을 받는 게 두 가지 형태잖아요.

전문가_ 신용대출과 사업자대출입니다. 각각의 장단점을 파악을 해서 자기 조건에서 가장 좋은 대출을 선택하는 게 가장 좋습니다.

이성근 원장_ 근데 문제는 개원 예정의 입장에서는 자신에게 가장 좋은 대출이 뭐냐를 잘 모르겠다는 거예요.
신용대출 닥터론이 좋은 건지 사업자대출 닥터론이 좋은 건지를 잘 판단을 못하는 경우가 많죠. 그래서 전문가의 도움이 필요합니다.

전문가_ 어려울 수 있지만 제가 많은 이야기를 해드리기 때문에 선택을 하시면 됩니다.

이성근 원장_ 각자의 상황에 따라 다른 것 같아요.

전문가_ 예. 맞습니다. 원장님들의 상황에 따라서 다 다르기 때문에 일률적으로 이야기하는 건 한계가 있는 것 같고, 케이스 바이 케이스(case by case)인 것 같아요.

이성근 원장_ 맞습니다. 그래서 전문가의 상담을 통해서 판단하는 게 필요하겠습니다.

어쨌든 신용대출 닥터론인 경우에는 봉직 의사의 월급을 기준으로 하는데 그 월급이 실질적으로 얼마냐가 중요하다는 것이군요.

전문가_ 맞습니다.

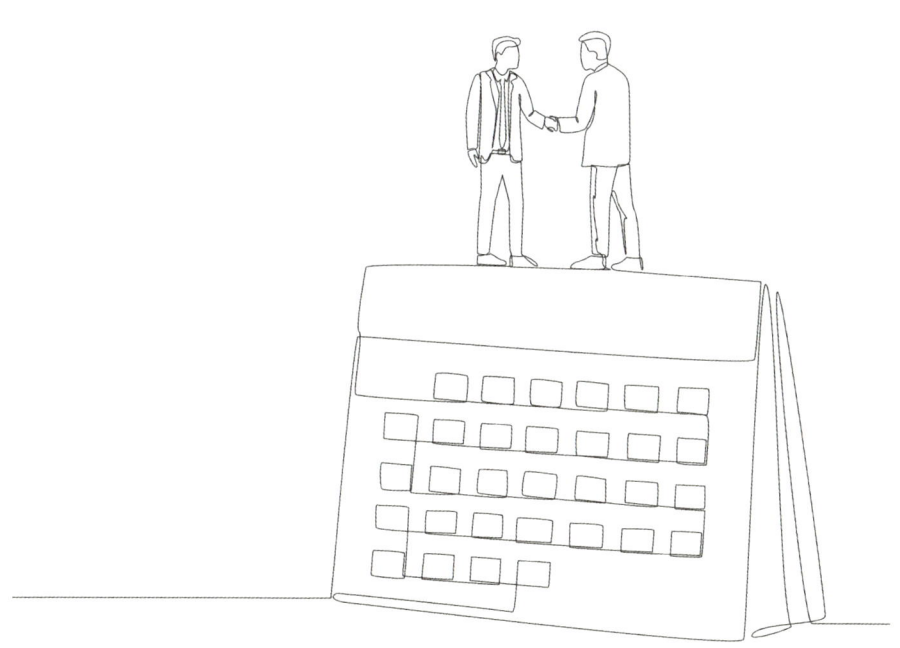

PART IV 자금&세무&노무의 실전

개원을 하는 원장님들이 알아야 할 '자금' 실전 사례

6. 대출관련 고민은 재직중에 하는 것이 필수!!!

재직 중에 상담을 하셨던 선생님이 한참 뒤에 개원을 준비하신다고 찾아오셨었습니다.

재직 중 상담받으셨던 내용을 토대로 개원 대출을 요청하셨었습니다. 하지만, 퇴직을 먼저 하시고 요청하셔서 긴급상담을 해드렸습니다. 신용대출 닥터론 경우 재직중의 소득으로 개원 대출의 한도를 산출 하기 때문에 퇴직을 해서는 산출을 할 수 없다고 설명을 드렸습니다. 사업자 개원 대출을 이용하셔야 한다고 설명드리며 차이점 등을 비교해 드렸습니다.

대출 상품은 자주 바뀔 수 있습니다. 대출 전에 반듯이 상담이 필요합니다.

이성근 원장_ 재직 중에 상담받았던 내용을 토대로 개원 대출을 진행을 하다가 퇴직을 한 경우는 어떻게 되는 겁니까?

전문가_ 퇴직을 하시게 되면 신용대출 닥터론은 진행이 어렵습니다. 왜냐하면, 퇴직을 하셨기 때문에 소득이 없기 때문입니다. 그래서 그런 경우는 사업자대출로 진행을 주로 합니다.

이성근 원장_ 그렇다고 사업자대출이 안 좋은 건 아니잖아요?

전문가_ 그건 아닙니다. 사업자대출도 장·단점이 있고 신용대출 닥터론도 장·단점이 있기 때문에 그 부분에 대해서는 상황을 판단하시면서 진행하는 게 좋습니다.

이성근 원장_ 간략하게 두 대출의 장·단점을 요점 정리 해주세요.

전문가_ 기본적으로 신용대출 닥터론은 원장님들이 봉직의 시절에 받으셨던 일반적인 봉직의 대출과 같다고 생각하시면 됩니다.
기본적으로 '소득이 뒷받침 돼야지 대출의 한도를 적용받을 수 있다.'라고 생각하시면 됩니다. 신용대출 닥터론의 장점은 신용대출 닥터론을 100% 받을 수 있다는 것입니다.
두 번째는 신용대출 닥터론은 편하게 쓸 수 있습니다. 즉, 활용도가 편합니다. 왜냐하면, 증빙이 필요 없기 때문에 '기본적으로는 편하게 쓸 수 있다.'라고 생각하시면 됩니다. 그리고 연장함에 있어서도 수월합니다.
이런 장점이 있는 반면에 단점이라고 하면 현 정부에서는 DSR(debt-service ratio) 40이 적용되기 때문에 내가 소득이 많아야 대출 한도도 늘어납니다. 소득 대비 대출 한도다 보니까 그 부분이 단점입니다.

반대로 사업자대출 닥터론 같은 경우는 신용대출 닥터론이 안 되는 경우에 사업자대출 닥터론을 이용하실 수도 있는데, 사업자대출 닥터론은 사업자등록증을 기반으로 해서 대출이 진행되기 때문에 기본적인 소득이 필요 없습니다.

사업자등록증만 보고 진행을 하기 때문에 사업자등록증이 있어야 대출이 실행됩니다. 그리고 사업자대출이기 때문에 다 증빙을 하셔야 합니다.

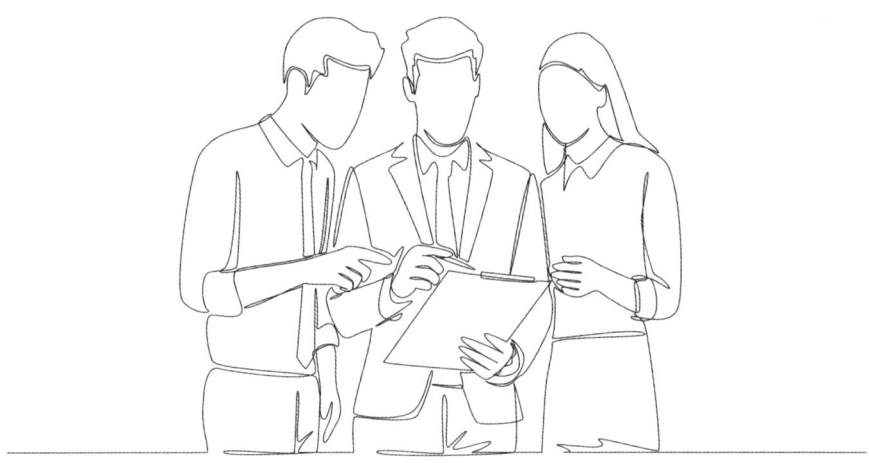

PART **IV** 자금&세무&노무의 실전

개원을 하는 원장님들이 알아야 할 '자금' 실전 사례

7. 마이너스통장의 대출 총액을 아는 것이 필수!!!

상담 중에는 기존 대출의 금액을 확인하게 됩니다. 개원을 준비하시는 선생님의 기존 대출금액이 1억이라고 하셨고, 스피드하게 진행을 요청하셨습니다. 그래서 상담과 필요서류, 서류 작성을 진행하였는데, 은행에서 깜짝놀랄 연락을 받았습니다. 기존 대출의 한도가 1억이 아니고 3억이라서 추가 한도가 거의 없다는 이야기였습니다.

알고보니, 개원예정의 선생님이 마이너스 형식의 대출(일명 마통)을 이용하고 있었고, 마통 총한도 3억 중 1억을 사용하고 있어서 기존 대출이 1억이라고 이야기를 한 것입니다.(제가 여러번 물어보지만 보통 사용한 금액으로 말씀을 많이 하십니다.)

그래서 시간을 내어서 서류를 재작성 한 적이 있습니다. 마통을 가지고 있다면 사용하지 않으면 기존 대출이 0원 아니고, 마통 총금액이 기존 대출의 금액이라는 것을 인지하셔야 합니다.

이성근 원장_ 마통은 오해의 소지가 있군요. 그렇다면 아파트 담보대출은 어떻습니까?

전문가_ 기본적으로 아파트 담보대출은 DSR(debt-service ratio)이 적용이 됩니다.

기본적인 아파트 담보대출도 DSR(debt-service ratio)에 영향을 받는데 앞서 말씀드린 대로 아파트 담보대출이 기본적으로는 35~40년을 기준으로 해서 적용을 시키지만 어떤 경우는 10년짜리도, 15년짜리도 있습니다. 그런데 대부분 원장님들이 잘 모르세요.

그래서 혹시 아파트 담보대출을 갖고 있다 그러면 꼭 금융거래 확인서를 확인을 해봐야 어떻게 상황을 진행할지를 설명드릴 수가 있습니다.

아파트 담보대출이 있다고 하더라도 너무 겁먹을 필요는 없어요. 대출이 안 나올까 봐 걱정이거든요. 방법은 다 찾을 수 있습니다.

이성근 원장_ 신용대출 닥터론이든 사업자대출 닥터론이 작게 나온다 하더라도 방법은 더 있는 거죠?

전문가_ 맞습니다.
대출을 받을 수 있는 방법은 다 있습니다. 대신에 전문가를 만나서 상담을 받으셔야 됩니다.

이성근 원장_ 알겠습니다. 너무 편안합니다. 대출을 받을 수 있는 방법이 있다고 하니까 걱정이 없어지네요.

PART IV 자금&세무&노무의 실전

개원을 하는 원장님들이 알아야 할 '자금' 실전 사례

8. 자동차 구입 시 관련 대출은 1금융부터 확인이 필수!!!

개원을 준비하다보면 여러 파트에서 영업을 하게 됩니다. 개원예정의 선생님이 먼저 개원하신 선생님의 상황을 보다보니 좋고 비싼 외제차가 눈에 들어와서 개원준비중에 차를 구입을 하게 되는데, 할인 때문에 차관련 캐피탈을 이용해서 구입을 하시는 것은 개원 대출을 진행 중에는 마이너스 요인으로 작용됩니다. 신용부분과 한도부분에서 영향을 미치게 되어서 진행이 어려웠던 상황이 있었습니다.

그래서 상담할 때 차를 구입하실 의중이 있다고 하시면 더 많은 이야기를 해드리고 있습니다.

이성근 원장_ 개원 준비를 하다가 차를 캐피탈로 사면 안되죠?

전문가_ 예. 맞습니다. 이런 실수를 무척 많이 하시거든요. 차를 구매하려고 알아보면 차 딜러들은 캐피탈을 권유를 하거든요. 그런데 이게 대출이 막히게 되는 상황이 생길 수 있습니다.

캐피탈로 진행하시면 신용 점수 등급이 떨어질 수 있습니다. 그래서 캐피탈을 이용하여 등급이 떨어지다 보면 자신이 원하는 대출이 진행이 안 될 수가 있습니다.

PART IV 자금&세무&노무의 실전

개원을 하는 원장님들이 알아야 할 '자금' 실전 사례

9. 개원대출 준비 시 신용점수 조회는 필수!!!

대부분의 전문직 선생님들은 신용점수(등급)이 좋습니다. 보통 본인들의 신용점수(등급)를 잘 알고 계시고 신용조회후 상담과 진행을 하지만, 가끔은 상담 후 접수를 하면서 신용조회도 하게 됩니다.

개원예정의 선생님이 신용점수(등급)가 괜찮다고 하셔서 상담 후 접수 진행까지 하게 되었는데, 은행에서는 부결될 수 있다(본점심사필요) 이야기를 듣게 돼서 확인을 해보니, 잦은 연체가 많아서 표면적으로는 신용점수(등급)는 괜찮을지 모르나 잦은 연체이력으로 은행 내부에서는 안좋은 상황이었습니다. 상황을 설명들였고, 선생님도 그렇게까지 안좋을 줄은 몰랐다고 말씀하셨죠.

"신용점수(등급)의 속사정이 좋으려면 잘 사용하시고, 연체없이 잘 상환하는 것입니다."

이성근 원장_ 개원을 준비하는 원장님들 입장에서 대출을 받기 위해서 점검해 봐야 될 게 있습니다. 카드를 쓰고 얼마 안 되지만 안 갚아서 문제가 되는데, 연체 금액이 작아도 영향이 되게 크잖아요?

전문가_ 영향이 됩니다. 몇만 원 안 되지만 맞습니다. 어쨌든 은행 입장에서는 돈을 안 갚았다는 것은 문제가 되는 겁니다.

원장님_ 어떻게 관리하면 되나요?

전문가_ 신용카드 같은 경우는 본인 명의 신용카드를 잘 사용하고, 연체 안 되게 잘 상환하고, 휴대폰 요금도 연체를 안 하시고 진행하시는 게 제일 좋습니다.

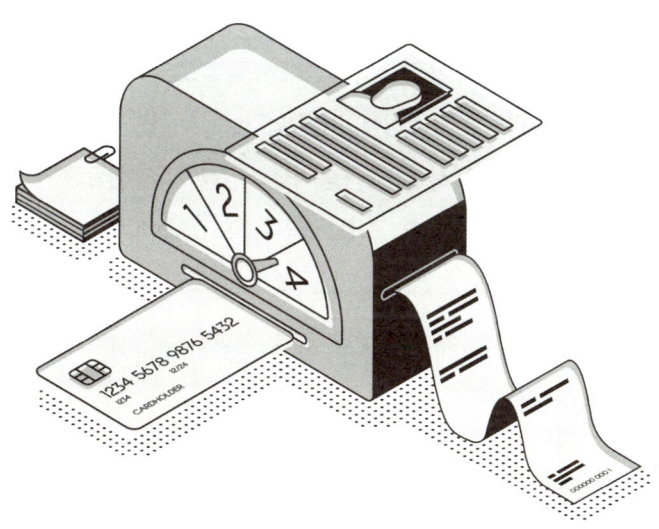

PART IV 자금&세무&노무의 실전

개원을 하는 원장님들이 알아야 할 '자금' 실전 사례

10. 기존 대출을 정확히 아는 것이 필수!!!

보통 '주담대'라고 하면 주택담보대출의 줄임말로 많이 통용됩니다. 한 선생님이 기존 대출 중에 주담대 2억이 있다고 말씀하시고, 선생님이 시간이 안나셔서 전화로 짧은 상담을 하고 신용조회부터 진행을 하게 되었습니다. 주담대는 어떤 형식으로 있는지 모를 수 있어서 신용조회부터 진행을 하는 것이 한도 관련해서 좋습니다. 신용조회전 상담때는 추가 한도가 어느정도는 나올수 있는 상황이었습니다. 그런데 신용조회를 하고 나서는 추가로 한도가 나오지 않는 상황임을 확인했습니다. 선생님이 말씀해주신 주담대는 '주택담보대출'의 줄임말이 아닌 '주식 담보 대출'이어서 추가로 한도 발생이 되지 않았습니다. 선생님이 상담시간 할애가 안되어 전화로 짧은 상담이 진행되다보니 이러한 해프닝도 발생하게 됩니다. 주식 담보 대출의 성격은 2금융 이상의 성격이라서 한도에 영향이 있습니다. 비슷한 예로 '전세대출'과 '전세보증금대출'도 있습니다.

이성근 원장_ 주택담보대출이군요. 앞에서 잠시 이야기가 나왔는데 자세히 설명해 주세요.

전문가_ '주택담보대출'이 길다 보니까 '주담대'라는 표현을 많이 쓰세요. 원장님께서 '주담대'를 진행을 했는데, 은행 쪽에서는 대출이 안 나온다는 이야기가 나오는 거예요.

그래서 제가 받았던 서류를 다시 한 번 찾아보고 살펴봤더니 원장님이 주담대라고 표현하셨던 게 주택담보대출이 아니고 '주식 담보 대출'이더라고요. 그걸 원장님도 줄여서 '주담대'라는 표현을 하셨던 겁니다. 말은 같지만 '주택담보대출'하고 '주식 담보 대출'은 하늘과 땅 차이라고 생각하시면 되세요.

주택담보대출은 보통 1금융에서 35~40년을 잡고 진행을 하게 됩니다. 그렇게 되면 DSR(debt-service ratio)은 많이 적용을 안 받지만, 주식 담보 대출은 2금융입니다. 2금융이다 보니까 신용점수나 신용등급, DSR(debt-service ratio) 모든 게 적용이 돼서 대출이 안 나올 수가 있습니다. 그래서 주택담보대출과 주식 담보 대출은 꼭 별개로 생각해 주시는 게 좋을 것 같습니다.

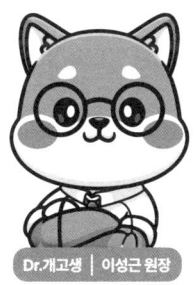

Dr.개고생 | 이성근 원장

PART IV 자금&세무&노무의 실전

개원을 하는 원장님들이 알아야 할 '자금' 실전 사례

11. 공동개원 준비 전 각자의 포지션 합의는 필수!!!

공동개원을 고민하실 때 파트너 선생님과 많은 이야기와 협의를 보셔야 합니다.

공동개원 선생님들의 상담을 진행했을 때 각자 어느정도의 대출의 한도를 말씀드리고 상담을 하는데, 개개인의 기대출과 소득이 다르기 때문에 추가대출의 한도가 다릅니다. 한번은 두 분이 이정도 금액차이가 나올줄 몰랐다며 공동개원을 철회하셨던 일도 있습니다. 이러한 부분이 미리 상의되지 못한채 공동개원을 준비하시면 서로 마음의 상처를 받을 수 있습니다. 충분히 상의 후에 진행하시면 일사천리로 진행될 것입니다.

이성근 원장_ 공동개원도 준비할 것이 많지만, 사업자등록 시기도 중요하죠?

전문가_ 신용대출 닥터론이나 사업자대출을 받으시는데 이것만 받으신다고 그러면 사업자등록증을 빨리 내건 뒤에 내건 큰 상관은 없습니다. 자신이 원하는 금액이 신용대출이든 사업자대출 닥터로만으로는 안 된다고 했을 때는 추가로 신용보증기금이라는 것을 이용하게 되는데, 그걸 이용함에 있어서는 사업자등록증이 어느 시점에 나오냐가 중요하다고 말씀드릴 수가 있습니다.

사업자등록증 중간에 나와 있는 '개업 연월일'을 기준으로 신용보증기금이 지급되기 때문에 사업자등록증을 언제 발급을 받느냐는 중요합니다.

이성근 원장_ 사실 개원을 할 때 흐름이 되게 중요한 것 같은데 순차적으로 흘러가면 뭔가 잘될 것 같고 자신감도 높아지는데 대출부터 태클이 걸리고 어려움이 있으면 불안하기도 하고 개원이 어렵다고 느낄 수 있습니다.

전문가_ 그렇죠. 사실 '시작이 반'이라고 자금대출부터 수월하게 가면 참 좋은데, 그러려면 전략이 필요한 것 같아요.

YOUTUBE
『Dr.개고생』

YOUTUBE
『Dr.개고생 개원 아카데미』

PART IV 자금&세무&노무의 실전

개원을 하는 원장님들이 알아야 할 '자금' 실전 사례

12. 신용보증기금의 활용

개원예정의 선생님인 경우 소득의 기준은 현재 직장 기준입니다. 상담을 진행하던중 소득 금액이 높다고 말씀하신 선생님이신데, 필요서류 진행중에 소득서류를 받고 깜짝 놀란적이 있었습니다. 소득서류에는 소득 금액이 말씀해주신 금액보다 많이 적은 금액이 적혀 있었습니다. 여쭤보니, 전 직장에선 말씀해주신 급여와 연봉이 맞는데 지금은 개원을 준비하고 있어서 파트타임으로 근무를 하다 보니 소득금액이 이렇다고 말씀이셨었습니다. 전 직장에서 아무리 높은 연봉을 받았어도, 개원 대출의 소득기준은 현 직장 기준이라고 말씀드리고 신용보증기금을 활용하여 잘 진행해 드렸습니다.

이성근 원장_ 이제 신용보증기금 이야기를 좀 하죠. 대출이 얼마나 가능한가요?

전문가_ 일반적인 의원급은 최대 10억이지만, 조금 더 한다고 그러면 11~12억까지도 가능은 합니다.

신용보증기금은 대출을 해주는 기관이 아닙니다. 신용보증기금은 정부가 원장님을 보증해서 예비 창업자를 지원하는 개념이라고 생각하시면 됩니다. 정부가 원장님을 보증했다라는 보증서를 갖고 자신이 원하는 은행에 가서 대출을 받는 형식입니다. 그러다 보니까 1억까지는 사업계획서를 잘 작성해 주시면 진행이 수월합니다.

하지만 1억 이상에 대해서 신용보증기금을 받고 싶다고 하면 자기자본이 '1 대 1'로 있으셔야 됩니다. 예를들어, 원장님께서 3억이 필요하다고 하시면 자신이 갖고있는 자기자본이 3억이어야 합니다. 그리고 '1 대 1'로 있어야 대출이 나온다가 아니고, 대출을 접수할 수 있다라고 생각하셔야 됩니다.

대부분 신용보증기금에서 근무하는 분들은 준 공무원의 입장에서 원장님들을 대부분 인간적으로 평가를 합니다. 평가를 할 때는 원장님의 소득 부분을 보는 게 아니고 기본적인 규모, 장비, 직원 등 사업에 대한 전반적인 것을 평가합니다. 10억을 준비해서 10억을 접수했지만 신용보증기금 담당자가 평가를 해서 '7억만 있어도 돼.'라고 하면 7억이 나올 수 있습니다.

일반적인 신용대출 닥터론과 사업자대출 닥터론은 '자판기 형식'이라 원하는 서류만 갖추면 바로 나옵니다. 근데 신용보증기금은 자판기 형식이 아니고 일일이 사람이 평가하는 방식이라 차이가 있습니다.

그래서 신용보증기금 신청을 하고 많이 받으려면 전략이 필요합니다.

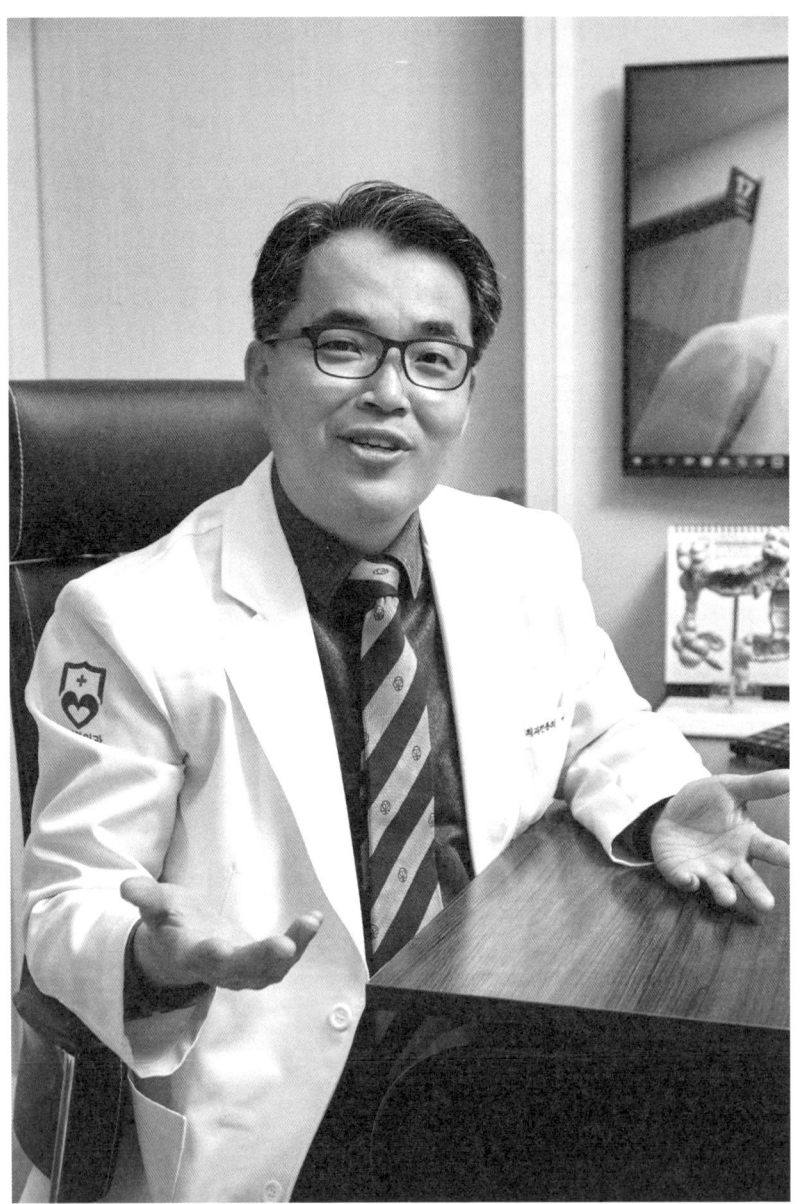

개원을 하는 원장님들이 알아야 할 '세무' 실전 사례

1. 사업자등록 신청 시 과세사업자 또는 면세사업자 확인
2. 신축 건물에 개원 시 준공일자 확인
3. 인테리어 등 세금계산서 발급 확인
4. 비급여 부분과 과세 부분 확인
5. 개원 전 봉직의 급여와 합산하여 종합소득세 신고
6. 중고 의료장비 매입시 적격증빙 확인
7. 인건비 신고 누락 확인
8. 사업용 카드, 개인카드 등 사업용으로 사용하면 경비처리 가능
9. 사업용 계좌 사용 확인
10. 종합소득세 신고소득율 확인
11. 기존 병·의원 인수시 세금계산서/계산서 발급 확인 및 영업권 확인
12. 공동개원시 출자금 및 손익분배비율 확인
13. 자동차 관련 세금문제 확인

PART IV 자금&세무&노무의 실전

개원을 하는 원장님들이 알아야 할 '세무' 실전 사례

1. 사업자등록 신청 시 과세사업자 또는 면세사업자 확인

이성근 원장_ 먼저 사업자등록 신청을 할 때 과세와 면세 구분인데요. 설명을 부탁드립니다.

전문가_ 사업자등록을 신청할 때 처음부터 일반과세 사업자로 신청해야 하는지 면세사업자로 신청해야 하는지 결정해야 합니다. 과거에는 병·의원은 모두 다 면세사업자여서 사업자등록증 신청할 때 무조건 면세사업자였지만, 지금은 미용 성형에 관해서는 부가가치세가 과세됩니다. 즉, 병·의원에서 하는 시술 중에 일부는 부가가치세가 과세되기 때문에 이러한 시술을 하는 병·의원은 과세사업자로 사업자등록증을 발급받아야 합니다.

과세사업자로 사업자등록증을 받으면 과세사업과 면세사업을 같이 하실 수 있지만, 면세사업자로 사업자등록증을 받으면 면세사업만 해야 합니다. 사업자등록증을 면세사업자에서 과세사업자로 변경하는 것은 어렵지 않으나 사업자번호가 달라지게 됩니다. 실무적으로 면세사업자를 폐업하고 과세사업자로 신규 발급받아야 합니다. 사업자번호가 달라지게 되면 카드단말기, 건강보험공단 청구 등의 처리와 직원들의 퇴사처리 및 재입사 처리 등 사업자등록번호 변경에 따른 후속 조치를 해야 합니다. 기존의 사업자로 대출받은 사업자금에 대해 금리변동이 생길 수도 있습니다. 따라서 처음 사업자등록증을 신청할 때 과세사업자로 발급받을 것인지 면세사업자로 발급받을 것인지 결정해야 합니다.

피부과, 성형외과 등은 당연히 과세사업자로 사업자등록 신청을 하지만 그 외에 의원에서 과세사업에 해당하는 레이저시술 등을 할 예정이라면 미리 담당 세무사에게 과세사업자로 사업자등록 신청을 요청해야 합니다. 또한 병·의원의 일부를 전대(다른 사람에게 재임대)하실 예정이라면 과세사업자로 사업자등록을 내시는 것이 좋습니다. 전대는 반드시 임대인의 동의가 있어야 하므로 입지를 알아보실 때 임대인에게 고지하거나 특약사항에 명시해야 합니다.

병·의원에서 처방되지 않는 상비약이나 건강보조식품 등을 판매한다면 이는 과세사업에 해당합니다. 이 경우에는 판매를 위한 과세사업자등록을 하나 더 내는 방법이 있습니다. 과세사업부분에 대해서는 매입세액공제가 가능하고 임대료 부분도 가능합니다. 다만 과세사업에 대해 추가로 사업자등록을 내고 임대에 대한 세금계산서는 면세인 병·의원에서만 전체 다 받는다면 임대료에 대한 매입세액공제는 어렵습니다. 과세사업부분이나 규모에 대해 개원전에 담당 세무사와 상의하시고 알맞은 사업자로 신청하시면 됩니다.

이성근 원장_ 처음에 자신이 과세사업자로 할 건지 면세사업자로 할 건지를 구분을 좀 해줘야지 그 다음 일이 수월하군요.

전문가_ 네. 그렇습니다. 말씀드렸듯이 과세사업자에서 면세사업자로 바뀌거나 면세사업자에서 과세사업자로 바뀌면 사업자등록증을 반납(폐업 처리)하고 다시 발급 받습니다. 이렇게 되면 거래처에 세금계산서 번호도 다시 알려줘야 하고, 카드단말기 회사에 전화해서 사업자등록번호도 변경해야 하며, 건강보험공단 청구인증서도 새로 발급받아야 합니다.

과세에서 면세로 아니면 면세에서 과세로 바뀌면 과거 사업장은 폐업이 되니까 세무조사의 위험이 없다고 생각하시고 일부러 바꾸시는 분도 계셨는데 이것은 잘못된 생각입니다. 개인사업자에 대한 세금은 무조건 사람을 따라 가기 때문에 사업장하고 상관이 없습니다. 개인은 사업이 여러 개 있으면 모두 합산해서 신고를 합니다. 즉, 폐업하고 새로운 병·의원이 있어도 같은 연도에 있으면 합산해서 신고하고 폐업을 해도 사업자 즉 원장님에 대한 세금이므로 폐업 여부와 세무조사는 상관이 없습니다. 옛날에 개원 상담한 분이 계셨는데 친구가 지방에서 병·의원을 운영하다가 세무조사 때문에 폐업을 하셨다는 거에요. 폐업을 하고 그동안 모은 돈으로 건물을 살 거라고, 종합소득세 신고 후 폐업했으니까 이제 세무조사 위험이 없고 다른 데 개업하면 문제가 없느냐고 저한테 물어보셨어요. 그렇지 않습니다. 폐업을 하더라도 재산 취득자금 조사가 있습니다. 조사과정에서 종합소득세 누락이나 증여세 누락을 적출합니다. 부동산을 구입하려면 돈이 있어야 하고, 돈은 내가 벌거나 다른 사람에게서 받아야 합니다. 결국 종합소득세 신고를 적게 하거나 증여세 신고를 하지 않으면 조사를 받을 위험이 있고, 이 과정에서 소득누락이나 증여받은 사실이 드러나기도 하니 유의하시기 바랍니다.

과세, 면세를 이야기하다 여기까지 설명이 되었는데 중요한 것은 처음에 사업자등록증을 발급받을 때 과세사업자, 면세사업자를 잘 알아보고 받으셔야 나중에 귀찮은 일이 발생하지 않는다는 것입니다.

이성근 원장_ 그래서 저한테 첫 미팅 때 질문이 그거였군요. "원장님 면세로 할 거예요? 과세로 할 거예요?"

전문가_ 사업자등록을 낼 때 과세 면세를 나누는 것은 기본입니다. 내과나 외과는 거의 대부분 면세사업자이지만 그래도 여쭤봅니다. 성형외과와 피부과는 당연히 과세사업자가 되구요. 산부인과, 비뇨기과라도 피부과 진료를 보시는 분은 과세사업자로 사업자등록증을 발급받습니다. 최근에 이비인후과 사업자등록증을 발급받아 드렸는데 임차한 부동산을 다른 사람에게 다시 임대, 즉 전대를 해서 과세사업자로 사업자등록증을 신청했습니다.

이성근 원장_ 과세라는 것을 모르는 분도 계실 것 같아요. 설명을 해주세요.
과세와 면세의 차이가 뭐예요?

전문가_ 국민의 후생 및 복지적인 관점에서 세부담을 경감시키기 위하여 병·의원에서의 진찰비는 부가가치세가 면제됩니다. 부가가치세 면제가 없다면 소비자가 부가가치세를 지불해야 합니다. 결국 소비자(환자)가 돈을 더 내야한다는 것입니다. 이것을 거꾸로 말하면 원장님이 환자가 낸 부가가치세를 정부에 대신 납부하는 것으로 이해할 수 있습니다. 쌍꺼풀수술, 코성형수술, 유방확대술, 지방흡입술, 색소모반·주근깨·흑색점·기미 치료술, 여드름 치료술, 제모술, 탈모치료술, 모발이식술 등의 미용 및 성형에 관한 시술들은 면세 항목에서 제외되어 있기 때문에 시술가격을 정할 때 부가가치세를 고려해야 합니다. 저는 성형외과나 피부과 원장님을 만날 때 레이져 시술을 백만원 받으면 91만 원 정도만 내 수입이고 9만 원은 세금으로 내야 한다고 말씀드립니다. 병·의원에서 부가가치세가 과세되는 것은 전부 비급여 항목입니다. 비급여 항목 중에 미용, 성형에 관련된 비급여 항목에 부가가치세가 과세되는 것입니다.

이렇게 미용 및 성형에 사용하는 의료기기들은 매입세액공제가 가능합니다. 레이저 중에서 오로지 미용만을 위해 구입한 레이저는 부가가치세를 전액 환급받을 수 있습니다. 대신 레이저 시술에 대한 진료비는 계속 부가가치세를 내야 하는 것입니다. 성형외과나 피부과의 인테리어 비용도 부가가치세 공제가 됩니다. 인테리어와 같이 과세사업과 면세사업에 공용으로 사용되는 것은 과세사업 비율만큼 매입세액공제를 받으며, 이 금액은 구입 후 2년 동안 재계산이라는 다소 복잡한 과정을 거쳐야 합니다.

매입세액에 대한 복잡한 계산은 세무사 사무실에서 다 계산해 줍니다. 그러나 병·의원 수입금액 중에 과세 매출과 면세 매출은 원장님께서 직접 정리해 줘야 합니다. 병·의원 차트를 통해 특정시술을 정리해서 과세

매출을 알려주셔야 합니다. 과세가 되는 항목인지 아닌지는 세무사 사무실에 물어보시기 바랍니다. 일반적인 미용, 성형 시술은 전부 과세항목이라고 생각하시면 됩니다.

원장님 중에 성형외과나 피부과를 개원하셔서 고가의 장비를 구비하고 인테리어를 많이 하신 분들은 처음 부가가치세 신고 시에 수 억원 대의 부가가치세를 환급받기도 합니다. 그러나 병·의원의 매출이 올라갈수록 다시 수 억원 대의 부가가치세를 내셔야 한다는 것도 기억하시기 바랍니다.

이성근 원장_ 그래서 처음에 과세와 면세를 잘 구분해야 합니다. 그런데 저는 면세사업자인데 비급여가 있단 말이죠. 제가 비급여를 받아도 그거는 면세사업자군요. 이것이 많이 헷갈리는데 설명을 해주세요.

전문가_ 저보다 더 잘 아시겠지만 건강보험공단에서 급여항목과 비급여항목을 정해놨습니다. 급여항목은 의료보건용역에 해당하여 부가가치세가 면세됩니다. 비급여 항목 중에 미용, 성형에 관련된 시술만 면세가 되지 않고 부가가치세가 과세되는 것입니다. 미용, 성형에 관련된 시술은 국민의 후생 및 복지증진과 관련이 없다고 판단하여 부가가치세를 면제해 주지 않는 것입니다. 즉, 시술받는 사람이 부가가치세를 부담하는 것으로 시술비용에 포함되어 있지만, 원장님들이 부가가치세를 대신 납부하기 때문에 원장님이 느끼기에는 내가 번 돈을 납부한다고 생각할 수 있습니다.

PART **IV** 대출&세무&의료기기의 실전

개원을 하는 원장님들이 알아야 할 '세무' 실전 사례

2. 봉직의 퇴사 시 세금에 관한 문제 처리요망

이성근 원장_ 아르바이트 이야기가 나왔지만 봉직의하다가 퇴사를 하고 정산을 하고 나오는데 그때 오너 입장은 최대한 세금을 적게 내기 위해서 조치를 취하는데, 퇴사하는 봉직의 입장에서 보면 나중에 자기 사업자가 돼서 세무처리를 해야 될 때 봉직인 시절에 받았던 월급 정산 때문에 문제가 되기도 하죠.

전문가_ 봉직의를 하시는 분들은 대부분 네트(Net)로 계약하십니다. 봉직의로 일하는 병·의원의 원장님이 소득세를 다 내주고 있는데 만약 여러 곳에서 봉직의를 하면 고용한 원장님들끼리 대부분 근로소득세 정산을 합니다. 그런데 개원을 하기 위해 기존 병·의원을 그만두는 경우에는 근로소득세 정산 이야기를 못하는 분이 많습니다. 정산을 한다면 별 문제가 없는데, 정산을 못하는 경우에는 봉직의를 관두는 시점에 따라 개원하는 원장님의 세금 부담이 달라지게 됩니다.

만약 네트(Net)로 1천만 원을 받았고 6월에 봉직의를 관둔다면 매월 급여 1천 3백만원을 가정했을 경우 고용한 원장님은 세금을 약 9백만 원 정도 납부합니다. 그런데 원장님이 7월에 개원을 해서 약 1억 원 정도 소득이 생긴다면 원장님이 추가로 납부해야 할 세금은 약 3천 5백만 원이 됩니다. 1억 원을 추가도 더 번 것에 대한 세금이 약 3천 5백만 원 되는 것입니다. 원장님들끼리 안분이 가능하다면 봉직의로 일하던 병·의원의 원장님이 세금을 안분해서 내주겠지만, 만약 병·의원을 나올 때 이러한 부분이 상의되지 않았다면 원장님이 6월까지의 근로소득 때문에 높은 세율 구간을 적용받아 세금을 많이 내게 됩니다.

만약 네트(Net)로 1천만 원을 받았고 11월에 봉직의를 관둔다면 매월 급여 1천 3백만 원을 가정했을 경우 고용한 원장님은 세금을 약 3천 1백만 원 정도 납부합니다. 그런데 원장님이 12월에 개원을 해서 약 2천만 원 정도 손실이 발생한다면 원장님은 약 6백만 원의 세금을 환급받게 됩니다. 이렇듯 언제 봉직의를 관두냐에 따라 원장님이 내야 하는 세금이 달라집니다.

이것은 종합소득세가 누진세율 체계이기 때문입니다. 따라서 봉직의를 관두기 전에 이러한 내용을 봉직의로 일하던 병·의원 원장님하고 상의하고 나와야 합니다. 개원을 하게 되면 그 다음해 5월이나 6월에 종합소득세 신고를 하는데, 미리 상의가 안되어 있으면 1년 전 이야기를 하기가 무척 어렵다는 겁니다. 따라서 미리 상의하고 나오셔야 됩니다.

이성근 원장_ 그것 때문에 소송 가는 사람도 많습니다. 그래서 봉직의 퇴사 전에 개원하고 같이 일할 세무사를 만나서 봉직의 퇴사할 때의 세무 처리 문제를 상의할 필요가 있습니다.

전문가_ 네. 저희는 이렇게 알려드리지만 실제로 나오기 전에 미리 이야기가 되는 분은 많지 않은 것 같습니다. 아니면 돈을 더 받고 나오시는 분도 계십니다. 아예 세금까지 계산해서 그냥 정산하고 나중에 연락 안 하는 걸로 하고 몇 백만원 더 받고 나오신 분도 계시긴 합니다. 그런데 정확한 걸 원하시는 원장님도 계시고, 나중에 처리하길 원하는 분도 계십니다. 세금에 관한 것들은 미리 상의하고 나오셔야지 1년 뒤에 종합소득세를 계산할 때 세금부담을 최소화 할 수 있습니다. 그렇지 않으면 병·의원을 나오신 봉직의들이 손해 볼 수 있습니다.

이성근 원장_ 그래서 요즘 병·의원들은 실제로 그로스(Gross) 계약을 많이 하잖아요.

전문가_ 네. 그로스(Gross) 계약을 하면 이런 문제들을 고민할 필요가 없습니다. 그런데 저는 개원하시는 분을 많이 만나는데 아직도 네트(Net) 계약이 많은 것 같습니다.

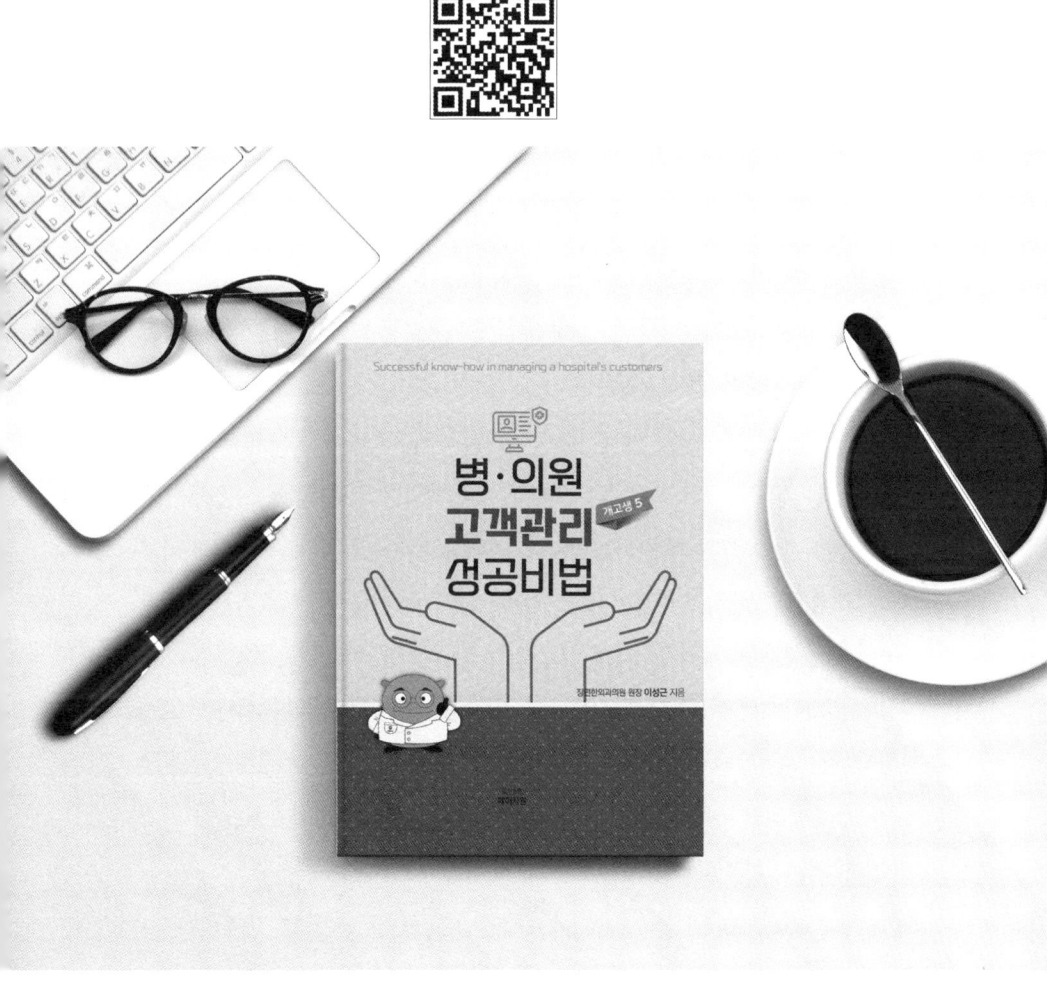

개원을 하는 원장님들이 알아야 할 '세무' 실전 사례

3. 인테리어 등 세금계산서 발급 확인

세금계산서는 반드시 공급시기에 발급받아야 합니다. 공급시기에 발급받지 않은 세금계산서로는 매입세액공제를 받을 수 없는 일이 발생하기도 합니다. 인테리어의 경우 인테리어를 완료했을 때가 공급시기가 됩니다. 그러나 인테리어의 경우 하자가 있다는 이유로 원장님이 대금 일부를 지급하지 않을 때가 있습니다. 또 인테리어 사업자는 대금이 입금되지 않았다는 이유로 세금계산서를 발급하지 않는 경우가 많습니다. 이 경우 매입세액을 받지 못하고 세금계산서 발급 관련 가산세 대상이 될 수 있습니다.

피부과나 성형외과의 경우 개원하고 처음하는 부가가치세 신고 시 많은 금액(수천만원 상당)을 환급받게 됩니다. 피부과, 성형외과는 과세사업에 사용하는 부분에 대해 매입세액공제가 가능합니다. 인테리어 비용이 다른 과에 비해 평당 단가가 높고, 인테리어 비용이 많고, 미용 및 성형에 사용하는 의료기기 가격이 높기 때문에 처음 부가가치세를 신고할 때 매입세액공제를 받는 것입니다. 이 경우 부가가치세 환급을 담당하는 세무공무원은 적법한 세금계산서를 받았는지 대금을 지급했는지 확인하고 계약서 등을 요구하게 됩니다. 세금계산서 발급 시기가 잘못되면 부가가치세 환급이 거부되고 가산세 대상이 될 수도 있습니다. 따라서 세금계산서를 제대로 발급받았는지 확인이 필요합니다.

또한 통장에서 돈이 나갔는데 세금계산서를 발급받지 않은 경우도 있습니다. 이

> 경우 적격증빙 미수취 가산세가 적용될 여지가 있으니 돈을 이체할 때는 세금계산서 등 적격증빙을 수취했는지 확인해야 합니다.

이성근 원장_ 세금계산서를 공급시기에 발급 받아야 하는 군요. 자세히 말씀해 주세요.

전문가_ 예전보다 많이 줄었지만 인테리어 하시는 분들이 현금으로 받아가시는 분들도 가끔 계십니다. 현금으로 받아가신 경우 우리가 증빙할 수 있는 게 아무것도 없습니다. 증빙이 없으면 비용처리하는데 문제가 있을 수 있습니다. 세금계산서를 주고 받기로 했어도 인테리어가 완료된 날 세금계산서를 받아야 하는데, 병·의원에서 진료를 시작했는데도 세금계산서를 받지 않는 경우가 있습니다.

부가가치세는 세금계산서 발급시기가 매우 중요합니다. 발급시기에 발급되지 않는다면 매입세액공제를 받지 못하는 경우가 있습니다. 면세사업자는 매입세액공제를 받지 않기 때문에 세금계산서 발급시기에 신경 안써도 되고 세금계산서 관련 가산세가 아주 크지 않지만, 과세사업자는 매입세액을 공제받지 못하는 불상사가 발생할 수 있습니다.

그래서 특히 과세사업자로 사업자등록증을 받은 병·의원은 세금계산서 날짜를 검토해야 합니다. 건물을 짓거나 인테리어를 할 때 보통 하자가 발생합니다. 대부분 하자가 끝날 때까지 잔금을 지급하지 않는 경우가 많습니다. 그런데 하자가 있어서 몇 백만원을 지급하지 않았다고 건설회사나 인테리어 회사가 세금계산서를 전체를 발급하지 않습니다. 세금계산서는 발급시기에 발급받지 않으면 세금을 환급받지 못하기 때문에 반드시 체크해야 합니다. 부가가치세 환급을 받을 때 세무서 담당자는 계약서, 세금계산서를 확인하고 송금이 되었는지도 확인하기 때문입니다.

가장 좋은 방법은 돈을 보내는 날짜에 맞춰 세금계산서를 받는 것입니다. 즉, 인테리어 회사가 돈을 보내라고 하면 그 날짜에 맞춰 세금계산서를 받는 것입니다. 송금을 하면 그 날짜 이후 세금계산서를 발급해도 문제가 없습니다. 그러니까 돈을 보내면 그 날짜에 세금계산서를 받는 것이 제일 좋습니다. 특히 환급액이 큰 피부과, 성형외과 들은 좀 더 신경쓰셔야 합니다. 피부과나 성형외과는 평당 인테리어 비용도 다른 과에 비해 많기 때문에 매입세액공제를 못 받는 일이 없도록 세금계산서 발급받는 것에 신경쓰셔야 합니다.

이성근 원장_ 실제로 세금계산서 발급을 안하는 대신 할인을 해준다는 제안이 있거든요. 근데 그러면 절대 안되죠? 그 이야기를 해주세요.

전문가_ 병·의원이 면세사업자로 사업자등록증을 받았어도 세금계산서는 받아야 합니다. 국세청에서는 적격증빙 분석을 합니다. 세금계산서를 안 받으면 결국 적경증빙이 부족하게 됩니다. 적격증빙이 부족하다는 것은 비용으로 계상한 금액 중에 적격증빙이 차지하는 금액이 부족하다는 것입니다. 적격증빙 금액하고 손익계산세에 계상한 비용이 많이 차이나면 세무조사의 위험이 있습니다. 특히, 억 대의 인테리어나 의료장비 등에 대한 적격증빙이 수취되지 않는다면 국세청 분석시스템에 의해 세무조사 대상이 될 수 있습니다. 만약 세무조사를 받게 되어 인테리어 등에 대한 비용을 계약서나 송금증에 의해 인정받게 된다 하더라도 거래 상대방인 인테리어 회사는 부가가치세 뿐만 아니라 소득세(또는 법인세)도 적출당하게 됩니다. 그러면 원장님에게 부가가치세를 달라고 하는 경우가 생길 수 있습니다. 결국은 서로 안 좋은 관계로 끝날 수 있습니다. 따라서 병·의원을 개원하는데 발생하는 비용에 대한 세금계산서는 반드시 받기 바랍니다.

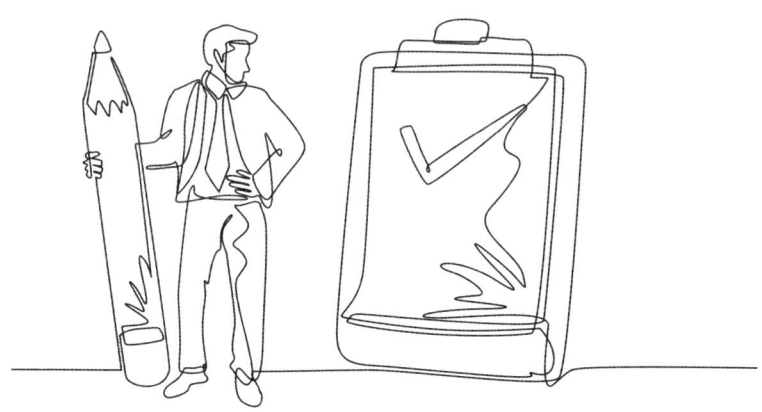

4. 비급여 부분과 과세 부분 확인

병·의원 수입은 급여와 비급여로 나눠집니다. 급여는 건강보험공단 등에서 받는 공단부담금과 환자에게서 받는 본인부담금으로 나누어지며, 비급여는 환자에게서만 받습니다. 병·의원은 국민후생 관련 용역으로 일반적으로 면세사업자지만 미용, 성형, 탈모 시술 등과 같은 항목은 과세가 됩니다. 비급여 중 이러한 과세 항목에 대해서는 부가가치세를 내야 합니다. 같은 100만 원을 받을 경우 면세사업자는 100만 원이 모두 나의 매출이 되지만, 과세사업자는 90,909원을 부가가치세로 국가에 내야하므로 나의 매출은 909,091원이 됩니다.

과세항목은 실무적으로 구분하기 어렵습니다. 원장님께서 병·의원 차트에서 구분해서 정리를 하시거나 간호사들이 카드 등으로 진료비를 받을 때 단말기에서 입력하는 방법이 있으나, 실제로 잘못 입력하는 부분들이 있기 때문에 정확히 하기가 어렵습니다. 따라서 일반과세 사업자로 병·의원을 개업하신 경우라면 전체 매출 중에 과세 매출이 얼마나 되는지 파악해 놔야 부가가치세 신고를 하고 납부할 수 있습니다.

이성근 원장_ 비급여 부분과 과세 부분 확인이 중요하군요.

전문가_ 아까 설명드렸지만 병·의원에서 환자에게 돈을 받는데 여기에는 급여에 해당하는 부분과 비급여에 해당하는 부분이 있습니다. 비급여는 전체 금액을 환자가 부담하기 때문에 병·의원에 비용을 모두 다 내지만, 급여항목은 환자가 일부만 병·의원에서 내고 나머지 돈은 건강보험공단에서 받습니다. 병·의원에서 진료비를 모두 받는 비급여 항목 중에 과세와 면세가 있는 것입니다.

성형외과를 예로 들어보면, 아이들이 놀다 다쳐서 꿰맨 상처에 흉터가 남아있을 때 흉터를 줄여주는 레이저를 사용하면 이것은 비급여 면세항목이 될 수 있습니다. 그런데 같은 레이저를 피부미용에 사용할 수도 있습니다. 이 경우에는 과세항목이 됩니다. 레이저 치료는 거의 다 비급여 항목이지만 면세항목과 과세항목으로 나눠질 수 있습니다.

그런데 과세 부분에 대해서는 부가가치세를 내야 합니다. 면세항목에 대해서는 원장님이 100만 원 받으면 100만 원이 다 내 수입금액이 되지만, 과세항목이라면 909,090원만 내 수입금액이고 90,910원은 부가가치세 납부를 해야 합니다. 그래서 성형외과나 피부과 개원 원장님께 병·의원에서 받는 돈의 10/110은 부가가치세로 내야 한다고 말씀드립니다. 부가가치세는 원래 소비자가 내는 것이지만 원장님이 내야 하기 때문에 내 소득이 줄어드는 것처럼 느낄 수 있습니다.

카드단말기에는 전체 금액 중에 부가가치세를 입력할 수 있게 되어 있습니다. 즉, 카드 단말기에서 과세 부분과 면세 부분을 나눌 수가 있긴 합니다만 간호사가 입력을 잘못하거나 하기 귀찮아 할 수 있어서 실제로 카드금액에서 구분하지 않는 병·의원이 많습니다. 그럴 경우에는 원장님들이 비급여 매출에서 과세 매출을 알려주셔야 합니다.

이성근 원장_ 근데 안하시잖아요.

전문가_ 매출을 구분하지 못하면 매입세액공제도 안분하지 못합니다. 피부과를 예로 들면, 일정한 팁들은 피부미용을 위해서만 사용됩니다. 이런 의료소모품들은 과세사업에만 사용되기 때문에 전액 매입세액공제 됩니다. 그러나 임차료와 같이 과세사업과 면세사업에 공통으로 사용되는 비용도 있습니다. 임차료는 과세매출에도 기여하고 면세매출에도 기여하기 때문입니다. 이렇게 과세와 면세 매출에 공동으로 기여하는 비용에 대한 매입세액은 매출액 비율로 안분하여 매입세액공제를 해줍니다. 과세매출과 면세매출이 달라지면 공제받는 세액이 달라져 부가가치세 납부세액이 달라집니다.

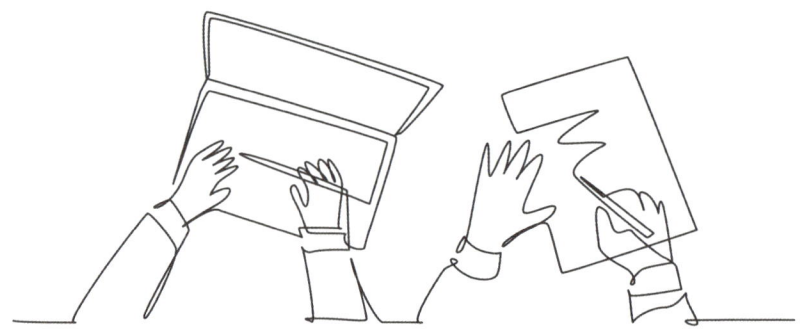

PART IV 대출&세무&의료기기의 실전

개원을 하는 원장님들이 알아야 할 '세무' 실전 사례

5. 개원 전 봉직의 급여와 합산하여 종합소득세 신고

원장님들은 대부분 봉직의를 하시다가 개원을 하게 됩니다. 개원한 이듬해 종합소득세 신고를 할 때 봉직의의 급여가 합산되어, 개원해서 많이 벌지도 않았는데도 많은 세금을 내는 경우가 있습니다. 봉직의를 한 병·의원에서는 병·의원을 관두는 시점까지의 급여에 대해 연말정산을 하기 때문에 상반기에 봉직의를 관두신다면 대부분 연말정산 금액을 환급받습니다. 그러나 네트(Net) 급여 계약을 하신 원장님들은 환급을 직접 받지 못하고 병·의원을 나오게 됩니다. 개원을 언제하느냐에 따라 개원 후의 소득에 대해 적용받는 세율이 달라지는 결과가 되어 종합소득세가 많아질 수 있습니다. 따라서 봉직의를 관두실 때 그 병·의원 원장님과 개원 후 소득세에 대해 정산하는 것을 미리 논의하고 나와야 합니다. 물론 네트(Net) 계약을 하지 않고 그로스(Gross) 계약을 하신 원장님들은 이런 문제가 없습니다.

이성근 원장_ 근데 요즘에는 그로스(Gross) 급여 체제가 좋다는 걸 아시기 때문에 그로스(Gross) 계약으로 많이 하지 않을까 싶습니다.

전문가_ 네. 그런데 계약은 그로스(Gross)로 하시지만 급여를 줄 때는 네트(Net)로 생각하시는 분이 많습니다. 특히 원장님이 봉직의를 구할 때는 네트(Net) 금액을 정하고 그로스(Gross)로 계약합니다. 그래서 봉직의 분들은 네트(Net)금액만 알고 세전급여가 얼마인지 모르는 분이 많습니다. 봉직의를 포함한 직원들에게 네트(Net) 급여가 아닌 그로스(Gross) 급여를 알려준다면 실제 연봉으로는 높다는 것을 인식할 수 있으서 사기진작에 도움이 될 수 있습니다. 또한 연말정산시 환급받는 금액을 직원이 가져가게 되면 연말정산에 필요한 서류도 적극적으로 제출하게 됩니다.

급여는 항상 주는 사람은 많다고 생각하고 받는 사람은 적다고 생각합니다. 네트(Net)로 계약하게 되면 원장님은 네트(Net)로 계약하지만 4대보험료 등을 생각해서 급여를 많이 준다고 생각할 수도 있는 반면, 직원은 네트(Net) 금액을 급여로 생각해서 적다고 생각할 수도 있습니다. 따라서 봉직의를 포함한 모든 사람의 근로계약서를 작성하시고 연봉에 대해 인식시켜주는 것도 좋은 방법입니다.

이성근 원장_ 개원하는 첫해는 봉직의 급여와 합산해서 종합소득세를 신고하기 때문에 곤란을 겪는 경우가 있는데 사실 좀 어렵기는 하거든요. 쉽게 풀어서 설명해 주세요.

전문가_ 종합소득세는 그야말로 개인이 1월 1일부터 12월 31일까지 벌어들인 소득에 대해서 세금을 내는 것입니다. 열거된 소득에 한하여 종합소득세를 내는 것이라 부동산 양도소득, 퇴직소득 등은 합산해서 과세되지 않습니다. 봉직의로 일해서 벌어들인 근로소득과 개원을 해서 벌어들인 사업소득은 합산해서 신고해야 합니다. 소득이 적으면 낮은 세율을 적용받지만 소득이 올라갈수록 높은 세율을 적용받습니다. 과세표준 8천8백만원 이상부터 35% 세율을 적용받습니다. 여기에 지방소득세 3.8%와 건강보험료 약 8%(장기요양보험료 포함)까지 하면 8천8백만원 이상되는 소득의 반은 세금이라고 생각하시면 됩니다.

봉직의 급여가 이미 1억원이 넘으면 개원해서 벌어들인 소득은 이미 높은 세율 구간에 들어가기 때문에 조금만 벌어도 많은 세금을 내야 합니다. 그래서 앞에서 말씀드린 것처럼 봉직의로 일한 병·의원의 원장님과 소득세 문제를 미리 상의하고 나와야 한다는 것입니다.

이성근 원장_ 봉직의의 퇴직금 문제도 사실은 좀 예민한 문제일 수도 있을 것 같아요

전문가_ 네. 가끔 퇴직금을 안 받기로 하고 봉직의로 일하시는 분들도 많습니다. 그렇게 되면 퇴직금 받을 권리는 있지만 많은 분들이 포기하는게 현실입니다. 퇴직금은 세전금액으로 산정하기 때문에 그로스(Gross)로 계약을 하면 퇴직금은 늘어나게 됩니다. 그러나 실제로 그로스(Gross)로 계약한 것 때문에 퇴직금이 늘어난 것은 아니고 원래 세전소득에 대해 퇴직금을 주는 것이 맞기 때문이라고 생각하시면 됩니다. 제가 상담한 원장님 중에는 봉직의 급여 중 일부를 카드 쓰는 것으로 하고 급여로는 적게 받은 분도 계셨습니다. 그런데 이렇게 하면 안 됩니다. 봉직의가 병·의원을 위해 카드를 쓴 것이 아니기 때문에 설사 사업

용 카드를 썼더라도 비용으로 인정받지 못합니다. 원장님께서 혹시 봉직의를 구하실 때 이렇게 급여를 책정한다면 비용이 부인당할 수 있으니 유의하시기 바랍니다. 병·의원은 아직도 급여를 주는 방식이 다른 사업자와 다른 점이 많은 게 현실입니다.

이성근 원장_ 세무사님과 봉직의 퇴사 전부터 논의는 필요할 것 같습니다. 그래서 저는 세무사님과 일찍 만나야 한다고 생각합니다.
전략적인 접근이 필요하기 때문에 개원을 준비하는 원장 입장에서 세무를 중요하게 여겨야 한다고 강조하고 싶습니다.

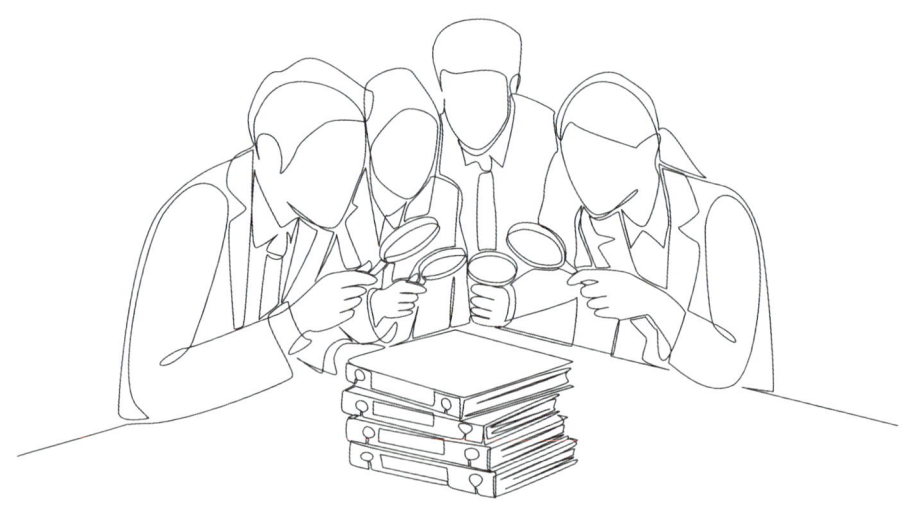

PART IV 대출&세무&의료기기의 실전

개원을 하는 원장님들이 알아야 할 '세무' 실전 사례

6. 중고 의료장비 매입시 적격증빙 확인

개원을 할 때 중고 의료장비를 구입하는 경우가 있는데 폐업한 병·의원에서 의료장비를 구입할 경우 등 의료장비에 대해 적격증빙을 받지 못하는 경우가 있습니다. 이 경우 계약서를 구비하고 반드시 대금은 사업용계좌에서 송금하셔야 합니다. 거래 상대방이 적격증빙을 줄 수 없는 경우가 아니라면 증빙불비가산세의 대상이 되고, 증빙과 대금지급을 입증할 수 없으면 의료장비에 대한 경비까지 부인당할 수 있기 때문입니다.

앞서 당부드렸던 세금계산서를 받지 않고 대금을 결제한 경우도 이에 해당합니다. 과거에는 종종 부가가치세 환급을 받지 못하는 병·의원에서 세금계산서를 받지 않는 경우가 있었고, 이를 유도하는 사업자가 있었습니다. 지금은 많이 투명해졌지만 그래도 아직 존재하고 있습니다.

이성근 원장_ 중고 의료장비 매입 시의 적격 증빙 문제도 중요하죠?

전문가_ 개원하실 때 중고 장비를 사시는 분이 계십니다. 폐업한 병·의원에서 사는 경우 계산서나 세금계산서를 발급받지 못합니다. 이럴 때는 계약서를 작성하시고 대금을 지급한 증빙은 갖춰 놓으셔야 합니다.

반드시 구입한 사람에게 송금을 하시는 것이 좋습니다. 나중되면 기억을 못하시니 송금하실 때 기록해 놓고 세무사 사무실에 송금증을 주시는 것이 좋습니다. 송금증을 주시지 않으면 자산으로 인식할 수도 없고 비용처리할 수도 없습니다. 원장님이 비용인정을 받으려면 증빙을 잘 갖춰놓아야 합니다.

이성근 원장_ 과거에는 통했던 방법들이 요즘에는 안 되는 게 너무 많잖아요. 세무사님도 이야기하셨지만 요즘 세무는 너무 투명해졌습니다. 이제 꼼수는 안 통하는 시대인 것 같아요. 특히 의사들은 고소득군이기 때문에 항상 눈에 불을 켜고 쳐다보고 있잖아요.

전문가_ 네. 맞습니다. 소득세를 신고하면 적격증빙에 대한 분석도 같이 하므로 유의하셔야 합니다. 또 보통 돈을 버시면 부동산을 사고 싶어 하십니다. 고가의 부동산을 산다면 재산취득자금조사에 대비해야 합니다. 결국 충분한 소득을 신고하지 않고 부동산을 취득하면 재산취득자금조사 대상이 될 수 있으니 여러 가지 이유로 반드시 성실신고하셔야 합니다.

7. 인건비 신고 누락 확인

이성근 원장_ 인건비 신고도 주의해야 하죠?

전문가_ 간호사를 채용하는 부분에 대해서는 인건비 신고를 해야 하는 것은 당연히 알고 계시지만, 청소 등의 업무를 하시는 분의 인건비를 신고해야 하는 것을 놓치고 계시는 원장님들이 있습니다.
원칙적으로 인건비를 지급하는 것은 모두 다 신고해야 합니다. 다만 상황에 따라 근로소득자, 자유직업소득자, 기타소득자, 일용직 등으로 신고하는 것이니 인건비를 지급해야 하는 경우가 발생하면 기장하는 세무사 사무실에게 연락하셔서 적절한 신고를 해야 합니다. 보통은 원장님들이 신고를 해야 하는지도 모르고 계시는 경우가 많습니다.
전단지 붙이는 아르바이트생들의 경우 경비 인정을 받으려면 인적사항은 적어 놓으시고, 비용은 반드시 통장으로 이체해 주시는 것이 좋습니다. 적은 금액이라도 모두 다 신고하는 것이 원칙입니다. 따라서 인건비를 지급할 때는 세무사 사무실에 물어보시고 지급하셔야 합니다.

이성근 원장_ 병·의원에서 지출되는 모든 경비는 증빙이 돼야 된다는 거죠. 3.3% 이야기 많이 하잖아요. 그 이야기를 해주세요.

전문가_ 우리가 3.3%로 알고 있는 사람은 자유직업소득자입니다. 자유직업소득자는 일한 만큼 소득을 받아가는 것입니다. 실질은 자유직업소득자가 아닌데 4대보험 등의 이유로 자유직업소득자로 신고하는 경우가 있는데, 최근에 국세청에서 일제히 공문을 보내서 계약서 등을 제출하라고 했습니다. 건강보험공단에서 건강보험료 징수를 위해 사업주에게 자유직업소득자와의 계약서를 요구한 것입니다. 이 과정에서 실질이 근로소득자임이 확인된다면 사업주에게 건강보험료가 청구될 수 있습니다.

다시 자유직업소득자로 돌아와서 자유직업소득자에게 돈을 줄 때는 지급하는 금액에서 3.3%를 제외하고 줘야 합니다. 차감한 3.3%는 원장님이 국세청과 지방자치단체에 납부해야 합니다. 그리고 자유직업소득자의 주민등록번호와 지급 금액을 매월 신고해야 합니다. 따라서 자유직업소득자에게 돈을 지급해야 할 일이 생기면 바로 세무사 사무실에 연락하여 인적사항과 지급금액을 알려주시기 바랍니다.

이성근 원장_ 근로자 계약을 할 때는 전략이 필요한데, 노무사나 세무사의 도움이 필요해요.
왜냐하면, 국가에서 주는 혜택이 너무 많기 때문입니다.

전문가_ 전략적인 접근이라고 하면 좀 이상하지만 맞는 말씀입니다. 고용을 증대한 기업에게 세제 혜택을 주는 것이 있는데, 고용을 증대한 것을 계산하는 방법이 특이합니다. 매일 매일 직원의 수를 계산하는 것이 아니고 매월 말일의 직원 수를 계산하게 되어 있습니다. 계산을 편하게 하려고 했는지는 몰라도 직원수를 계산하는 규정이 그렇기 때문에 피해를 보는 기업이 발생할 수도 있습니다. 알기 쉽게 설명하면 이렇게 됩니다. 원장님이 3명의 간호사를 처음부터 고용했는데 1명이 25일날 나가게 되었습니다. 원장님은 다른 직원을 뽑았지만 이 직원은 2일날 입사하게 되었습니다. 그러면 직원이 나간 한 달은 직원 수가 2명이 되어 연평균 직원 수가 줄어들게 됩니다. 이렇게 되면 고용증대세액공제를 3년 동안 받을 수 없게 되고 이미 받은 세액공제액을 다시 납부하게 되는 경우가 생깁니다. 원래 세법의 의도는 고용을 증대시킨 기업에게 혜택을 주려고 했지만 계산 방법의 문제로 불공평한 일이 발생할 수 있습니다. 원장님의 머리 속에는 계속 직원이 3명인데 이해할 수 없는 일이 생기는 것입니다. 그래서 직원이 나가게 될 때 유급휴가를 줘서 퇴사일을 말일로 하는 것이 더 이익이 될 수 있습니다. 병·의원이 안정기에 접어들어 간호사의 숫자가 일정하게 유지된다면 세액공제 받을 일이 없겠지만 이제 개원한 원장님들은 간호사가 자주 바뀌는 일이 많습니다. 따라서 지나치게 많이 바뀌는 경우 미리 고용증대세액공제에 미치는 효과를 계산해 달라고 하시는 것도 방법입니다. 저희 사무실에서는 미리 검토하고는 있지만 직원이 나가는 것은 어떻게 할 수 없는 부분이라 원장님께서도 관심을 가지고 체크하시는 것이 좋습니다.

병·의원은 아니지만 저희 거래처 중에 직원 0.1명 때문에 1억 이상 공제를 못 받을 수 있는 경우도 있어서 미리 알려드린 경험도 있습니다. 말씀드렸듯이 직원은 늘었지만 월 말이 되기 전에 퇴사를 해버려서 숫

자상으로 줄어든 것처럼 되는데, 그 피해가 억 대가 되는 경우도 있을 수 있기 때문에 주의하셔야 합니다.

이성근 원장_ 참 안타까운 일입니다.

전문가_ 그렇게 계산하게 되어 있기 때문에 미리 알려 드리고 있습니다. 그런데 세법이 개정될 수도 있고 공제 연도가 바뀔 수도 있기 때문에 담당 세무사에게 세액공제액을 안내받는 것이 좋을 듯 합니다.

이성근 원장_ 직원을 뽑을 때도 전략이 필요하거든요. 나이에 따라서 세액 공제되는 부분도 있기 때문입니다.
나이 많은 사람을 직원으로 채용했을 때는 세액공제가 적게 되잖아요. 그건 너무 불합리하지 않나요?

전문가_ 네. 불합리한 것이 청년 인원 수 때문에도 발생하기도 합니다. 통합고용증대 세액공제로 바뀌면서 청년 등의 나이가 34세로 되었습니다. 근데 이것은 청년 실업을 해소하려고 국가에서 정책적으로 추진하는 것입니다. 청년을 고용하면 세액공제가 올라가는 것은 맞지만 청년은 퇴사를 많이 하는 경향이 있는 것도 사실입니다. 퇴사를 해 버린다면 그 효과가 없거나 계산방식에 의해 손해가 될 수도 있습니다. 즉, 퇴사한 청년 때문에 다른 청년도 청년으로 공제 못받는 경우가 생깁니다. 따라서 처음에 개원할 때 청년이 세액공제가 많다고 청년을 우선 뽑는 것은 좋은 생각은 아닌 것 같습니다. 실제로 병·의원에 필요한 인력을 뽑는게 맞습니다.

이성근 원장_ 인건비 이야기가 나와서 이 이야기까지 나왔는데요. 직원의 비용 처리는 누락 없이 그리고 노무사와 세무사의 전략적인 접근이 필요하다는 점을 강조드립니다.

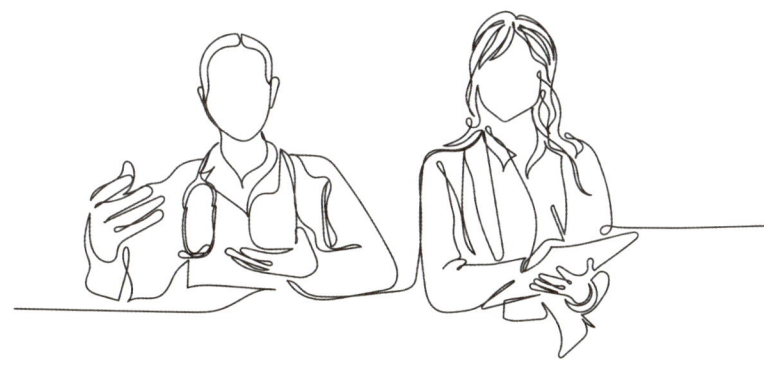

PART IV 대출&세무&의료기기의 실전

개원을 하는 원장님들이 알아야 할 '세무' 실전 사례

8. 사업용 카드, 개인카드 등 사업용으로 사용하면 경비처리 가능

이성근 원장_ 이 부분은 할 말이 너무 많은데요.

전문가_ 네. 그런데 원칙은 너무도 간단합니다. 사업용 카드로 사용하든지 개인카드(국세청에 등록 안 된 카드)로 사용하든지 병·의원 사업을 위해 쓴 비용은 다 경비처리됩니다. 사업용 카드를 사용하더라도 병·의원사업을 위해 쓴 것이 아닌 사적 비용이라면 경비처리되지 않습니다. 사업용 카드는 새로 발급받아도 되고 기존의 카드를 등록해서 사용해도 됩니다. 병·의원 이름이 적혀있지 않은 카드도 국세청에 등록만 하면 사업용 카드가 됩니다. 사업용 카드가 아닌 카드를 사용하였다고 해서 병·의원의 경비로 인정받지 못하는 것은 아닙니다. 실제로 병·의원 운영을 위해, 즉 사업을 위해 사용하였다면 신용카드영수증(카드내역서 포함)은 적격증빙이 되어 경비처리가 가능합니다.

국세청에 사업용 카드로 등록이 되어 있다면 그 카드는 사업을 위해서만 사용하는 것이 좋습니다. 국세청에서 카드사용내역을 항시 열람할 수 있으며 분석합니다. 언제 어디서 몇시에 사업용 카드를 썼는지 분석해서 사적사용처로 의심되는 미용실, 휘트니스, 아이 학원비 등은 종합소득세 신고 안내문에 사용 건수와 금액이 안내되어 나오기도 합니다.

주말에 사용하거나 심야에 사용한 내용 등도 안내되어 나옵니다. 실제로 기장하는 과정에서 경비로 넣지는 않지만 국세청의 분석시스템에서 사적사용 금액이 크다고 분석이 된다면 세무조사로 이어질 수도 있습니다.

체크카드도 사업용 카드로 등록할 수 있고, 사업자명이 적혀 있으면 상품권 구입도 가능합니다. 그렇지만 구입한 상품권이 모두 경비처리되는 것은 아닙니다. 사업을 위해 써야지만 비용 처리됩니다. 그래서 상품권은 누구한테 언제, 얼마를 줬는지 정도는 간단하게 비망 기록은 해 놓으셔야 합니다.

이성근 원장_ 경비처리와 관련된 내용은 세무사를 만나서 이야기를 많이 해야 될 것 같아요. 굉장히 구체적이고 실질적인 이야기가 많이 필요한데요.

전문가_ 일단 개원 전에 원장님들한테 조언을 드리자면 개원 전에 지출된 개원에 관련된 경비는 추후에 다 경비처리가 됩니다.

이성근 원장_ 직접 세무사님과 만나서 이야기를 나눠보면 훨씬 더 도움이 되는 정보들을 많이 얻을 수 있을 겁니다. 경조사 비용도 건당 20만 원씩 인정이 되잖아요?

전문가_ 네. 그렇지만 모든 게 그랬듯이 경조사비가 비용으로 인정받기 위해서는 대전제가 사업을 위해서 사용한 경조사비만 인정받는다는 것입니다. 사업과 상관없는 사람에 대한 경조사비는 비용으로 인정받지 못합니다. 그렇지만 좋은 점은 사업과 연관성이 있는 사람들에 대한 경조사비용은 인정받을 수 있다는 것입니다. 병·의원 운영이나 의료에 대한 고민을 같이 하고 도움을 받는 분들에 대한 경조사비는 사업용으로 인정받을 수 있습니다. 봉직의로 일할 때는 경조사비가 비용으로 인정받을 여지가 없지만 병·의원을 운영하면 경조사비가 접대비(기업업무추진비)로 인정받을 수 있습니다.

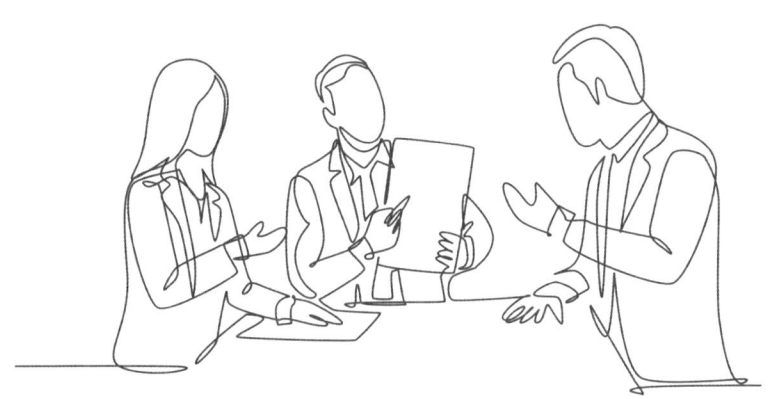

PART IV 대출&세무&의료기기의 실전

개원을 하는 원장님들이 알아야 할 '세무' 실전 사례

9. 사업용 계좌 사용 확인

전문가_ 병·의원 사업자는 사업용 계좌를 국세청에 등록하여야 합니다. 사업용 계좌는 여러 개 등록이 가능합니다. 병·의원 수입과 사업용 지출 등은 사업용계좌를 사용해야 하며, 병·의원 수입 통장과 지출 통장을 각각 사용할 경우 두 계좌 모두 등록해야 합니다. 공단부담금, 신용카드매출 입금액 등의 수입과 인건비, 사업용 카드 대금 등 주요 지출은 사업용계좌를 사용하여야 합니다. 원장님의 기존계좌 등록도 사업용계좌로 등록 가능합니다. 반드시 등록된 계좌 뒤에 병·의원 이름이 있을 필요는 없습니다.

사업용계좌를 사용하기 때문에 원장님의 다른 계좌로 돈을 인출하면 어떻게 되냐고 질문하시는 분이 계시는데, 본인 계좌로 언제든지 돈을 인출할 수 있고 언제든지 필요에 따라 다시 입금할 수 있습니다. 사업용계좌는 이자율이 높지 않기 때문에 많이 넣어두시는 것은 손해가 될 수 있기 때문에 정기예금으로 옮겨놓으시는 분도 계십니다.

그러나 사업용계좌에 잔금이 거의 없고 자산이 부채보다 많은 경우 초과인출금이 발생하여 이자비용이 부인당할 수 있습니다. 개원 초기에는 자산에 대한 감가상각이 다 이루어지지 않아 초과인출금으로 인한 이자비용 부인이 거의 발생하지 않습니다. 만약 초과인출금이 발생한다면 세무사 사무실에서 그 부분에 대한 안내가 있을 것입니다.

사업용계좌는 한 개를 써도 되고 여러 개를 사용해도 됩니다. 은행계좌에서 날짜별로 입금액 합산과 출금액 합산이 되어 계산하기 쉽기 때문에 입금액과 출금액을 정리하고 싶어서 여러 계좌를 사용하실 필요는 없습니다. 간혹 출금계좌에 돈을 넣는 것을 깜박하여 연체되는 원장님도 계시기도 하므로 필요에 의해 계좌를 사용하시면 됩니다.

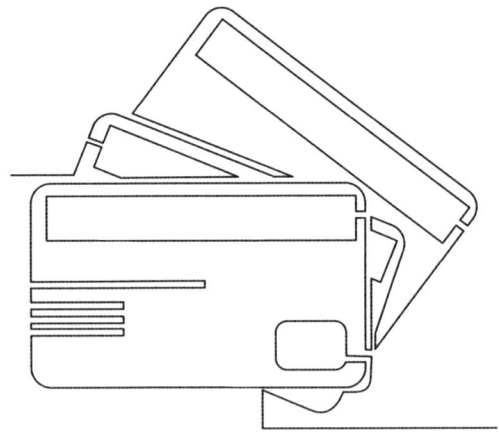

PART IV 대출&세무&의료기기의 실전

개원을 하는 원장님들이 알아야 할 '세무' 실전 사례

10. 종합소득세 신고소득율 확인

이성근 원장_ 신고소득률 때문에 세무조사 이야기도 나오는데요. 어떤 이야기인가요?

전문가_ 과거에는 신고소득율만 가지고 세무조사를 선정하던 시대가 있었습니다. 소득율이란 매출액 대비 이익률이라 생각하시면 됩니다. 세무조정 때문에 정확한 이익률이 아니라 세무상 이익률이라 생각하시면 됩니다. 가끔 원장님들이 친구 병·의원은 소득률이 낮은데 왜 우리 병·의원은 높은가 물어봅니다. 또 개원하고 소득이 점점 올라가야지 한꺼번에 많이 올라가면 안 된다는 말씀도 하십니다.

소득률이 달라지는 이유는 여러 가지가 있습니다. 첫 번째, 지역에 따라 임대료 차이가 많이 납니다. 같은 평형이라도 두 세배 차이나는 경우가 많습니다. 두 번째로 많이 다른 것이 광고비 지출입니다. 광고비가 몇 백만원 안되는 병·의원도 있지만 억대로 광고비를 지출하는 곳도 있습니다. 인건비도 차이도 소득률의 차이를 만듭니다. 기부금도 소득률 차이를 만듭니다. 간혹 큰 금액을 매년 기부하는 원장님도 계시기 때문에 소득율 차이의 원인이 되기도 합니다. 매출액도 소득률 차이의 원인이 됩니다. 매출액이 크면 일반적으로 고정비가 비슷하기 때문에 소득율이 올라갑니다. 그러나 매출이 늘어 봉직의를 고용하면 높은 봉직의의 급여 때문에 전체 이익은 올라가지만 소득율이 떨어지는 경우도 많이 있습니다. 따라서 단순 비교만 가지고 소득율을 판단하기는 어렵습니다.

소득율은 대부분 개원초기에는 낮다가 점점 올라가게 됩니다. 가장 큰 이유는 감가상각 때문입니다. 차량을 제외한 자산은 정률법을 사용해서 감가상각하는데 정률법 계산 구조상 감가상각비는 첫 해가 가장 크고 계속 매년 감소합니다. 시설장치, 의료기기 등 초기 시설투자 자산이 감가상각으로 비용처리되는 금액이 매년 줄어들어 6년이 되는 해에는 감가상각비가 없기 때문에 매년 소득율이 올라가는 것입니다. 감가상각비는 한도액 내에서 임의로 조절할 수 있고 감가상각방법도 정할 수 있습니다. 정률법을 선택하든 정액법을 선택하든지 한도액 내에서는 계상할 수 있기 때문에 소득률 조절의 효과가 있습니다. 첫 해에는 일부러 감가상각을 다 하지 않는 방법도 있으니 담당세무사와 상의하시기 바랍니다.

이성근 원장_ 일반적으로 개원 연차가 늘어나면 소득률이 높아지잖아요?

전문가_ 그렇습니다. 비용이 점점 줄어들면 소득율은 올라가는 것입니다. 소득율이 올라가는 것을 임의로 조절하는 것에는 한계가 있습니다. 그리고 현재 국세청에서는 AI 도입으로 수입금액 분석, 인건비 분석, 신용카드 분석, 재산취득자금 분석 등 다양하게 종합소득세 신고 분석을 하고 있습니다. 단순히 소득율만 가지고 세무신고를 판단하는 것은 금물입니다.

이성근 원장_ 실질적으로는 소득율의 단순 비교는 힘들죠?

전문가_아까 말씀드린 것처럼 병·의원마다 인건비 차이도 있고 임대료 차이, 광고비 차이도 있습니다. 이런 것들이 모여 소득율 차이를 만듭니다. 교회에 11조를 열심히 하는 원장님은 소득율이 다른 원장님보다 많이 낮아지게 되는 것도 있습니다. 경비는 통장을 포함해서 전부 다 꼼꼼히 체크해서 넣고 있으므로 소득율이나 세금의 크기를 가지고 세무사가 일을 잘했는지 못했는지 판단할 수는 없습니다.

이성근 원장_ 이제는 정직하게 가는 게 정석인 것 같습니다.
개원한 의사들이 걱정하는 것 중에 하나가 세무조사입니다. 세무조사에 대해서 이야기를 해 주세요.

전문가_병·의원을 세무조사할 때 가장 안좋게 보는 것은 매출 누락입니다. 경비 부분에서 사적 사용 그러니까 가사 경비라고 하는 혼용될 수 있는 부분들에 대해서는 조사에 의해 세금을 낼 수 있습니다. 사업과 관련이 없는 개인적 지출에 관한 비용을 부인당하고 세금을 내는 것입니다. 개인적 지출인지 아닌지에 대해서는 논란의 여지가 있을 수 있습니다.

그러나 매출누락은 다릅니다. 세금을 포탈하기 위해 고의적으로 매출 누락을 한다면 세무조사 중에도 조사대상 사업년도가 늘어날 수 있습니다. 얼마 전에는 미등록 카드 단말기 회사를 이용하는 사업자들에 대한 세금추징이 있었습니다. 절세단말기라고 해서 실질은 탈세의 목적으로 단말기를 사용하는 것이었고 이 결제대행사는 국세청에 신용카드 결제정보를 통보하지 않는다는 것을 홍보하면서 절세라고 미화시켰습니다. 미등록 카드 단말기 회사를 이용한 매출에 대해서는 사기 기타 부정한 경우로 보아 지난 10년간에 대해 세금을 과세할 수 있기 때문에 절세가 아니라 이러한 단말기 업체를 이용하면 세금폭탄을 맞습니다. 이런 경우는 죄질을 나쁘게 보기 때문에 가산세율도 40%가 될 수 있습니다. 또한 현금결제를 유도하고 다른 사람의 계좌로 돈을 받아 매출에서 누락하는 경우도 있는데, 요즘은 세파라치라고 해서 일부러 녹음하고 신고하는 분도 있으니 유의하시기 바랍니다.

그런데 매출을 다 신고하셔도 주의해야 되는 것이 있습니다. 10만원 이상 진료비에 대해 현금으로 받으시면 현금영수증을 발행해야 합니다. 매출을 다 신고했지만 이와는 별개로 미발행 금액의 20%를 가산세로 납부하셔야 합니다. 환자가 현금영수증을 요청하지 않을 경우에는 국세청 지정코드(010-000-1234)로 현금영수증을 자진해서 발급할 수 있으니 잊지 말고 발급하시기 바랍니다. 실제로 세무조사에서 현금영수증 관련 가산세를 다른 경비 부인에 대한 세금보다 많이 낸 경우도 있었습니다.

이성근 원장_ 세무사님 이야기를 들어보면 세법은 변하는 것 같습니다.

그래서 원장들도 정기적으로 교육을 받을 필요는 있는 것 같고, 업그레이드 내용을 알아야 될 필요가 있는 것 같아요.
특히 노무 관련해서 세액공제도 많이 바뀌는 것 같고 세금 관련해서도 많이 바뀌는 것 같아서 항상 새로운 정보를 주의 깊게 예의주시해야 될 것 같습니다.

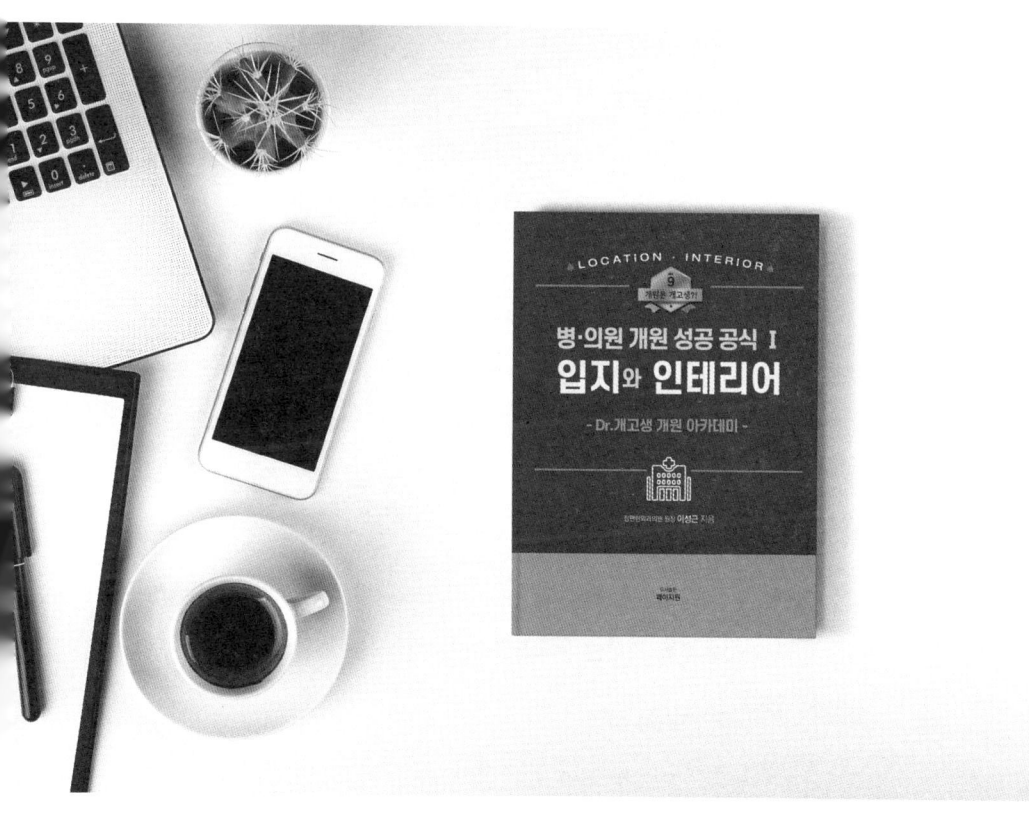

11. 기존 병·의원 인수시 세금계산서/계산서 발급 확인 및 영업권 확인

기존 병·의원을 인수하는 경우 양도·양수 계약서를 씁니다. 여기에는 인수하는 자산의 금액과 양도인과 양수인의 권리 의무가 명시되어 있습니다. 병·의원의 인수는 통상 영업권이라는 무형의 자산과 각종 시설장치 등의 유형의 자산이 인수되는 것입니다. 유형자산과 무형자산에 대한 취득원가가 계약서에 명시되어야 하며, 무형의 자산인 영업권에 대해서는 돈을 지급할 때 지급하는 금액의 8.8%를 제외하고 지급하여야 합니다. 만약 병·의원 건물을 같이 인수한다면 영업권은 양도소득세 대상이 될 수 있으니 세무사와 상의해야 합니다.

병·의원의 양도·양수가 포괄적양도·양수가 되느냐 안되느냐에 따라 세금계산서나 계산서 발급의무가 달라집니다. 직원이 모두 승계되고 포괄적양도·양수가 맞다면 세금계산서나 계산서를 받지 않아도 됩니다. 그러나 포괄적양도·양수 조건에 해당하지 않는다면 과세사업이 있는 병·의원의 경우는 부가가치세 문제가 있을 수 있으니 유의해야 합니다. 개원을 준비하실 때 세무사 사무실과 충분히 상의하시기 바랍니다.

기존 병·의원에서 근무하던 직원의 퇴직금 문제도 명확히 계약서에 적어야 하고, 기존에 미리 진료비를 지급한 환자들에 대한 리스트나 매출금액 신고 여부도 확인해야 합니다.

기존 병·의원을 인수하면 창업이 아니므로 통합고용증대세액공제는 추가로 고

> 용한 직원에 대해서만 받을 수 있고, 기존의 직원에 대한 통합고용증대세액공제는 받을 수 없습니다.

이성근 원장_ 양도 양수가 문제의 소지가 많죠. 특히 세무적으로 봤을 때 신경 쓸 게 너무 많아요. 그래서 세무사님과 반드시 충분한 상의가 필요합니다.

전문가_ 계약서가 중요합니다. 계약서에 적지 않게 되면 증빙이 없어 경비처리 하는데 문제가 됩니다. 특히 영업권의 경우 신고를 하기 어려운 경우가 많습니다. 기존 병·의원 원장님이 신고하기를 꺼리거나 실제 금액보다 적게 쓰는 경우도 있는 것 같습니다. 그러나 이 경우 비용처리가 어려울 수 있는 점을 알고 계셔야 합니다.

이성근 원장_ 세무적인 문제 또는 자금 부분에서 잘 모르시고 접근을 하시면 호갱이 될 수 있습니다. 많이 당할 수 있습니다.

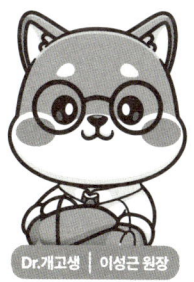

개원을 하는 원장님들이 알아야 할 '세무' 실전 사례

12. 공동개원시 출자금 및 손익분배비율 확인

이성근 원장_ 공동개원도 굉장히 전략적인 접근이 필요하지 않나요?

전문가_ 공동개원을 할 때 사업자등록증을 받으려면 동업계약서를 작성하여 세무서에 제출하여야 합니다. 동업계약서에는 출자금, 손익분배비율이 적혀 있어야 합니다. 손익분배비율은 실제로 분배되는 비율이어야 합니다. 또한 공동개원하시는 원장님들의 인감증명서도 제출되어야 합니다

동업은 어려운 일입니다. 처음에는 좋은 의도로 출발하였지만 사소한 일이 오해를 사고 반복되면 대부분 동업을 유지하기 어렵습니다. 동업을 생각하시는 원장님들을 만나면 '내가 손해 본다.'는 느낌으로 동업을 해야 유지된다고 말씀드립니다. 동업이 깨지는 가장 큰 원인은 불공정하고 '내가 손해본다.'고 생각하기 때문입니다. 손해보는 것에는 진료시간, 환자 수, 사업용 카드 사용문제 등 여러 가지가 있을 수 있습니다. 따라서 이러한 부분들을 사전에 논의하시는 것이 좋습니다.

공동개원을 위한 출자금에 대한 대출이자는 비용 인정이 안됩니다. 다만 공동으로 병·의원 운영하다가 차입한 대출에 대한 이자는 비용으로 처리됩니다. 개인으로 혼자 다 대출받으면 아무런 문제없이 다 비용처

리가 되는데 공동 사업자 출자금에 대해서는 이자 비용 처리 안 하는 규정이 있습니다. 출자금에 대한 대출만 경비처리가 불가능한 것이고 공동사업을 운영하면서 필요한 자금대출에 대한 이자는 경비처리가 가능한 것입니다.

공동개원할 장소를 알아보고 임대차계약서를 쓰기 전에 임대차 계약금 정도에 해당하는 금액을 출자금으로 하는 동업계약서를 작성하고 시작하여야 합니다. 동업계약서에 개업에 필요한 대출까지 고려한 금액을 모두 출자금으로 적는다면 대출금에 대한 이자는 비용으로 인정받을 여지가 없습니다. 주의하셔야 합니다.

이성근 원장_ 대출 이자에 대한 비용 인정도 좀 복잡하군요.

전문가_ 네. 단독개원하는 원장님들이 당연히 받는 개원에 필요한 대출금에 대한 이자를 받지 못하면 세금으로 엄청 손해입니다. 공동개원하시는 원장님들은 다른 원장님들보다 세무사를 일찍 만나야 합니다.

이성근 원장_ 병·의원을 운영하다가 중간에 동업자가 지분을 넣고 들어올 때도 복잡하죠. 이야기 좀 해주세요.

전문가_ 동업자가 들어오게 되면 손익분배 비율 등에 대한 문제가 생길 수 있습니다. 원장님마다 수입금액도 다르고 의료소모품 등의 경비 부분도 다르게 됩니다. 인테리어, 의료기기 등이 새 것이라면 공동사업으로 들어올 때 일정금액을 내고 들어오기도 합니다. 공동사업에 대한 모든 것을 명확히 누가 어떻게 얼마 벌었는가 정확히 나눌 수 없기 때문에 문제가 발생할 수 있습니다.

원장님 중 한 분이라도 이러한 부분에 대해 의구심이 생겨서 계속 불만을 가지고 있다면 오해가 쌓이고 그렇게 되면 친했던 분들도 결국 사이가 안좋아지고 안보는 사이가 될 수 있습니다. 법적 소송으로 갈라지는 경우도 있고 그렇게까지 안 되더라도 대화를 안해서 중간에 저희가 의견을 전달하는 경우도 있었습니다. 정말 공동사업은 '내가 손해본다.'라는 생각으로 해야 유지됩니다. 실제 손익분배 비율과 세무서에 신고된 손익분배 비율이 다른 경우 세무적으로 문제가 있을 수 있으니 여러 가지로 고려할 것이 많습니다.

이성근 원장_ 공동개원으로 시작을 할 때도 고려해야 될 게 많죠. 세무적으로도 전략이 필요합니다.

전문가_ 네. 처음에 공동개원할 때 제일 주의해야 하는 것이 말씀드린 것처럼 대출금에 관한 것입니다. 공동개원의 경우 단독개원보다 임대면적도 크고, 인테리어 비용도 많고, 의료기기도 많이 구입하기 때문에 대출금에 대한 이자를 더 많이 신경써야 합니다.

PART IV 대출&세무&의료기기의 실전

개원을 하는 원장님들이 알아야 할 '세무' 실전 사례

13. 자동차 관련 세금문제 확인

이성근 원장_ 자동차 관련 세금 이야기는 워낙 관심이 많잖아요. 과거와는 다소 바뀌었죠. 이야기 해주세요.

전문가_ 병·의원에서 필요한 엠뷸런스나 환자이송용 승합차 등에 대한 경비는 모두 인정됩니다. 다만 자가용으로 분류되는 자동차에 관한 비용은 사업을 위해 사용하더라도 모두 경비인정을 받지 못합니다. 자동차 구입비용을 경비로 처리하고자 한다면 구입 형태에 따라 세금계산서 또는 리스료에 대해 계산서를 수취해야 합니다. 가끔 원장님들이 자동차에 대한 적격증빙을 받아야 한다는 사실을 인지하지 못하십니다. 차량에 대한 적격증빙, 즉 세금계산서를 받으셔야 합니다.

자동차에 대한 경비는 자동차 감가상각비, 유류비, 자동차세, 통행료, 수선비, 보험료 등이 있으며, 차량 1대당 1,500만 원이 넘으면 운행일지를 써서 사업용으로 사용한 비율만 경비로 인정 받습니다. 자동차는 반드시 5년동안 정액법에 의해 감가상각하고 800만 원을 초과해서 감가상각하지 못합니다. 감가상각을 초과하는 부분은 사업용에 한하여 5년 이후에 800만 원씩 추인합니다. 즉, 8천만 원짜리 차량을 구입하셨다면 전부 사업용으로만 사용하셨다는 가정 아래 10년에 걸쳐 감가상각비로 비용처리 됩니다.

2번째 자동차에 대해서는 업무전용 자동차보험에 가입해야 합니다. 업무전용 자동차보험을 가입하지 않는다면 50%만 경비인정을 받습니다. 업무전용 자동차보험에 가입하더라도 차량가격에 대한 감가상각비를 모두 인정받으려면 업무사용비율이 100%가 되어야 합니다. 차량 2대가 있을 경우 둘 다 100% 업무사용으로 인정받기는 어렵습니다. 주말에 가족끼리 외식 나갈 때 병·의원에서 비용인정 받는 차량을 전혀 사용하지 않고 다른 차를 사용해야 한다는 뜻인데 현실적으로 불가능한 일입니다.

공동사업자의 경우 한 명의 원장님을 제외한 다른 원장님은 업무전용 자동차보험을 가입해야 사업용 부분에 대해 100% 경비를 인정받습니다. 공동개원하신 분들은 자동차 부분에서 다른 분들에 비해 손해를 볼 수 있습니다. 업무전용 자동차보험의 경우 가족분들이 운전할 때 접촉사고시 보험처리가 안 될 수 있으니 유의하셔야 합니다.

이성근 원장_ 모르시는 분들 무척 많을 것 같아요.

전문가_ 네. 그리고 자동차에 대한 적격증빙을 받아야 한다는 사실도 모르거나 원장님이 바쁘셔서 사업자등록증을 주지 않아 주민등록번호로 세금계산서가 발행되는 경우도 있었습니다. 병·의원 비용으로 인정을 받으시려면 자동차도 사업자등록번호로 세금계산서를 받아야 합니다. 과거에는 자동차 가격이 얼마이던지 모두 비용처리 되는 시절이 있었지만 세법이 자동차에 대해서는 개인적 사용 부분 때문에 비용처리 규정을 강화하고 있습니다. 2024년부터는 고가의 법인 자동차에 대해 연두색 자동차번호를 시행하는 것도 같은 맥락입니다.

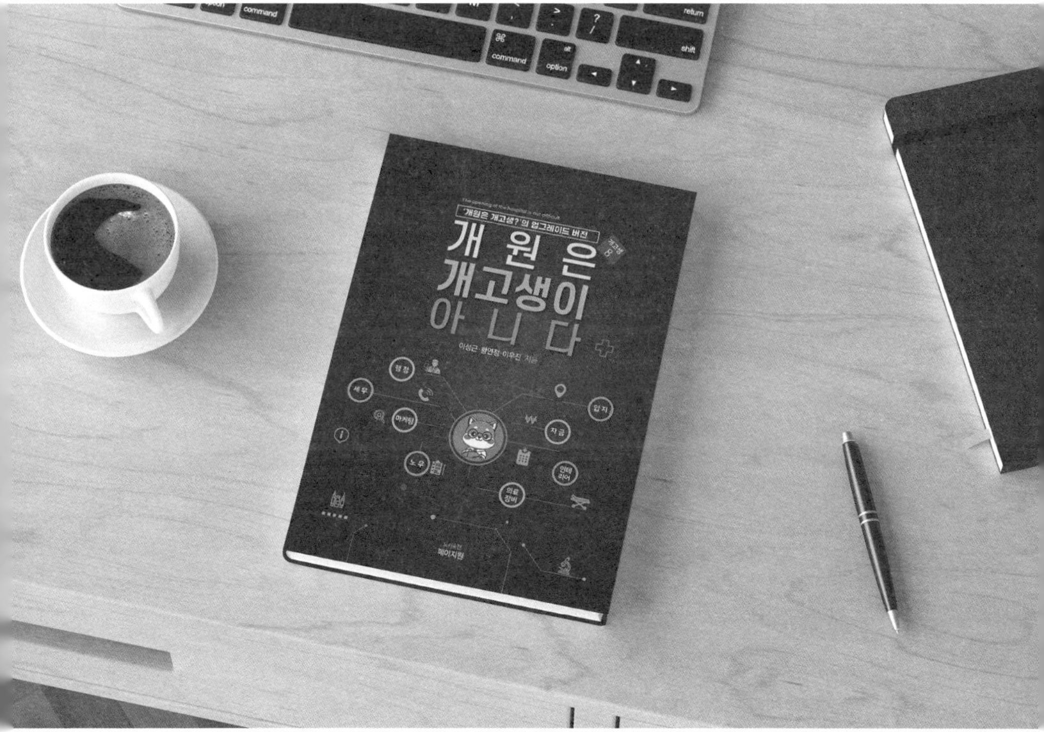

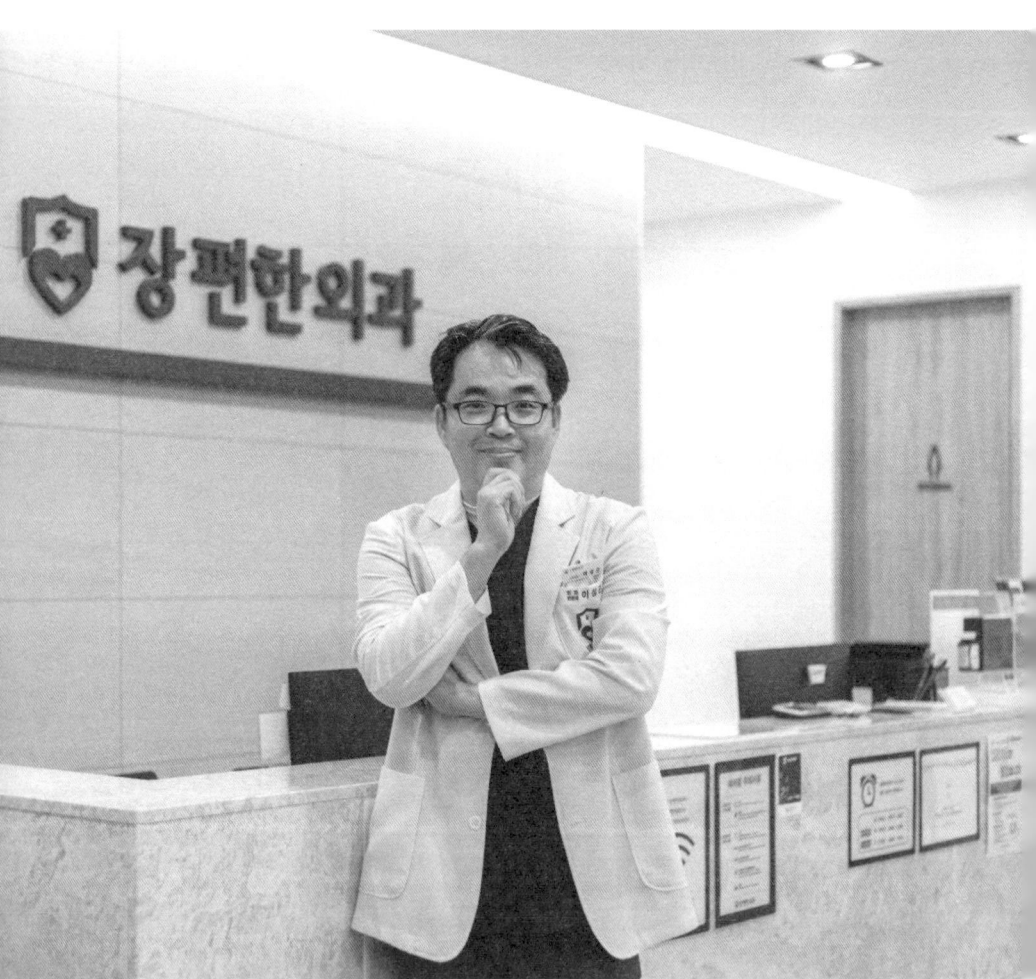

개원을 하는 원장님들이 알아야 할 '노무' 실전 사례

1. 상시 근로자 수에 따른 「근로기준법」 적용에 대한 문제
2. 수습 기간 종료 후 수습근로자 해고에 대한 문제
3. 수습 기간과 계약 기간의 차이에 대한 문제
4. 진료준비 시간의 연장수당 청구에 대한 문제
5. 채용 확정 후 정식 입사일 전 채용 취소에 대한 문제
6. 1년을 넘기자마자 퇴사 의사를 전달하면서 연차수당을 청구하는 사례
7. 개인 사정으로 퇴사 의사를 밝히면서 실업급여를 요청하는 사례
8. 진료 종료 후 10분, 20분씩 늦게 퇴근하여 연장수당을 청구한 사례
9. 근로자의 날에 출근한 직원들이 휴일수당을 청구한 사례
10. 하루 일하고 퇴직한 직원이 근로계약서를 작성하지 못했다고 신고한 사례
11. 시급제 파트타이머(미화, 소독 이모 등)의 주휴수당 청구 사례
12. 네트(Net) 금액을 역산하여 산정한 그로스(Gross) 금액으로 근로계약을 했을 때 입사 첫 달과 퇴직 시 발생하는 이슈
13. 취업규칙 신고에 대한 고용노동부의 공문
14. 경조사 휴가 부여와 관련한 사례
15. 직원이 퇴직하는 경우 마지막 월급을 언제 지급해야 하는지에 대한 사례

PART IV 자금&세무&노무의 실전

개원을 하는 원장님들이 알아야 할 '노무' 실전 사례

1. 상시 근로자 수에 따른 「근로기준법」 적용에 대한 문제

광진구에서 피부과를 개원한 원장님의 사례입니다.

상시 근로자 수가 5인 이상이 되면 대표적으로 연장, 휴일, 야간근로 가산수당이 적용되고, 「근로기준법」상 연차제도가 적용되며, 근로자를 해고할 때 해고 제한 규정이 적용됩니다. 원장님들께서 가장 고초를 겪는 상황 3가지 제도가 적용되기 때문에 상시 근로자를 5인 미만으로 운영하려고 하시는 경우가 많습니다.

해당 피부과 원장님께서는 5인 미만으로 운영하시다가 5인 이상이 되면서 공휴일 근무 시 휴일가산수당 1.5배 수당을 지급하는 상황이 발생하였고, 야간 진료 시 연장가산수당 1.5배 수당을 지급해야 하는 상황이 발생하였습니다. 또한, 새로 채용한 직원의 업무능력이 원장님 생각보다 많이 떨어지는 분이어서 해고를 하려고 할 때, 해고 제한 규정이 적용되어 해고 사유, 해고 절차 등을 고려해야 하는 상황이 발생하였으나 해고 사유에 대한 증빙이 어려워 직원과 협의하여 권고사직으로 마무리했던 경우가 있었습니다.

원장님들께서는 5인 이상 사업장에서는 노무사가 꼭 필요하고 5인 미만 사업장은 노무사가 필요 없다고 생각하실 수 있는데, 근로자를 한 명이라도 고용하면 「근로기준법」이 적용됩니다. 다만 5명 이상으로 근로자를 채용하면 「근로기준법」이 전면적으로 적용이 되는 부분이 있으므로 5명을 기준으로 해서 그렇게 판단하실 수 있습니다.

> 세무사 사무실에서도 노무 업무를 일부 할 수는 있습니다. 하지만 세무사 사무실에서 해주기 어려울 정도로 복잡한 노무 이슈가 발생하게 되면 세무사 사무실에서는 대응하기 어려운 부분이 있으므로 5인 미만 사업장으로 개원을 하시더라도 노무사에게 연락해서 계약해서 하시는 것을 추천합니다.
>
> 또한, 노무사를 만나는 시기에 대하여는 개원하기 전 1개월~1개월 반 정도 전이 좋습니다. 보통 채용 공고를 올리는 시기가 개원 1개월 전인데, 채용 공고를 올리기 전에 노무사를 만나시는 것을 추천드립니다.

이성근 원장_ 상시 근로자 수에 따라 「근로기준법」 적용 여부에 따른 이슈가 많이 있는지 조금 더 자세히 설명해 주실 수 있을까요?

전문가_ 네. 한 사례로 광진구 피부과 원장님께서는 5인 미만으로 운영을 하시다가 5인 이상이 되면서 공휴일 근무를 하게 됐습니다. 그런데 공휴일 근무를 하게 되면서 휴일근로수당을 지급해야 하는지에 대해 근로자분과 이슈가 있었습니다.

그리고 새로 채용한 직원이 있었는데 업무 능력이 생각보다 조금 많이 떨어지는 분이어서 해고하려고 했을 때, 해고 제한 규정이 적용되어 해고 사유나 해고 절차 같은 부분들을 고려해야 하는 상황이 발생했었습니다.

사실상 해고 사유에 대한 증빙이 어려워서 결국은 직원과 협의해서 권고사직으로 마무리했던 경우가 있었습니다.

이성근 원장_ 이것을 노동 분쟁이라고 하나요? 가끔 노동부에 불려갔다는 원장님도 있는 것 같고, 서류로 답변을 보낸 상황도 있는 것 같은데요. 이런 노동 분쟁이 실제로 흔한가요?

전문가_ 노동 분쟁이 병·의원 쪽에서도 예전에는 그렇게 심하지 않았는데, 지금은 본인의 권리를 행사하는 분이 많아지다 보니 노동 사건 또는 노동부에 신고하는 사례가 조금 많아지는 추세입니다.

이성근 원장_ 그래서 저는 노무사와 만나야 할 것 같아요. 사실 소송을 당했을 때 변호사의 도움이 없으면 힘들잖아요. 변호사 선임 없이 직접 변호를 하는 상황도 있다고는 하지만 그런 경우에는 굉장히 어렵고 노사·노무 분쟁에서는 노무사의 도움이 절대적으로 필요하다고 생각합니다. 실제로 그런 노동 분쟁이 됐을 때 노무사가 많이 도와주나요?

전문가_ 네. 변호사가 소송 대리를 하는 것처럼, 노동부에서는 노무사가 노동 사건을 대리할 수 있는 권한이 있으므로 원장님께서 위임해 주시면 노무사가 대리해서 원장님들의 권리 주장을 함께하고 있습니다.

이성근 원장_ 사실 예전에는 이런 일들이 흔하지는 않았어요. 그런데 요즘에는 근로자가 워낙 권리나 자기주장이 뚜렷해져서요. 심지어 원장과의 갈등뿐만 아니라 직원들끼리의 갈등도 신고하는 상황도 있잖아요. 왕따를 당했다거나 또는 성희롱까지는 아니지만, 차별 대우를 받았다는 식으로 분쟁을 일으키면 사실 원장도 힘들게 되고, 또 원장이 오너이기 때문에 책임까지 져야 하는 상황이므로 이전보다는 좀 힘든 시기가 됐다는 생각이 드는데요.
실제로 개원할 때 주로 발생하는 분쟁은 어떤 건가요?

전문가_ 개원 당시에는 사실상 분쟁이 그렇게 많이 발생하지는 않습니다. 왜냐하면, 근무를 시작하지도 않았고, 구인의사가 있어서 채용하는 과정에 있으므로 개원할 때 당시에는 바로 문제가 생기지는 않습니다. 보통 1~2개월 정도 일을 시켜봤을 때 업무 능력이 생각보다 높지 않은 분들이 있는데, 이분들을 내보내는 것에 대한 문제를 항상 어려움을 겪고 계신 것 같습니다.

이성근 원장_ 좋습니다. 구체적인 증례는 앞으로 이어질 거니까 도움이 크게 될 것 같은데요. 5인 이상이냐, 5인 미만이냐에 따라서 큰 차이가 있어서 사실 직원을 몇 명 둘 것이냐를 고민할 때 이 부분도 고려해야 할 것 같아요.

전문가_ 맞습니다. 직원이 많으면 좋다고 생각하고 5인이 넘는 순간, 원장님은 알아야 할 거리가 너무 많고 또 적용되는 「노동법」상의 규정이 너무 많으므로 사실은 심각하게 고민을 해야 합니다.

PART III 입지와 인테리어의 실전

개원을 하는 원장님들이 알아야 할 '노무' 실전 사례

2. 수습 기간 종료 후 수습근로자 해고에 대한 문제

성동구의 성형외과 원장님의 사례입니다.

원장님께서는 개원 3~4년 차에 근로자를 채용하면서 3개월의 수습 기간을 설정하였고, 수습 기간 내 해당 직원은 지각 및 조퇴가 많고, 동료 직원들 사이에도 평판이 좋지 않았습니다. 지금까지는 그래도 지각이나 조퇴를 많이 하는 직원이 없었는데 이번 신입 직원은 근무 시작하고 한 달도 되지 않아서 지각이 1주에 1~2회 정도 반복되었고, 건강상의 이유로 조퇴를 요청하는 상황이 있어 동료 직원들이 해당 직원의 업무까지 해야 해서 동료 직원들도 해당 직원을 딱히 좋아하지는 않았습니다. 수습 기간이 종료되면서 원장님은 해당 직원에게 본채용을 하지 않겠다고 통보했고, 해당 직원은 본인은 근태가 조금 좋지 않았지만 업무 능력이 괜찮았으므로 본채용 거부에 대해서는 받아들이지 못하는 상황이었습니다.

수습 기간이 끝나고 본채용 거부를 하는 상황은 「근로기준법」상 해고에 해당합니다. 따라서 상시 5인 이상 사업장이라면 「근로기준법」에서 정하는 해고의 제한 규정이 적용됩니다. 그렇다면 근로관계 종료 시 일반 직원과 수습직원의 차이는 없을까요? 일반 직원을 해고할 때 10가지 정도의 사유가 필요하다면, 수습 직원을 해고할 때는 5가지 정도의 사유가 필요하다는 차이가 있습니다(이해하기 쉽도록 예시를 든 것이지 실제 10가지, 5가지 사유가 필요하다는 의미는 아님니다). 즉, 해고 사유에 대하여 수습직원은 조금 더 완화해서 판단하고 있으며, 결국 수습직원에게 본채용 거부를 하더라도 해고 사유에 대한 고민이 필요하다는 의미입니다.

이성근 원장_ 수습 종료 후에 수습근로자 해고에 대한 문제인데, 이런 경우가 자주 있는지 조금 더 자세히 설명해 주실 수 있을까요?

전문가_ 개원을 하고 나서 한두 달 정도 이후에 저한테 연락을 주셔서 "조금 마음에 안 드는 직원이 있는데 이분을 내보내려면 어떻게 해야 하냐?", "수습 기간이니까 바로 수습 기간 끝나고 내보낼 수 있지 않겠냐?"라는 문의를 많이 주시는 편입니다.

한 사례를 보자면, 성동구에 성형외과 원장님이 개원하셨는데, 이 원장님 같은 경우에는 개원하신 지 3~4년 정도로 좀 된 분이었습니다. 그러던 중에 근로자를 채용하면서 3개월의 수습 기간을 설정하셨는데요. 수습 기간 내에 이분이 지각이랑 조퇴가 잦아서, 동료 직원들 사이에서도 조금 평판이 좋지가 않았습니다. 지금까지는 지각이나 조퇴하는 직원들이 많이 없었는데, 이번에 뽑으셨던 신입 직원분이 한 달도 되지 않아서 지각이 일주일에 1번에서 2번 정도 반복되었고, 아프다는 이유로 조퇴를 요청하는 경우들이 좀 있었습니다. 그렇게 되면 또 안 받아주시기가 조금 어렵습니다.

아프다고 하는 이유가 있으므로 안 받아줄 수 없다 보니, 그렇게 또 안 나오다 보면 동료 직원들이 해당 직원의 업무까지도 해야 하는 상황이 발생하고, 동료 직원분들도 한두 번 그러는 게 아니다 보니까 해당 직원을 그렇게 딱히 좋아하지는 않았던 것 같습니다.

그래서 수습 기간이 종료되면서 원장님께서는 해당 직원을 본채용을 하지 않고 싶지 않으셔서 직원분께 "본채용을 하지 않고 수습 기간 끝나고 계약 종료를 하겠다."라고 하셨는데 이분은 입장이 조금 달랐습니다. 해당 직원분은 수습 기간 내에 열심히 일했다고 생각하신 상황이라 원만하게 근로관계를 종료하는 것이 어려웠던 사례입니다.

이성근 원장_ 정규직으로 구인 광고를 했는데 계약직으로 체결하는 것도 문제가 되지 않나요?

전문가_ 그게 문제가 될 수 있는 부분입니다.

이성근 원장_ 저는 보통 1년 계약을 하는데요. 처음에 3개월 계약을 하고 그다음에 괜찮다고 판단이 되면 1년 계약을 한단 말이죠. 그리고 1년이 지나면 또 1년 계약을 해요. 이 방법이 나쁜 거는 아니죠? 직원들이 별로 좋아하지 않을 수는 있겠네요.

전문가_ 네. 기간제 근로자 계약서를 작성할 때는 기간을 정확하게 설정하고 '이 근로계약 기간이 지나가면 근로관계는 자동 종료가 되는 것이 원칙이다.'라는 내용을 노무사의 도움을 받아서 계약서를 쓰면 아무래도 근로자 입장은 고용 불안에 조금 우려를 표할 수가 있을 겁니다. 근로자 입장에서는 조금 불리한 조항이긴 한데 오너 입장에서는 안전장치를 하는 과정이라고 생각합니다.

이성근 원장_ 연장선상에서 질문을 드리면, 1년씩 계약을 하면 참 좋을 것 같은데, 2년이 초과하면 계약직도 정규직이 된다면서요?

전문가_ 맞습니다. 2년이 초과하면 계약직도 정규직이 됩니다.
그래서 매년 1년마다 계약을 하는 것은 가능하지만, 2년이 넘어가면 설령 계약직으로 계약을 해도 「노동법」상은 정규직이다.'라고 생각하셔야 합니다.

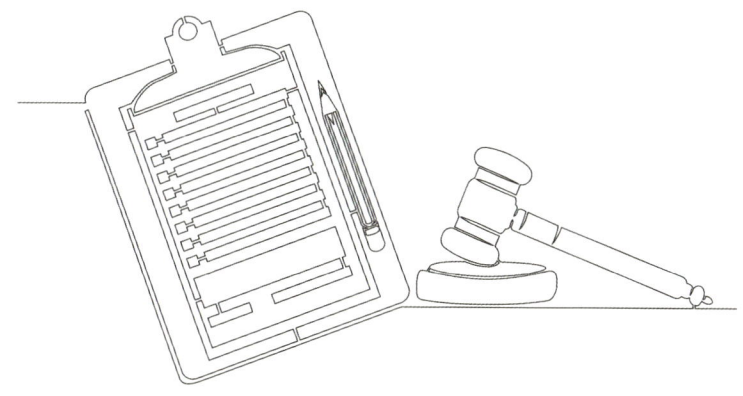

3. 수습 기간과 계약 기간의 차이에 대한 문제

강남의 마취통증과 원장님의 사례입니다.

원장님께서는 수습근로자 계약서를 작성하면서 '수습 기간 3개월 설정 및 근로계약 기간 3개월'을 설정하였습니다. 해당 직원은 수습 기간 내 업무태도와 업무 능력이 부족하였고 이에 수습 기간 또는 근로계약 기간 3개월이 되는 날짜로 근로계약 만료 통보를 받았습니다.

「근로기준법」에서는 근로계약 기간 만료로 인한 근로관계 종료는 원칙적으로 근로관계는 당연히 종료되는 것으로 판단하고 있으며, 예외적으로 근로자에게 계약 기간이 갱신되리라는 기대권이 형성된 경우 계약만료는 해고에 해당한다고 판단하고 있습니다. 즉, 근로계약 기간 만료는 원칙적으로 근로관계가 자동 종료되는 것이기 때문에 원칙은 해고가 아닙니다.

이러한 부분 때문에 기간제 계약을 체결하는 원장님들이 많이 계시고, 해당 과도 근로계약 기간을 3개월로 설정하면서 수습 기간도 3개월로 설정하게 되었습니다. 하지만 해당 직원은 수습 계약이 종료되고 본채용이 거부되었으니 해고에 해당한다고 주장하여 노동위원회에 신고까지 하게 되었습니다. 근로자 측은 근로계약 기간이 설정되어 있기는 하지만 해당 계약의 본질은 수습 계약 기간을 설정한 계약이며, 채용 공고상에도 정규직으로 채용 공고를 올린 부분을 보고 지원을 하였으므로 근로계약 기간 만료가 아닌 본채용 거부에 해당하여 「근로기준법」상 해고라고 주장하였습니다.

노동위원회에서 공식적인 판단을 받기 전에 해당 과는 합의하여 사건을 종료했지만, 노동위원회 조사관은 근로자 측 주장도 충분히 인정될만한 주장이라고 하였습니다. 이처럼 수습 기간과 근로계약 기간을 혼동하여 같은 개월로 근로계약서를 작성하게 된다면 문제가 발생할 수 있으니 이러한 계약은 하지 않는 것이 좋습니다.

이성근 원장_ 제가 아는 큰 병·의원은 이 같은 경우를 변칙적으로 운영하는 데도 있더라고요.
정규직이긴 한데 정규직 대우는 안 해주면서 계속 근로기간은 보장해 주는데, 정규직 혜택은 안 주는 식으로도 운영하는 병·의원도 있던데요. 이런 경우에 대해 조금 더 자세히 설명해 주실 수 있을까요?

전문가_ 계약 기간 만료가 원칙적으로는 근로관계가 자동 종료되는 것이지 해고가 아닌데, 이런 부분들 때문에 이 기간제 계약을 체결하시는 원장님들이 많이 있었습니다. 그리고 해당 과에서도 근로계약 기간을 3개월로 설정하면서 수습 기간도 3개월로 설정해서 문제가 됐었는데 당시에 직원분께서 "본인은 수습 기간이었고 본채용 거부를 당한 거니까 해고에 해당한다."라고 주장하면서 노동위원회에 신고까지 하게 됐거든요.

근로자 측의 입장은 근로계약 기간이 설정되어 있긴 하지만 해당 계약의 본질은 수습 계약 기간을 설정한 수습 계약이고, 채용 공고사항에도 정규직으로 채용 공고를 올려서 그걸 보고 지원했기 때문에 근로계약 기간 만료가 아니라 본채용 거부에 해당해서 앞서 설명한 것처럼 「근로기준법」상 해고'라고 주장을 했던 상황입니다.

이 사건은 사실 노동위원회에 올라가서 공식적인 판단을 받지는 않았습니다. 원장님께서 문제가 될 가능성이 있다고 생각을 하셔서 합의해서 사건종료가 됐습니다. 그리고 후에 노동위원회 조사관님하고 제가 통화를 할 일이 있어서 이야기를 들어보니까 "근로자 측 입장도 충분히 인정될 만한 주장이다. 근로자가 아예 안 되는 것을 주장하는 것은 아닌 것 같다."라고 하셨습니다. 위원님께서도 "끝까지 갔으면 근로자 측이 이길 가능성이 조금 더 있지 않았을까."라는 이야기를 나눴었습니다. 이전에 수습 기간하고 근로계약 기간을 같은 계열로 작성해달라는 원장님들도 실제로 계셨습니다. 이 원장님께서는 저한테 그렇게 요청을 하시진 않았지만, 다른 병·의원 원장님께서는 3개월 계약직으로 하면서 3개월 수습 기간을 설정해 달라고 하신 경우가 있었습니다. 저는 이런 사례를 알고 있으므로 1년짜리 계약 기간을 설정해서 그중 3개월을 수습 기간으로 하거나, 아니면 정규직으로 채용하면서 3개월 수습 기간을 하는 식으로 작성해드립니다. 그리고 본채용 거부를 한다면 정확하게 평가 절차나 이런 부분들을 갖춰서 정당한 본채용 거부가 가능하도록 안내를 해드리고 있습니다.

이성근 원장_ 계약직으로 3개월 하면 안 되나요?

전문가_ 계약직으로 3개월 하셔도 됩니다.

이성근 원장_ 계약직으로 3개월을 고용하고, 정규직으로 할 건지 아니면 계약직으로 할 건지를 평가하는 것이 가장 좋을 것 같은데, 그렇게 하면 앞서 말한 것처럼 지원자가 줄어들 수도 있겠네요. '3개월간 평가하고 뽑는다.'라고 하면 그 병·의원에 지원을 안 할 수도 있는 문제가 생기겠네요.

그런데 보통 우리가 '재계약 기간이 끝나기 한 달 전에 통보를 해야 한다.'라고 말하잖아요. 사전예고를 해야 한다고 말하는데, 1년 계약하면 한 달 전에 재계약할 의사가 있는지 미리 말하거나 해고하려면 한 달치 월급을 줘야 한다고 하는데 이런 경우에 대해 조금 더 자세히 설명해 주실 수 있을까요?

전문가_ 기간제 근로자로 채용을 했을 때는 계약 기간 만료는 원칙적으로 해고가 아니므로 해고에 대한 규정 자체가 다 적용되는 것은 아닙니다. 따라서, 한 달 전에 통보해야 하는 것도 적용이 되지 않습니다. 하지만 다른 직장을 알아볼 수 있는 시간적인 여유를 주기 위해 보름 정도라도 미리 이야기해 주시는 것이 서로 원만하게 헤어질 방법이긴 합니다. 한 달까지는 아니더라도 며칠이라도 여유 기간을 주면 그분도 수긍하고 회사나 병·의원에 문제 삼지 않은 채 퇴사할 수 있습니다.

이성근 원장_ 구인 광고할 때 정규적으로 할 건지, 계약직으로 할 건지를 명확히 해야 하고, 구인 광고는 정규직으로 했다가 실제 계약은 계약직으로 하면 문제가 될 수 있다고 이야기해 주셨는데요. 혹시 구인 광고를 낼 때 또 다른 주의점이 있을까요?

전문가_ 법적으로 하자가 있는 구인 광고의 예를 들자면, 성별이나 연령, 학력 등에 대한 차별을 두는 광고입니다.
원장님들께서 구인 광고를 '메디잡(medijob)'이나 '널스잡(nursejob)' 같은 홈페이지나 '잡코리아', '사람인' 같은 곳에 올리는 경우가 많은데요. 이때 다른 병·의원에서 올려놓은 채용 공고를 벤치마킹해서 올리시는 경우가 많습니다. 그런데 제 생각에 지원자를 많이 유도할 수 있는 구인 광고는 원장님께서 서두에 병·의원을 소개하는 광고입니다. 특히 새로 개원하는 원장님은 '내가 개원을 하는데 어떤 진료 철학을 가졌는지, 직원 관리와 관련하여 어떤 가치관을 가졌는지' 등을 설명해 주시면 단순히 근무 조건만 올려놓은 구인 광고보다는 조금 더 따뜻하게 보일 수 있고, 결과적으로 지원자가 더 많아질 거라고 생각합니다.

이성근 원장_ 그렇겠네요. 그리고 원장님 스타일에 맞는 사람이 오겠죠. 원장님이 '인간적인 진료를 하겠다.'라는 콘셉트라면 그런 걸 좋아하는 분이 지원할 테니까요.
그런데 구인 광고를 할 때, 특히 '간호사를 뽑을 때 여자만 뽑는다.' 같은 건 안 되는 건가요?

전문가_ 네. 안 됩니다. 그것도 차별이 될 수 있습니다. 그리고 성별만이 아니라 몸무게, 키 등을 따지는 것도 차별입니다. 따라서, 그런 공지를 하면 안 됩니다.

이성근 원장_ 그런 부분에서는 크게 주의해야겠네요.
여러 가지 사례를 보면 앞서 잠시 말했다시피 직원이 노동부에 '이건 부당해고다.'라며 구제 신청을 하는 경우가 있는데요. 만약 이게 합당하다면 그 동안의 월급을 전부 줘야 하죠? 그리고 복직도 시켜줘야 하고요.

전문가_ 부당해고 구제 신청이라는 것 자체는 상시 5인 이상 사업장에서 적용되는 제도입니다. 5명 이상인 사업장, 병·의원에서는 근로자를 해고하기가 어렵다는 게 이런 내용 때문에 나온 겁니다.
이 제도는 해고당한 날로부터 3개월 이내에 신청할 수 있습니다. 근로자분이 신청할 수 있는 기한이 3개월인데 처리하는 기간은 2~3개월 정도가 걸립니다. 즉, 2개월 정도 묵혔다가 신고하고 3개월이 걸렸다면 해고 동안의 임금은 총 5~6개월분이 될 수 있습니다. 만약 월급이 200만 원이라고 하면, 1천만 원 이상의 임금을 지급해야 할 수 있습니다.
따라서, 해고 이슈가 발생하고 신고되어 부당해고로 판정되면 해고 동안의 임금을 전부 지급해야 하고, 근로자가 복직을 원하지 않으면 복직시키지 않고 돈만 주면 되지만, 만약 복직을 원한다면 복직도 시켜야 합니다.

즉, 사람은 잘 뽑아야 하고, 해고할 때는 충분히 전문가와 상담을 해야 합니다. 경영하다 보면 직원과 트러블이 발생하고, 홧김에 "너 나가!" 이러는 경우나 "내일부터 출근하지 마!"라고 이야기하는 상황도 있습니다. 그리고 이런 말 한마디가 나중에 문제가 될 수도 있습니다.

이성근 원장_ 해고도 함부로 할 수 없는 시대가 됐습니다. 그리고 처음에 정리해서 이야기한 것처럼 5인 이상 또는 5인 미만이 엄청나게 큰 차이가 있으니 신경써야겠네요.

전문가_ 맞습니다. 나중에 말씀드리겠지만 이런 부당해고의 구제 신청도 적용이 되고 안 되고의 차이가 있습니다. 또한, 직원들의 구인 선발 때부터 전문가와 상의하시는 게 꼭 필요합니다.
그래서 저는 개원하는 원장님이 반드시 만나야 하는 전문가는 '노무사'라고 생각합니다.
만약에 포괄임금제 형태로 계약서를 작성한다고 한다면, 30분의 시간도 포괄임금제 형태로 월급에 녹이는 형태로 작성을 해야 그나마 조금 안정적으로 운영을 하실 수 있다고 저는 생각을 하고 있습니다.

PART III 입지와 인테리어의 실전

개원을 하는 원장님들이 알아야 할 '노무' 실전 사례

4. 진료준비 시간의 연장수당 청구에 대한 문제

동대문구에서 개원한 내과 원장님의 사례입니다.

원장님은 9시부터 진료를 시작하는데, 직원들에게 8시 30분까지 출근하여 진료준비를 하라고 하였습니다. 개원 당시에는 직원들이 이의 제기를 하지 않았다가, 개원 3개월 정도 지나가면서 병·의원이 안정화될 때 1~2명이 진료준비를 위한 30분의 시간도 연장근로에 해당하므로 연장근로수당을 지급해달라고 하였습니다.

병·의원은 원장님이 진료를 시작하는 시간 전에 직원들이 출근하여 유니폼으로 환복하고, 환자분을 맞이할 준비를 합니다. 관행상 당연히 이어졌던 부분이지만 최근 이러한 시간에 대해 근로시간으로 인정해달라고 주장하는 케이스가 있었습니다. 원장님께서 반드시 30분 전에 출근을 하라고 지시를 했다면 이는 근로시간으로 인정될 가능성이 큽니다. 이러한 점에 유의하시어 병·의원을 운영할 필요가 있습니다.

이성근 원장_ 앞서 포괄임금제라는 단어가 나왔는데요. 기존 계약과 어떤 차이가 있나요?

전문가_ 포괄임금제는 법원에서도 문제가 되고, 항상 사회적으로도 포괄임금제 자체가 문제가 된다는 말이 많습니다. 포괄임금제의 예를 들자면, '월급이 300만 원이다.'라고 하면 '이 월급 안에 기본급과 연장근로수당 등 이런 법정 수당들이 포함되어 있다.'라고 서로 합의해서 계약하는 것입니다. 이 같은 형태의 계약을 포괄임금제 형태라고 하고 있습니다.

이성근 원장_ 아무래도 원장님 입장에서는 그 편이 유리하겠네요.

전문가_ 그렇습니다. 병·의원 쪽에서 포괄임금제 형태의 계약을 많이 하시는 이유가 있습니다. 연장근로라고 하면 하루에 8시간을 넘어가는 시간을 모두 다 연장근로라고 하는데 야간 진료를 보시는 원장님들이 계시기 때문입니다. 예를 들어 '월요일과 수요일만 저녁 8시까지 야간 진료를 보겠다.'라고 하면 월요일과 수요일은 매일 연장수당이 발생합니다. 이때, 포괄임금제 형태로 계약하지 않고 '월급 300만 원을 기본급'으로 계약하셨다면, 이 300만 원에 연장수당이 들어가 있지 않으므로, 노동부에서는 '월요일과 수요일에 8시간을 초과한 시간에 대해 연장근로수당을 지급해라.'라고 말할 수밖에 없습니다. 그래서 '월급 300만 원에 연장근로수당도 같이 포함'되어 있는 것으로 근로자와 합의해서 포괄임금제 계약서를 작성하는 것이 일반적이기는 합니다. 문제가 있다는 의견이 많은 제도이지만, 현실적으로 병·의원에서 포괄임금제 형태의 계약을 체결하는 사례가 많습니다.

이성근 원장_ 이 부분이 매우 중요한 부분입니다. 원장님 입장에서는 직원과 계약할 때 '네가 출근해서 한 달 근무하면 300만 원을 주겠다.'라고 했을 때, 원장님은 조금 초과되는 부분도 포함해서 이야기한 금액인데 직원은 '이건 8시간 일한 것으로 받는 300만 원이고 내가 일찍 출근하고 늦게 간 것에 대한 연장수당을 주세요.'라고 요청하면 줘야 하잖아요?

전문가_ 그렇기에 처음부터 계약을 잘해야 합니다. 계약을 잘해야 하고, 근로계약서를 제대로 작성해야 하고, 필요하면 포괄적인 개념으로 말해야 합니다.

이성근 원장_ 또 하나는 기본급이 안 되는 상황도 있는데요. 예를 들어 원장님이 200만 원에 계약했는데, 그 안에 연장수당에 식대까지 포함한 상태면 기본급이 최저임금이 안 되는 경우가 발생하고, 그러면 심각한 문제가 되잖아요.

전문가_ 그렇습니다. 그렇게 되면 최저임금 위반이 되므로 포괄임금제를 하려면 기본적으로 월급 수준이 최저임금 수준보다는 많아야 합니다. 기본급은 주 40시간 일한 것에 대해 지급해야 하는 금액입니다. 2024년 시급이 9,860원이므로 이를 월급으로 환산하면 2,060,740원이 됩니다(주 40시간 기준). 이 정도 수준 이상은 되어야 포괄임금제 형태로 계약을 할 수 있습니다. 만약 250만 원에 계약했는데, 이것저것

제하고 나니까 기본급이 2,060,740원에 못 미치는 일이 생기면 안 됩니다(주 40시간 기준).

이성근 원장_ 그래서 노무사와 잘 협의할 필요가 있다는 이야기를 하고 싶습니다.
이번 증례를 보면, 보통 직원은 10분 전에 와서 옷을 갈아입고 준비를 합니다. 9시에 진료 시작이라면 9시에 직원이 출근할 수는 없으니까요. 그러면 미리 와서 환복도 하고, 컴퓨터를 켜서 준비하는 시간도 필요한데 그러면 이것도 연장수당으로 인정해줘야 하는 건가요?

전문가_ 예를 들어, 원장님께서 "우리는 10분 전에는 무조건 와서 전부 준비한다."라는 식으로 이야기가 된 상황이라고 한다면 해당 시간도 근로시간으로 들어갈 가능성이 큽니다. 중요한 것은 '반드시' 또는 '해야 한다.'라는 지시가 있다면 연장수당으로 인정해줘야 한다는 겁니다. 다만 암묵적으로 하는 것은 인정받을 가능성이 쉽지 않은 편입니다.

이성근 원장_ 그렇다면 퇴근할 때 6시까지 진료면 6시에 마치고 옷 갈아입고 가는데요. 그러면 10분 전에 옷 갈아입고 정리할 시간을 줘야 하나요? 아니면 6시까지 진료하고 퇴근하라고 해야 하나요? 후자면 직원들이 옷을 갈아입고 정리하고 나가는 시간이 발생하게 되는데 그러면 연장수당을 줘야 하는 건가요?

전문가_ 이 부분은 병·의원뿐만 아니라 프랜차이즈 음식점 같은 곳에서도 항상 문제되고, 이슈가 나오는 상황입니다. '환복 시간까지 근로시간으로 인정을 해달라.'라고 주장하는 상황도 있는데, 제가 지금까지 경험한 바로는 다툼의 여지가 있지만 아직 환복 시간까지는 인정되지 않습니다(사실관계에 따라 다를 수 있음). 업무가 종료되는 그 시간까지가 보통의 근로시간이라고 보시면 됩니다.

이성근 원장_ 극단적인 예를 들어보겠습니다. 9시에 출근인데 출근길에 움직이는 것을 너무 싫어서 7시에 출발해서 병·의원에 도착하니까 7시 30분이라고 한다면, 7시 30분부터 9시까지의 시간이 전부 근로시간인가요?

전문가_ 통상적으로 '진료준비를 위해 언제까지 꼭 나와라.'라는 명확한 지시가 있었다면, 그때는 근로시간이 인정될 가능성이 있습니다. 하지만 직원이 사람들 사이에 껴서 오기 싫어서 조금 일찍 와서 여유롭게 커피 한 잔 마시며 핸드폰도 보고, 이렇게 여유롭게 준비하기 위해 일찍 온 시간은 사실상 근로시간으로 인정되지 않습니다.

이성근 원장_ 하고 싶은 이야기도, 궁금한 것도 참 많은데요. 하나하나 전부 이야기하는 것에는 한계가 있을 것 같으므로 상시 노무사와 연락해서 궁금증을 해결하는 것이 필요할 것 같습니다.

PART III 입지와 인테리어의 실전

개원을 하는 원장님들이 알아야 할 '노무' 실전 사례

5. 채용 확정 후 정식 입사일 전 채용 취소에 대한 문제

목동에 개원한 정형외과 원장님의 사례입니다.

원장님은 개원 멤버로 근로자 한 명에게 정식 입사 제안을 하였습니다. 그런데 이력서를 보다가 레퍼런스 체크를 할 수 있는 의원이 있었고, 해당 의원 대표 원장님께 물어보니 재직 중 많은 문제가 있었던 근로자라는 말을 들었습니다. 이에 원장님은 해당 직원에게 채용하지 않겠다고 통보를 하였는데, 해당 직원은 합격 통보를 받아서 다른 병·의원에 지원했던 것을 취소하였고 현재 다니고 있던 병·의원에도 퇴사 통보를 하였다고 하면서 받아들이지 못하겠다고 하였습니다.

채용 과정에서 채용합격 통보를 하면서 임금 조건과 입사일에 대한 통보를 하였다면 이는 채용내정에 해당합니다. 사업주가 채용내정을 하였는데, 근로자 측의 귀책사유(허위 경력 등)에 해당하지 않음에도 사업주 측의 사유로 채용내정을 취소한다면 이는 「근로기준법」상 해고에 해당합니다. 따라서 「근로기준법」상 해고 제한 규정이 적용될 수 있으므로 이러한 경우도 원장님들의 주의가 필요한 부분입니다. 레퍼런스 체크를 할 예정이라면 채용내정을 하기 전에(채용합격 통보 전에) 체크를 해야 하는 부분을 알고 계셔야 합니다.

이성근 원장_ '채용을 확정한 후에 정식 입사일 전에 채용을 취소했다.' 는 경우 어떻게 되느냐의 문제네요. 조금 더 자세히 설명해 주실 수 있을까요?

전문가_ 이 사례는 올해 8월쯤에 목동에서 개원하신 정형외과 원장님 사례인데 개원 멤버로 근로자 1명한테 정식 입사 제안을 하셨습니다. 이력서를 보다가 낯이 익은 병·의원이 있어서 그 병·의원 원장님한테 전화해서 어떤 이분이 어떤지 여쭤보시고, 어떤 이슈가 있었는지 물어봤는데 '재직하시면서 많은 문제가 있었던 직원이었다.'라고 이야기를 들었다고 합니다.
그래서 원장님께서는 아무래도 개원 멤버인데 처음부터 문제가 있을 것 같은 직원을 뽑기는 당연히 싫으시니까 '채용을 취소하겠다.'라고 통보를 하셨는데 해당 직원은 '지금 새로 개원하는 병·의원에 합격 통보를 받아서 다른 병·의원에 지원했던 것도 취소했고, 현재 다니고 있던 병·의원에서도 퇴사 통보를 했다. 그래서 받아들이지 못하겠다.'라고 주장을 하는 상황이었습니다.
채용합격 통보를 하면서 임금 조건과 입사일 등을 통보했다면, 이는 '채용이 내정되었다.'라고 표현할 수 있습니다. 사업주가 채용을 내정했는데 근로자 측의 귀책사유인 허위 경력 등에 해당하지 않음에도 불구하고 사업주 측의 사유로 채용 예정을 취소한다면 이는 「근로기준법」에서 해고로 판단합니다. 그래서 이런 경우도 원장님의 주의가 필요합니다. 만약 레퍼런스 체크를 하겠다고 한다면, 채용합격 통보를 하기 전에 미리 이력서를 보고 레퍼런스 체크가 가능한 병·의원이 있다면 먼저 체크한 뒤 최후에 채용합격 통보를 하는 것이 제일 좋습니다.

PART III 입지와 인테리어의 실전

개원을 하는 원장님들이 알아야 할 '노무' 실전 사례

6. 1년을 넘기자마자 퇴사 의사를 전달하면서 연차수당을 청구하는 사례

송도에서 개원한 이비인후과 원장님의 사례입니다.

원장님은 개원한 뒤 1년 정도 지났을 때 '직원이 퇴직하는데 퇴직금만 지급하면 되는 것이 아닌지?'를 물어보셨습니다.

직원이 1년 이상 근무했다면 퇴직금이 발생하는 것은 기본적인 사항으로 원장님 대부분 알고 계십니다. 하지만 상시 5인 이상 사업장이라면 「근로기준법」상 연차제도가 적용되기 때문에 만약 퇴직으로 인해 사용하지 못한 연차가 발생하면, 퇴직 월의 월급에 연차수당을 추가로 지급해야 합니다. 해당 직원은 이 경우를 이야기하면서 연차수당을 달라고 요청하였습니다.

해당 직원은 1년을 근무하고 1주일 정도 더 근무하면서 퇴직하겠다는 의사표시를 하였습니다. 「근로기준법」에서는 1년 미만 근무한 직원에게는 1개월 개근 시 1일의 연차가 발생한다고 규정하고 있으며, 1년 이상 근무 시 80% 출근을 한 경우 15일의 연차가 발생한다고 규정하고 있습니다. 즉, 직원이 1년이 되기 전에는 1개월에 1일씩 연차가 발생하여 총 11일의 연차가 발생하고, 1년이 되는 날의 바로 다음 날에 15일의 연차가 한 번에 발생하여 해당 15일의 연차를 발생일로부터 1년 동안 사용하게 됩니다. 15일의 연차가 발생했는데 중간에 퇴직한다면 15일의 연차 중 사용하지 못한 연차에 대해 수당으로 지급해야 하는 것이 「근로기준법」 내용입니다(1년 미만 근무자에게 1개월 개근 시 1일씩 발생하는 연차도 사용하지 못하고 퇴직한 경우 수당으로 전환됨).

해당 간호사는 1년하고 1주일을 근무했으니, 퇴직금과 15일의 연차수당을 지급해달라고 청구하는 상황이었고, 원장님은 억울하다고 이야기하시면서 저에게 전화를 주셨던 상황입니다. 하지만 「근로기준법」 내용이 이미 발생한 연차가 있으면 발생한 연차를 사용하지 못하고 중도에 퇴직하면 수당으로 전환되는 것이 규정이므로 '어쩔 수 없이 지급해야 한다.'라고 말씀드릴 수밖에 없었습니다.

극단적인 예를 들자면, 1년 1일 근무한 직원의 총 근무기간 동안의 연차일수와 1년 364일 근무한 직원의 총 근무기간 동안의 연차일수는 동일하게 11일 + 15일 = 26일이 됩니다. 연차는 1년 근무에 대한 보상적 휴가이고, 1년을 근무하면 발생하는 것이 원칙이기 때문에 1년하고 1일을 근무해도, 1년하고 364일을 근무해도 15일의 연차는 동일하게 발생하게 됩니다. 이러한 점을 기억하셔서 병·의원을 운영하시는 것이 좋겠습니다.

전문가_ 이 사례는 해당 간호사가 1년하고 일주일 근무를 했으니까 퇴직금하고 15일의 연차수당을 지급해달라고 청구한 상황입니다. 원장님은 억울하다고 이야기를 하시면서 저에게 전화를 주셨는데, 저는 어쩔 수 없이 발생한 연차를 사용하지 못하고 퇴직을 하면 수당으로 전환되는 것이 맞기 때문에 어쩔 수 없이 지급해야 한다고 말씀을 드릴 수밖에는 없었습니다.

이성근 원장_ 1년 근무까지는 한 달만 근무하면 연차가 1일이 생기는 거죠. 그래서 9개월 일하고 그만두면 연차는 8개만 주면 되는 거잖아요. 그런데 1년이 지나는 순간 하루라도 지나면 15일이 한꺼번에 생긴다는 거죠. 오너 입장에서는 불합리한 제도인데, 현재 「근로기준법」은 그렇게 되어 있다는 거죠?

전문가_ 그렇습니다. 이제 연차라는 것 자체를 「근로기준법」에서는 '1년 근무에 대한 보상적인 휴가'라고 보고 있습니다. 그러므로 노동부에서는 '1년간 근무를 했기 때문에 15일의 연차가 발생한다.'라고 해석하고 있습니다. 극단적인 예를 들자면, 1년하고 하루를 근무해도, 1년하고 364일을 근무해도 15일의 연차는 똑같이 발생합니다. 1년하고 365일 이상을 더 근무하면 또 15일의 연차가 발생하는 것이지만, 어쨌든 1년하고 1일이든, 1년하고 364일이든 둘 다 1년은 근무를 했기 때문에 15일의 연차가 발생합니다.

이성근 원장_ 그렇다면 만약 1년하고 1일을 출근했다고 했을 때, '나는 나머지 연차 15개를 다 쓰고 퇴사하겠다.'라고 해서 퇴사일을 뒤로 미루면 퇴직금에 영향이 있지 않나요?

전문가_ 직원이 그런 상황을 노리고 실행한다면 어쩔 수 없습니다. 그리고 퇴직금에 영향이 생깁니다.

이성근 원장_ 그렇게 연차를 신청하면 원장님께서 받아줄 수밖에 없는 이유는 무엇인가요? 1년 미만일 때까지는 한 달 근무하면 하루가 생기므로 미리 당겨 쓸 수는 없는데요.

전문가_ 그렇습니다. 하지만 1년이 지나면 15일을 언제든지 쓸 수 있는 것입니다. 1년하고 1일을 출근해서 15개의 연차가 생겼다면, 15일을 당겨서 쓰고 연차가 끝나는 날에 퇴사하겠다고 하는 경우도 있습니다.

이성근 원장_ 그래도 어떻게 할 방법은 없네요. 1년이 넘어갈 때 고민을 많이 해야겠어요.
연차 이야기가 나와서 질문을 드리는데, 연차는 미리 통보해서 사용하게끔 권장해야 하잖아요. 예전에는 연차를 안 써도 돈을 안 줘도 됐지만, 최근에는 연차를 안 쓰면 그걸 돈으로 줄 수 있다는 이야기가 있는데요. 가급적 근로자 입장에서 안정적으로 연차 휴가를 쓸 수 있게끔 보장하기 위해 국가에서 연차 권장 권고를 해야 한다는 이야기도 있는데, 이 경우에 대해 조금 더 자세히 설명해 주실 수 있을까요?

전문가_ 네. 3년 정도 전까지는 병·의원에서 일반 회사처럼 15일의 연차를 다 주는 경우가 그렇게 많지 않았던 이유가 '관공서 공휴일에 병·의원이 진료를 안 본다.'라고 하면 그 날짜를 다 같이 쉬면서 대체 합의라는 걸 통해 '관공서 공휴일에 쉬기 때문에 그날 연차를 쓴 것으로 보겠다.'라는 내용이 법적으로 인정됐었습니다. 예를 들어, 어떤 해에 관공서 공휴일이 10일이 있다고 하면 10일 동안의 연차는 자동으로 쓰게 되는 거였습니다.

그리고 나머지 5일만 사용을 하게 됐었는데, 관공서 공휴일이 이제 유급휴일이 되면서 연차대체가 어렵게 됐습니다. 왜냐하면, 휴일에 휴가를 써서 쉴 수 없기 때문입니다. 그래서 이제는 병·의원에서도 연차를 15일분을 다 줘야 한다는 의미입니다.

'연차 사용 촉진' 같은 경우는 법적으로 사용 촉진을 하는 기간과 몇 번을 사용 촉진을 하고 어떤 방식으로 사용 촉진을 해야 하는지가 전부 정해져 있습니다. 그래서 1년에 두 번의 사용 촉진을 해야 하고, 서면으로 사용 촉진을 좀 해야 합니다. 그리고 사용 촉진을 하는 기간도 다 정해져 있습니다.

그런데 사실상 이게 매우 어려운 내용입니다. 1차 사용 촉진은 직원분들한테 '네 연차가 몇 개 남았으니까 연차 언제 쓸 건지 신청서와 계획서를 내라.'라고 1차 촉진을 하는데, 계획서가 안 들어오면 2차 사용 촉진으로 사용자가 근로자에게 '연차를 언제 가라.'라고 연차를 지정할 수가 있습니다.

그런데 사실상 지정까지 했는데 연차를 안 가게 되는 경우는 보통 많이 없으므로 현실적으로 연차 사용 촉진을 하면서 이렇게 운영하시는 병·의원들은 그렇게 많이 보지 못했습니다.

보통은 구두로 지속적이고 반복적으로 '연차를 언제 언제 써라.'라고 독려를 하고 설득을 시키는 편입니다.

이성근 원장_ 만약 그래도 불구하고 직원이 연차를 안 쓰면 연차수당을 안 줘도 되는 건가요?

전문가_ 사용 촉진 제도대로 정확하게 했을 때, 예를 들어 원장님이 8월 16일에 연차를 쓰라고 했는데 이 날짜에 근로자가 출근한다면 그럴 때는 이제 '노무를 받지 않겠다.' '퇴근을 하라.'라고 계속 말씀해야 합니다. 이렇게까지 했을 때, 연차수당을 안 줘도 되는 것이기 때문에 현실적으로 '연차 언제 쓰라고'까지 이야기했는데 출근을 하면서 '계속 일하겠다.'라고 하는 직원은 많이 없다 보니까 현실적으로는 사용 촉진으로 연차수당을 안 주게 된다는 것은 조금은 쉽지가 않은 부분입니다.

이성근 원장_ 반대로 병·의원 입장에서는 직원이 연차를 안 가는 게 좋은 상황이 있을 수도 있는데, "연차 가지 말고 대신에 보상해 줄게."라는 것이 법적으로 가능한가요?

전문가_ 연차는 사용 기간이 있습니다. 사용 기간은 1년인데, 연차수당은 1년이 끝나고 난 뒤 사용하지 못한 연차에 대해 보상을 해주는 개념입니다. 그런데 만약 연차가 발생하고 사용 기간이 끝나지도 않았는데, "돈으로 줄 테니까 연차 가지 마."라고 하면 문제가 될 가능성은 그렇게 크지는 않겠지만, 그래도 이 근로자분이 "나는 연차를 가고 싶었는데 돈으로 주면서 연차를 못 가게 막았다."라고 주장할 수 있는 근거가 됩니다. 그래서 가급적 연차 사용 기간이 끝나고 수당으로 정산을 해서 주시는 것이 가장 적절합니다.

이성근 원장_ 연차 기간이 끝나고, 안 쓴 연차를 수당으로 주는 거로군요.

전문가_ 네. 맞습니다. 원장님께서 말씀하신 경우는 암묵적으로 많이 벌어졌던 일이지만, 요즘에는 문제가 될 수 있을지도 모르는 내용입니다.

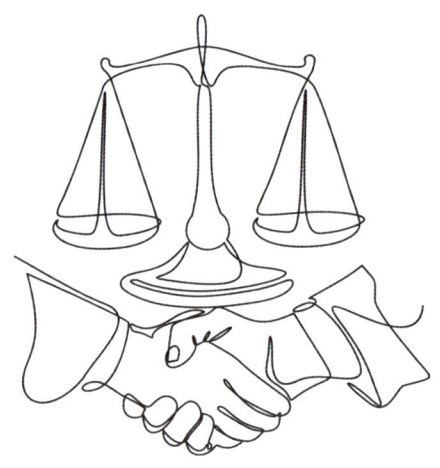

YOUTUBE
『Dr.개고생』

YOUTUBE
『Dr.개고생 개원 아카데미』

PART III 입지와 인테리어의 실전

개원을 하는 원장님들이 알아야 할 '노무' 실전 사례

7. 개인 사정으로 퇴사 의사를 밝히면서 실업급여를 요청하는 사례

평촌에서 개원한 재활의학과 원장님의 사례입니다.

원장님은 직원이 자발적으로 퇴직을 하는데 실업급여를 받겠다고 이야기를 한다면서 연락을 주셨습니다. 실업급여는 원칙적으로 근로자가 비자발적으로 퇴직을 했을 때 받을 수 있습니다(예외적으로 자발적인 퇴사인데 실업급여 수급이 가능한 경우도 있음). 주로 권고사직, 해고, 근로계약 기간 만료로 인한 퇴사 등이 있습니다. 해당 직원은 환절기 때 이비인후과 환자들이 많이 몰리면서 업무 강도가 높다면서 퇴직을 하겠다고 통보한 상황인데, 실업급여를 요청하여 이를 받아줘야 하는지 원장님께서 물어보셨습니다.

간혹 근로자 본인이 낸 고용보험료가 아까워서 퇴직을 자발적으로 하면서도 실업급여를 요청하는 상황이 있는데, 이는 절대 받아주어서는 안 되는 일입니다. 만약 실업급여 부정수급으로 적발이 되는 경우(누군가의 신고 등에 의해서), 근로자 본인에게 배액환수와 형사처벌이 있는데 사업주도 이를 공모하여 퇴사처리를 허위로 비자발적인 사유로 처리해주었다면 사업주도 같이 처벌을 받을 수 있습니다.

따라서 실업급여 부정수급에 가담하는 일은 절대 없어야 하겠습니다. 해당 원장님께도 절대 해 주시면 안 된다고 말씀드려서 자발적 사유로 퇴직하는 것으로 처리하였습니다. 이와 비슷한 사례로 직원을 신규로 채용하려는데 현재 타 병·

> 의원에서 퇴직하고 실업급여를 수급 중에 있어 당분간 현금으로 급여를 받고 싶다는 상황도 있었습니다. 이 역시 실업급여 부정수급에 가담하게 되는 일이며, 현금 처리할 경우 원장님의 비용처리가 곤란할 수 있는 부분이 있습니다. 이러한 부분을 조심하셔서 실업급여 부정수급에 가담하는 일은 없어야 하겠습니다.

이성근 원장_ 최근에는 실업급여에 대해서 정부에서 정말 꼼꼼하게 보고 있거든요. 관련 증빙 자료도 많이 요구하는 상황이라 더더욱 지금은 하시면 안 됩니다.
실업급여에 대한 이슈가 많잖아요. 사회적인 이슈가 많고, 또 실업급여를 너무 길게 주는 거 아니냐는 반대 의견도 있고, 실업급여를 무분별하게 받는 분도 많다고 꼼꼼하게 확인하고 있으니까요. 원칙적으로는 실업급여는 근로자가 비자발적으로 퇴직을 했을 때 받을 수 있습니다.

전문가_ 네. 맞습니다.

이성근 원장_ 그러니까 원장님이 해고했을 때, 직원 의사와 상관없이 나가라고 했을 때는 실업급여를 받을 수 있습니다. 즉, 권고사직했다든가, 해고했다든가 그런 상황에 줄 수 있고, 사례를 보면 근로계약 기간 만료로 인한 퇴사도 실업급여를 받을 수 있군요.

전문가_ 그렇습니다. 왜냐하면, 근로계약 기간이 만료됐을 때 직원이

"저 계약 기간 만료되는 날짜로 그만하겠습니다."라고 하면 그건 자발적인 퇴사이므로 실업급여를 받을 수 없지만, 병·의원에서 "근로계약 기간 만료날 이후로 재계약을 하지 않겠습니다."라고 하면 비자발적인 퇴사이므로 이때는 실업급여를 받을 수 있습니다.

이성근 원장_ 그러면 계약직으로 1년 계약을 하고, 계약이 끝났을 때 재계약을 안 하게 되면 그 직원이 실업급여를 받는 건 문제가 없네요.

전문가_ 문제 없습니다. 만약 그런 사유가 생긴다고 하면, 4대보험을 관리해주는 세무사 사무실이나 노무사 사무실에 꼭 '계약 기간 만료로 퇴사한다.' '실업급여를 받는다.'라고 전달해주셔야 업무 담당자들이 그렇게 처리해줄 수 있습니다.

이성근 원장_ 그런데 그 직원이 바로 다른 데 취직을 할지, 실업급여를 받을지는 알 수 없지 않나요?

전문가_ 분명 그건 알 수 없습니다. 하지만 퇴사처리를 할 때, 계약 기간 만료 코드라는 것이 따로 뜨거든요. 계약 기간 종료로 인해 퇴사한다는 것이 처리되어야 합니다. 이걸 바꾸게 되면 과태료가 나올 수 있으므로 이런 부분은 처음부터 알려주어야 하는 것입니다. 그리고 이건 원장님이 다 할 수 있는 일이 아니라, 노무사에게 맡겨야 하는 일입니다.

이성근 원장_ 가끔 근로자가 자발적으로 퇴사하면서 "실업급여 받게 해 주세요."라고 요청하는 경우가 있는데, 절대 하면 안 됩니다. 이건 정말 여러 번 강조해야 할 점이라고 생각합니다.

그리고 두 번째로 이야기한 사례도 매우 흔합니다. "지금 실업급여를 받고 있고 한 3개월 정도 더 받을 수 있는데, 이쪽에 취직할 테니까 신고는 하지 마시고 그냥 현금으로 주시고 실업급여 다 받으면 그때 정식으로 계약해 주세요."라는 요청을 하는 분이 의외로 자주 있거든요. 절대 그렇게 하시면 안됩니다.

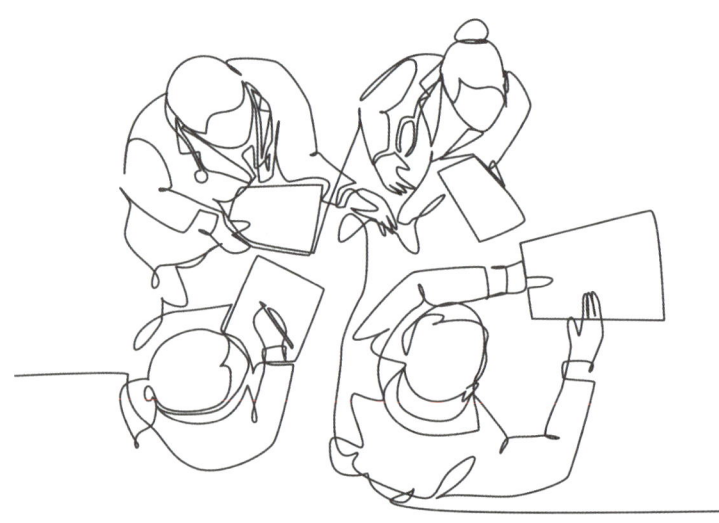

PART III 입지와 인테리어의 실전

개원을 하는 원장님들이 알아야 할 '노무' 실전 사례

8. 진료 종료 후 10분, 20분씩 늦게 퇴근하여 연장수당을 청구한 사례

은평구에서 흉부외과를 개원한 원장님의 사례입니다.

원장님의 병·의원에서는 수술 후 10분, 20분 정도 직원이 늦게 퇴근하는 일이 발생하였는데 매월 급여 정산 시에 이를 지급하지 않았고, 해당 시간이 긴 시간은 아니지만 한 달로 정산하게 되면 5~6시간 정도 되었습니다. 당시 해당 직원의 월급은 최저임금 수준이어서 포괄임금제 형태의 계약도 아니었습니다.

10~20분 정도는 늦어도 괜찮지 않은지, 30분 넘어가는 시간부터 연장수당으로 계산하면 되는 것이 아닌지 등을 물어보셨는데, 「근로기준법」에서는 1일 8시간을 초과한 시간을 연장근로로 판단하고 있어서 8시간에서 1분이라도 넘어가면 그 1분은 연장근로에 해당하게 됩니다. 물론 상식적으로 1분, 2분에 대해서 연장수당을 청구하는 직원은 없겠지만, 원칙적으로 8시간을 초과한 시간은 전부 연장근로에 해당하여 상시 5인 이상 병·의원이라면 연장근로 가산수당 150%를 계산해서 지급해야 합니다.

이성근 원장_ 진료 종료 후 10분, 20분씩 늦게 퇴근해서 연장수당을 청구한 경우군요. 앞에서 했던 이야기와 비슷한 사례인데 이런 경우에 대해 조금 더 자세히 설명해 주실 수 있을까요?

전문가_ 네. 이 경우는 2월쯤에 은평구에서 개원하셨던 병·의원의 사례입니다. 수술하시고 10분에서 20분 정도 직원이 늦게 퇴근하는 일이 발생했는데 매달 급여 정산을 하실 때 이를 지급하지 않았습니다. 해당 시간이 긴 시간이 아니지만 한 달로 정산하게 되면 한 6시간 정도가 되었습니다. 당시에는 해당 직원 월급이 최저임금 수준이어서 앞서 말씀드렸던 포괄임금제 형태의 계약도 아니었습니다.

그래서 병·의원의 행정원장님께서 "10분에서 20분 정도 늦는 거는 괜찮지 않냐. 30분 정도 넘어가는 시간부터 연장수당으로 우리가 계산하겠다."라고 해서 그렇게 하면 되는 것이 아닌지 물어보셨습니다. 하지만 「근로기준법」에서는 하루에 8시간을 초과한 시간을 연장근로로 판단을 하고 있으므로, 8시간에서 1분이라도 넘어가게 되면 그 일부는 연장근로에 해당하게 됩니다.

물론 상식적으로 1~2분 정도에 대해서 연장수당을 청구하는 직원은 없겠지만, 원칙적으로 8시간을 초과한 시간은 전부 연장근로에 해당하기 때문에 5인 이상 병·의원이라면 연장근로 가산수당 150%까지 계산을 해서 지급을 하는 것이 맞습니다. 그렇게 하지 않는다면 포괄임금제 형태로 급여를 조금 높여서 직원분들과 합의해서 진행할 수도 있습니다.

한 가지 중요한 점은 22시~06시까지의 야간시간대에 발생하는 야간수당은 보통 연장근로이면서 야간 수당에 해당하다 보니, 중복 가산이 되므로 두 배수가 됩니다. 따라서, 8시간 이내의 휴일 근무(1.5배)보다 야간 수당의 비용이 더 많이 나가는 경우가 있습니다.

PART III 입지와 인테리어의 실전

개원을 하는 원장님들이 알아야 할 '노무' 실전 사례

9. 근로자의 날에 출근한 직원들이 휴일수당을 청구한 사례

동두천에서 개원한 내과 원장님의 사례입니다.

원장님은 2024년 근로자의 날(5월 1일)이 수요일이어서 진료를 보셨습니다. 5월 급여는 네트(Net) 급여에 따라 정해진 월급만 지급하였는데, 한 명의 직원이 찾아와서 근로자의 날 출근한 사람들에게 휴일근로수당을 지급해야 하는 것이 아닌지 물어봤다고 합니다. 원장님은 병·의원에서도 그런 것이 적용되는지 몰랐다고 하셨는데, 근로자의 날은 「근로기준법」에서 정하는 휴일이기 때문에 상시 5인 이상의 병·의원에서 근로자의 날에 진료를 보셨다면 출근한 직원들에게 150%의 휴일근로 가산수당을 지급해야 합니다.

최근 고용노동부에서 병·의원에 지도점검을 나가는 경우가 많습니다. 고용노동부 근로감독관이 병·의원으로 지도점검을 나가는 경우 제일 많이 적발하는 케이스는 근로자의 날과 대체공휴일에 출근한 직원에게 휴일근로수당을 지급했는지 여부입니다. 병·의원에서 많이 취약한 부분이라 이 부분은 꼭 확인해서 적발하는 경우가 많습니다. 병·의원 운영 시 대체공휴일과 근로자의 날에 진료를 보셨다면 휴일근로수당이 발생하는 점을 염두에 두시면 좋습니다.

이성근 원장_ 이번 사례는 근로자의 날에 출근한 직원이 휴일수당을 청구한 사례네요. 의외로 원장님들이 이런 부분을 많이 놓치더라고요.

전문가_ 공휴일은 대체공휴일과 동일하다고 보면 됩니다. 공휴일에 근무하게 되면 그것도 수당을 줘야 한다는 거죠. 수당이 나가든, 보상 휴가를 주든지요. 예전에는 공휴일에 일해도 됐고, 공휴일에 일하지 않는다고 하면 직원과 협의해서 연차를 쓴 것으로 했습니다. 그래서 연차를 많이 안 줘도 되는 상황이었지만, 지금은 그렇지 않습니다.

이성근 원장_ 요즘은 일요일에 근무하면 평일에 하루 휴가를 줘야 한다는 이야기가 있는데, 지금도 해당이 되나요?

전문가_ 네. 해당합니다. 앞서 말씀드린 것이 휴일 대체에 대한 개념입니다. 휴일에 근무하게 되면, 휴일 대체 합의서를 통해 원래 근무해야 하는 날에 하루 휴무를 주는 겁니다.

이성근 원장_ 그렇게하면 공휴일에 일을 시켰다고 해서 1.5배를 줄 필요가 없는 거군요.

전문가_ 네. 맞습니다. 휴일 대체 합의를 하게 되면 1 대 1 대체가 됩니다.

이성근 원장_ 합의라는 단어가 여러 번 등장하는데, 꼭 직원과 합의해야 하는 건가요?

전문가_ 네. 서면 합의를 해야 합니다.

이성근 원장_ 서면으로 증거가 남지 않으면 문제가 될 수 있기 때문인가요?

전문가_ 네. 구두로 해도 문제 삼지 않는 직원이라면 모르겠지만, 노동부에서 와서 적발하면 잡힐 수 있습니다.

이성근 원장_ 요즘은 근로자의 날이나 대체공휴일에 수당을 지급하지 않는 경우가 하도 많아서 본격적으로 찾아서 페널티를 매기고 있으므로 주의해야 한다고 들었습니다.
한가지 질문이 더 있습니다. "반드시 와야 한다."라고 한 회식은 수당을 지급해야 하나요?

전문가_ 그렇지는 않습니다. 예를 들어 워크숍을 갔을 때, 정말 노는 목적 또는 관광 목적으로 갔다고 하면 이 시간은 근로시간으로 인정되지 않습니다. 그런데 워크숍을 가서 직무 교육을 하거나 장비 교육을 하면 이건 또 다르게 인정될 수 있습니다. 그러니까 케이스마다 다른 평가를 받게 됩니다.

이성근 원장_ 이제 이런 것도 생각해야 하는 시대가 됐다는 이야기를 드리고 싶네요.

개원을 하는 원장님들이 알아야 할 '노무' 실전 사례

10. 하루 일하고 퇴직한 직원이 근로계약서를 작성하지 못했다고 신고한 사례

부천에서 개원한 피부과 원장님의 사례입니다.

원장님이 직원을 1명 채용했는데 업무 스타일이 맞지 않아서 입사한 당일 바로 퇴사한 상황이 있었습니다. 입사한 당일 근로자가 바로 퇴직을 해서 원장님께서 미처 해당 직원분과 근로계약서를 작성하지 못했다고 합니다. 1일만 근무했지만 근로자는 이를 문제 삼아 노동청에 신고까지 하게 되었고, 담당 근로감독관이 병·의원에 연락하여 원장님께서 "출석해야 한다."라고 한 상황입니다. 진료를 보느라 너무 정신이 없어서 미처 근로계약서를 작성하지 못했는데 노동청에서 전화를 받아 원장님이 많이 놀라서 전화를 주시면서 근로계약서를 언제까지 작성해야 하는 기한이 따로 있는지 물어보셨습니다.

「근로기준법」에는 근로계약서를 꼭 언제까지 작성해야 한다고 기한을 정해두지는 않았습니다. 근무를 시작하면 바로 작성하는 것이 맞습니다. 만약 해당 직원이 다음 날 출근을 하였고 근무 개시 2일 만에 근로계약서를 작성했다면 1일 늦기는 했지만, 근로계약서를 작성하기는 했기 때문에 큰 문제가 되지 않습니다. 진료를 보느라 많이 바쁘겠지만 신규 직원이 오면 근무시작 전에 꼭 근로계약서를 바로 작성하시는 것을 권장하며, 근로계약서는 2부를 노사가 나란히 작성하여 1부를 근로자에게 교부하셔야 근로계약서 작성 및 교부에 관하여 문제가 없습니다.

이성근 원장_ 하루 일하고 퇴직한 직원이 근로계약서를 작성을 못 해서 신고한 사례네요. 이거는 정말 흔한데 굉장히 중요한 문제죠.

전문가_ 이 원장님은 부천에서 개원하셨던 피부과 원장님이신데, 직원을 1명 채용을 했는데 당일에 업무 스타일이 좀 안 맞는다고 해서 서로 합의해서 퇴사하신 상황이었습니다. 입사 당일에 바로 퇴직을 하셨기 때문에 원장님께서 미처 직원분하고 근로계약서를 작성하지를 못했습니다.
그래서 하루만 근무했지만 근로자는 이걸 문제 삼아서 노동청에 신고까지 하게 됐고, 담당 근로감독관이 병·의원에 연락하셔서 원장님께 "출석을 해야 한다."라고 한 상황이었고요. 원장님께서는 진료 보시느라 너무 정신이 없어서 미처 근로계약서를 못 했는데 많이 놀라셔서 저한테 연락을 주셨는데 저도 어떻게 해결할 방법이 없었습니다. 사실 작성을 안 한 건 사실이기 때문입니다.
그리고 원장님께서 질문 주셨던 게 있습니다. "그러면 근로계약서를 언제까지 작성해야 하는지 그 기한이 법으로 정해져 있냐?" 사실은 「근로기준법」에는 작성을 하는 기한에 대해서는 정해져 있는 게 따로 없습니다.
저는 항상 "따로 없고 근무를 시작하면 바로 작성을 하는 게 맞다."라고 말씀을 드리고, "입사한 날에 근무를 시작하기 전에 오전에 꼭 계약서를 작성하셔야 합니다."라고 말씀드립니다. 그래도 이분이 1시간만 근무하고 퇴사를 했지만, "그 사이에 계약서를 작성하지 않았기 때문에 신고하겠다."라고 해도 이것은 인정이 될 가능성이 있습니다.

그런데 예를 들어, 한 달 정도를 근무했는데 퇴사를 하면서, '한 달 되기 하루 전에 계약서를 부랴부랴 작성해서 했다.'라고 하면 계약서 미작성으로는 신고하기는 좀 어려운 상황입니다. 따라서, 딱 정해진 기한이 있는 것은 아니지만, 근로 개시 시작과 함께 바로 작성하는 것이 가장 안전합니다. 그러므로 이런 부분을 생각해서 반드시 첫 출근 날에 근로 투입되기 전에 계약서를 2장 작성해서 한 부씩 나눠 가질 필요가 있습니다.

이성근 원장_ 저는 직원이 출근하면 바로 근로계약서를 작성합니다. 사전에 연봉 협상, 근로기간, 계약직인지 정규직인지 등을 다 이야기했을 테니까요.

근로계약서 미작성은 벌금이 500만 원인가요?

전문가_ 500만 원 이하의 벌금입니다. 다만 한 번도 걸린 적이 없고, 근무 기간이나 그 외의 조건에 따라서 더 낮게 나올 수도 있습니다. 만약 파트타임 근로계약서를 작성하지 못했다고 하면, 기간제 근로자나 단시간 근로자는 「기간제 및 단시간 근로자법」이 특별법으로 적용됩니다. 그분들은 작성을 안 하면 500만 원 이하의 과태료가 있는데, 그 500만 원 이하의 과태료 중에서 대략 200만 원 정도의 과태료가 나오게 됩니다.

무단결근과 관련한 부분은 실무적으로 정해져 있는 프로세스가 있습니다. 그분에게 연락했는데 그분이 "더는 못 나오겠다."라고 해서 안 나오고 있는 경우에 강제로 근무시킬 수는 없기 때문입니다. 연락을 해주면 그 날짜로 종료를 하면 되는데, 무단결근인 상태로 잠수하는 직원이 있으면 문자나 카카오톡 등의 메신저로 증거 자료가 남도록 출근 독촉을 1~2회 정도 해줍니다. 그래도 안 나오면 최종적으로 "두 번 정도 연락했는데, 연락도 안 받고 출근도 안 하고 있으니 근무 의사가 없는 것으로 간주하겠다. 그래서 자진 퇴사로 처리하겠습니다."라고 이야기해주시고 퇴사처리를 해 주시면 됩니다.

이성근 원장_ 증거를 남겨야 한다는 거군요.
그렇다면 이런 경우는 어떤가요? 만약 누군가가 하루를 근무하고 잠수를 했어요. 그런데 돈은 줘야 하는데 계좌번호도 모르면 어떻게 하나요?

전문가_ 바로 얼마 전에 받은 질문인데요. 한 사례로 어떤 직원이 퇴사하면서 "죄송합니다."라고 원장님에게 카카오톡을 보내고, "돈은 안 받겠습니다."라면서 계좌번호도 안 주고, 연락도 안 한 케이스가 있습니다. 하지만 원장님 입장에서는 그 사람이 갑자기 그만두고 잠수하더라도 근로한 것에 대한 돈을 주는 게 맞습니다.
어떤 방식으로라도 주는 것이 맞지만, 전달할 방법이 없다고 하면 그래도 몇 번 정도 "계좌번호를 남겨달라. 그래야 내가 이걸 처리할 수 있다."라고 말씀하시면 됩니다. 그래도 연락을 계속 안 받는다면 원장님께서는 할 만큼 하신 겁니다.

이성근 원장_ 알겠습니다. 그렇다면 이런 경우는 어떤가요? 일주일간 출근을 해서 오리엔테이션만 잔뜩 했습니다. 오리엔테이션만 잔뜩 했는데 일주일 만에 퇴사했어요. 이런 경우에도 돈을 줘야 하나요?

전문가_ 맞습니다. 돈을 줘야 합니다.

이성근 원장_ 시급제와 관련하여 하나 더 질문하고 싶습니다. 만약 중간에 월급을 인상했습니다. '꼭 근로계약서를 적어야 한다.'라고 강조했는데, 중간에 월급을 인상해서 계약 조건이 변동됐을 때도 근로계약서를 꼭 다시 작성해야 하나요?

전문가_ 계약 조건이 변경됐을 때는 계약서를 다시 작성하는 게 맞습니다. 하지만, 사실상 급여가 올라가는 것이기 때문에 문제 삼는 경우가 그렇게 많지는 않습니다. 지금 제가 11년 정도 노무사를 하고 있는데, 급여가 인상됐는데 인상된 계약서 안 적었다고 문제를 제기하거나 하는 경우는 그렇게 많지 않았습니다.
하지만 법적으로는 계약 조건이 변경되는 것이므로 계약서를 다시 작성해서 교부하는 것으로 되어 있습니다.

개원을 하는 원장님들이 알아야 할 '노무' 실전 사례

11. 시급제 파트타이머(미화, 소독 이모 등)의 주휴수당 청구 사례

포천에서 개원한 비뇨기과 원장님의 사례입니다.

원장님은 시급제 형태로 소독 이모님을 채용하였고, 시급도 17,000원을 지급하는 것으로 계약하였습니다. 소독 이모님은 월요일에서 금요일까지 하루에 대략 5시간씩 근무를 하였고, 한 달 뒤 급여를 받아보면서 '주휴수당은 지급하지 않는 것인지?' 원장님께 물어본 케이스입니다.

「근로기준법」에서는 1주일에 1일의 유급휴일을 부여하도록 규정하고 있으며, 이는 1주 15시간 이상 근무자에게 적용이 됩니다(상시 5인 미만 사업장에서도 적용). 1주일에 1일의 유급휴일을 부여한다는 의미는, 1주일에 1일 쉬더라도 해당 요일은 유급으로 처리하도록 하는 규정입니다. 보통 병·의원은 일요일에는 진료를 쉬기 때문에 일요일이 유급휴일로 되며(365의원 제외), 월급제로 계약하는 경우 기본급에 주휴수당까지 포함하여 계약하기 때문에 월급제 직원은 주휴수당에 대한 문제가 없습니다. 하지만 시급제 직원의 경우 급여를 계산할 때 "시급 × 근로시간"으로 계산합니다. 예를 들어, 1주일에 20시간을 근무하였으면 시급 × 20시간으로 급여를 지급하는데, 주휴수당까지 계산한다면, 시급 × 24시간으로 급여가 지급되어야 합니다(1주 20시간 근무 시 주휴시간은 4시간 발생).

이러한 부분을 놓치는 경우가 많은데, 만약 주휴수당을 별도로 계산해서 지급하

> 지 않겠다고 하면 시급이 높은 경우 시급에 주휴수당이 포함된 것으로 근로자와 합의하여 근로계약서를 작성하시는 것을 권장합니다.

이성근 원장_ 시급제 파트타임의 주휴 수당인데요. 원장님들이 놓치는 경우가 많죠?

전문가_ 예. 시급제 파트타이머를 쓰는 경우는 보통은 소독 이모님들 그리고 미화 청소하시는 분들을 쓰는 경우입니다. 그리고 업체를 통해서 하시는 분들 말고 직접 고용해서 하시는 분들입니다.

이번 사례는 경기도 포천에서 개원하셨던 비뇨기과 원장님이신데 시급제 형태로 소독 이모님을 채용하셨고 시급도 17,000원을 지급하는 것으로 계약하였습니다. 소독 이모님이 월요일부터 금요일까지 5시간씩 하루에 근무하기로 해서 총 일주일에 20시간을 근무하도록 했는데 한 달 뒤에 급여를 받아보시면서 "주휴수당을 따로 지급하지 않는 거냐?"라고 원장님께 물어보셨다고 합니다.

주휴수당이라는 개념부터 설명하겠습니다. 「근로기준법」에서는 일주일에 1일 유급휴일을 부여하도록 규정하고 있습니다. 이 주휴수당과 관련한 규정은 일주일에 15시간 이상 근무하는 사람들한테만 적용이 됩니다. 또한, 상시 5인 미만 사업장에서도 적용됩니다. 일주일에 하루 유급휴일을 부여한다는 의미는, 일주일에 하루를 쉬더라도 해당 요일은 유급으로 처리하도록 하는 것입니다. 보통 병·의원에서는 일요일에 진료를 쉬기 때문에 일요일이 유급휴일이 됩니다.

월급제로 계약하는 경우에는 그 기본급이라는 그 금액 안에 주휴수당까지 다 포함이 되어 있습니다. 그래서 월급제 같은 경우는 주휴수당에 대한 문제가 발생할 수가 없습니다. 하지만, 시급제 같은 경우는 급여를 계산할 때 시급에서 실근로시간을 곱해서 1개월분 급여를 결정하게 됩니다. 예를 들어, 일주일에 20시간 근무를 했으면 시급 × 20시간, 이렇게만 급여를 지급합니다.

그래서 17,000원 × 20시간 해서 지급하셨는데 주휴수당까지 계산한다면, 시급 × 24시간이 됩니다. 여기서 4시간이 추가되는 이유는 일주일에 20시간 근무를 했을 때 비례 계산을 하게 되면 주휴시간이 4시간이 되기 때문입니다. 그래서 24시간이 되는 거고 17,000원 × 24시간으로 급여를 지급해야 주휴수당을 지급하는 것이 됩니다.

많은 원장님께서 이런 부분을 놓치시는 경우가 있습니다.

이성근 원장_ 맞아요. 근로계약을 정말 잘해야 합니다. 근로계약을 제대로 못 하면 주휴수당도 드려야 하고, 연장근로수당도 드려야 해서 오버되는 것이 많습니다. 보통 3.3%를 많이 이야기하는데 이런 경우에 대해 조금 더 자세히 설명해 주실 수 있을까요?

전문가_ 사실상 병·의원에서 3.3% 계약을 하는 경우는 원래는 원칙적으로 없습니다. 3.3%는 프리랜서 근로자입니다. 청소하는 분들이라든가 소독 이모님들은 원장님이 지시한 것에 대해서만 일하는 분이고, 원장님의 직원이므로 3.3% 사업소득으로 처리할 수는 없습니다.
여기서 중요한 점은 직원을 뽑을 때 정규직도 있고, 시급제 파트타임도 있고, 일용직도 있고, 종류가 다양하다는 것을 알고 있으면 도움이 된다는 것입니다.

이성근 원장_ 이번 사례에서는 소독 이모님을 뽑아서 15시간 이상 근무를 한 경우인데요. 15시간 미만은 괜찮은가요?

전문가_ 15시간 미만 근무자분은 주휴수당이라는 규정 자체가 적용되지 않습니다. 15시간 미만 근로자분에게 적용되지 않는 대표적인 4가지가 있습니다. 첫 번째는 퇴직금, 두 번째는 연차수당, 세 번째는 유급휴일, 네 번째가 주휴수당입니다.

이성근 원장_ 근로시간이 15시간 이상이냐, 미만이냐를 잘 판단해야 할 것 같네요.
첫 번째 증례에서 직원을 5명 이상으로 할 것인지, 미만으로 할 것인지 판단해야 하고, 직원을 시급제로 채용할 때는 15시간 이상을 할 것인지, 미만으로 할 것인지 결정하는 것이 중요하다고 생각합니다.
그런데 간호사나 간호조무사를 병·의원에서 뽑을 때 업무 범위에 미화를 포함해도 되나요? 그러니까 근로계약서 업무 범위에 '직원이 청소한다.'라고 추가해도 괜찮은 건가요?

전문가_ 추가해도 되기는 합니다.

PART III 입지와 인테리어의 실전

개원을 하는 원장님들이 알아야 할 '노무' 실전 사례

12. 네트(Net) 금액을 역산하여 산정한 그로스(Gross) 금액으로 근로계약을 했을 때 입사 첫 달과 퇴직 시 발생하는 이슈

구리시에서 개원한 외과 원장님의 사례입니다.

원장님은 개원을 2일자에 하였고 직원들과 네트(Net) 금액을 역산한 그로스(Gross) 금액으로 근로계약을 체결하였습니다. 250만 원이 실수령액이 되기 위한 금액을 역산하여 세전 그로스(Gross) 계약을 체결하였고, 첫 달 월급을 2일~말일까지 계산하여 지급하기로 하였습니다. 세전 그로스(Gross) 금액으로 계약하였기 때문에 첫 달은 세전 그로스(Gross) 금액에서 2일~말일까지 10% 계산을 하고, 해당 금액에서 부과되는 4대보험료 및 소득세를 공제하여 실수령액이 결정되는데, 4대보험 중 건강보험과 연금보험은 1일 입사자가 아닌 중도 입사자의 경우 보험료가 부과되지 않습니다.

그로스(Gross) 금액으로 근로계약을 체결한 금액은 건강보험과 연금보험이 정상적으로 부과된다고 가정했을 때를 기준으로 역산한 금액이 계산되는데, 건강보험과 연금보험이 하나도 부과되지 않은 첫 달에는 공제할 금액이 없으므로 실수령액이 높아지게 되는 결과가 됩니다. 예를 들어, 세전 월급이 280만 원이고 이 중 보험료가 20만 원, 소득세가 10만 원이어서 실수령 250만 원이 나오는 근로자의 경우 보험료 20만

원이 부과되지 않는다면 소득세 10만 원만 공제하여 첫 달은 260만 원이 됩니다.

하지만 원장님께서는 네트(Net) 250만 원을 역산한 그로스(Gross) 계약이고 전체 풀 급여를 지급하지도 않는 상황인데도 원래 계약한 250만 원보다 높아지게 되는 결과를 이해하시기 어렵습니다. 이는 병·의원의 특성인 네트(Net) 급여제에서 발생하는 이슈이며, 「근로기준법」은 네트(Net) 금액이 아닌 그로스(Gross) 금액을 기준으로 모든 것을 산정하기 때문에 발생하는 격차입니다. 이러한 부분이 납득되지 않는다고 하면, 첫 달은 별도의 네트(Net) 계약, 두 번째 달부터 다시 그로스(Gross) 계약을 하는 번거로운 2번의 계약 과정이 필요할 수도 있으며, 대부분 원장님께서는 이렇게 2번의 계약은 번거로우므로 첫 달은 이와 같은 방식으로 계산되고 있음을 이해하시고 넘어가시게 됩니다.

한편, 퇴직 시에도 비슷한 이슈가 있습니다.
양재동에서 개원한 안과 원장님의 사례입니다.
직원 중 한 명이 말일까지 근무 후 퇴직 의사를 밝혔습니다. 실수령 300만 원을 그로스(Gross) 금액으로 역산하여 계약한 직원이며, 원장님께서는 말일까지 근무하는 직원이기 때문에 당연히 300만 원만 지급하면 끝나는 것으로 생각하셨습니다. 하지만 퇴직을 하게 되면 근로소득세 환급분이 발생하게 됩니다. 근로소득세 환급분은 중도퇴직을 하게 되면 해당 연도에 냈던 소득세(근로자 월급에서 공제하였던 소득세)

중 전액 또는 일부가 환급되고, 환급되는 소득세는 세무사 사무실 직원분의 처리에 따라 다음 근로소득세 납부 시 환급액을 차감한 나머지 소득세를 납부하는 식으로 처리가 됩니다. 따라서 실수령 300만 원인 근로자라고 해도 퇴직 시에는 300만 원보다 실수령액이 더 늘어나게 될 수 있는 점이 있으며, 그로스(Gross) 계약을 하는 원장님들께서는 이러한 점을 알고 계시면 이해하시기 수월합니다. 이러한 이슈들 때문에 네트(Net) 금액을 역산하여 그로스(Gross) 금액으로 계약하는 것도 좋지만, 더욱 권장하는 방식은 완전 연봉제 형태로 계약하는 것을 추천합니다(예를 들어, 연봉 4천만 원으로 계약 등).

이성근 원장_ 이건 정말 할 말이 많습니다.

전문가_ 저도 할 말이 정말 많습니다. "그래서 네트(Net) 금액이 얼마냐?"라고 하면서 "이제 네트(Net) 금액을 얼마만큼 주겠다."라고 이야기하면서 그로스(Gross)로 역산해서 "이제 우리는 그로스(Gross) 연봉제로 운영할 거다."라는 표현을 합니다.

예를 들어, 250만 원이 실수령액이 되기 위한 금액을 역산해서 세전 그로스(Gross) 계약을 체결했는데, 첫 달 월급이 2일에 입사했으니까 2일부터 말일까지의 월급이 나가야 합니다. 그래야 하는데 세전 그로스(Gross) 금액으로 계약했으면, 세전 그로스(Gross) 금액은 정해져 있습니다. 정해져 있는 금액은 연금보험료, 건강보험료, 소득세, 지방소득세, 고용보험료 등의 공제가 얼마만큼 고정적으로 된다고 했을 때, 그것을 역산해서 나온 금액이 세전 급여입니다. 이때, 1일 입사자가 아니라 2일 날 입사를 하게 되는 중도 입사자 같은 경우는 4대 보험 중에 건강보험과 연금보험이 부과되지 않습니다.

그래서 그로스(Gross) 금액으로 결정해서, 즉 세금이 공제될 것을 미리 고려하여 금액을 결정해서 근로계약을 체결했는데, 이 금액은 건강보험과 연금보험이 정상적으로 부과된다고 가정했을 때를 기준으로 해서 역산된 금액인데, 건강보험과 연금보험이 부과되지 않는 첫 달에는 공제할 금액이 없으므로 실수령액이 결론적으로는 좀 높아지게 되는 결과가 나옵니다.

예를 들어, 세전 월급인 그로스(Gross) 금액이 280만 원이고 이 중에 보험료가 20만 원, 소득세가 10만 원 입니다. 그래서 실수령액이 공제해서 250만 원이라고 할 때, 보험료 20만 원이 부과되지 않는다면 소득세 10만 원만 공제해서 첫 달은 260만 원이 됩니다. 하지만 원장님께서는 250만 원을 역산한 그로스(Gross) 계약으로 체결을 했고, 전체의 급여를 지급하지도 않아도 되는 상황인데 원래 계약한 250만 원보다 높은 결과가 나오는 것을 이해하기 어려워합니다.

이건 병·의원의 특성인 네트(Net) 급여제에서 발생하는 이슈인데 「근로기준법」 자체가 네트(Net) 금액이 아니라 그로스(Gross) 금액 기준으로 모든 것을 산정하기 때문에 이 부분에서 발생하는 차이라고 보시면 됩니다.

보통 첫 달만 이런 식으로 되고, 두 번째 달부터는 건강보험과 연금보험이 부과되기 때문에 정확하게 네트(Net) 금액에 맞는 금액이 됩니다. 그래서 이런 부분을 생각해 주시면 좋습니다.

이성근 원장_ 너무 아까워하지 않기를 바랍니다.
그리고 이 문제는 2일에 계약을 했기 때문입니다. 1일에 계약을 하면 건강보험료든 뭐든 다 나가서 이런 일이 없는데 말이죠.
그러고 보니 예전에는 그런 이야기도 있었어요. "2일에 계약하면 첫 달 보험료를 아낄 수 있다. 그러니까 웬만하면 2일에 계약을 해라." 정말 2일에 계약하면 좋은 건가요?

전문가_ 이건 생각의 차이라고 봅니다. 실제로 첫 달 보험료를 아낄 수는 있습니다. 다만 첫 달의 실수령액은 조금 더 높아질 수밖에 없습니다.

이성근 원장_ 좋습니다. 그런데 지금 이 문제보다 더 큰 문제는 네트(Net)가 좋으냐, 그로스(Gross)가 좋으냐 하는 연봉 체계에 대한 이야기입니다. 앞에서 이야기하지 못했는데, 노무사님은 계속 그로스(Gross)가 좋다고 말씀하시고, 세무사님도 그로스(Gross)가 좋다고 이야기하시거든요. 그런데 현실은 아직도 네트(Net) 연봉제로 직원을 채용하는 경우가 많습니다. 그로스(Gross)가 좋은 이유에 대해 조금 더 자세히 설명해 주실 수 있을까요?

전문가_ 예를 들어, 네트(Net) 금액은 연말정산을 할 때 소득세와 관련해서 이슈가 생길 수밖에 없습니다. 네트(Net)로 하면서도 연말정산도 다 해 주고, 퇴직할 때 나오는 소득세 환급분을 다 주겠다고 하면 문제가 될 건 없습니다. 하지만 보통 네트(Net) 급여라고 하면 소득세 환급분이 나오면 당연히 병·의원 귀속으로 생각하므로 이 부분 때문에 문제가 됩니다. "그로스(Gross)로 하는 게 제일 좋다."라고 말씀드리는 이유는 그러한 문제에서 가장 깔끔해서 그렇습니다. 그리고 가장 원칙적인 급여 체계이다 보니까 "그로스(Gross)로 하는 게 제일 낫다."라고 항상 말씀을 드리고 있습니다.

그리고 소득세 환급에 대한 분쟁에 휘말릴 가능성이 없습니다. 원장님이 진료를 보시는데 작년 3월에 퇴사한 직원이 갑자기 올해 연말정산 할 때 "소득세 환급은 안 주셨어요."라고 연락 오는 경우가 있는데, 그걸 원장님이 전부 체크하며 하기는 어렵습니다. 그러므로 소득세 환급은 나온다고 해도 얼마 되지 않으니까, 그런 부분에서 자유로워지려면 그로스(Gross)로 하는 게 가장 깔끔합니다.

이성근 원장_ 좋습니다.
그런데 그로스(Gross)로 바꾸니까 퇴직금이 많아진다는 느낌이 들던데 실제로 어떤가요?

전문가_ 퇴직연금은 DB(확정급여)형과 DC(확정기여)형이 있습니다. 보통 원장님은 본인에게, 병·의원에 DC형이 더 유리하다고 알고 있을 것입니다. 그래서 DC형을 많이 선호하고 가입하는 것으로 보입니다. 사실 개원할 당시에는 퇴직금에 대해 그렇게 바로 고려하지 않아도 되는 상황이기 때문입니다. 왜냐하면, 1년이 지나야 퇴직금이 발생하고 개업 멤버가 1년 동안만 근무한다는 보장도 없으므로 퇴직금에 대해서는 생각하지 않을 수 있는데, 퇴직금이 한 번에 나가게 되면 목돈이 나가게 되는 경우가 발생할 수 있습니다. 그래서 미리미리 적립해놓거나 DC형 퇴직연금을 가입해서 매월 일정 금액을 납입하는 것이 가장 좋습니다. 그리고 퇴직금은 본래 그로스(Gross) 금액으로 계산하기 때문에, 그로스(Gross)든 네트(Net)제든 사실상 금액이 달라지진 않습니다.

이성근 원장_ 그렇군요. 저는 퇴직연금은 꼭 가입하는 것이 좋다고 생각해요.

전문가_ 법상 의무는 맞습니다. 의무는 맞는데, 안 들었다고 해서 처벌받는 건 아니므로 퇴직연금 가입을 하지 않으면 일반 퇴직금 제도로 적용이 되니까 그렇게 해왔던 것입니다.
그래도 법상 의무사항이긴 합니다. 보통 가입하는 시점은 개원하고 1년 정도 됐을 때 가입하시는 것 같습니다.

PART III 입지와 인테리어의 실전

개원을 하는 원장님들이 알아야 할 '노무' 실전 사례

13. 취업규칙 신고에 대한 고용노동부의 공문

강남에서 개원한 성형외과 원장님의 사례입니다.

원장님은 어느 날 고용노동부에서 취업규칙을 신고하지 않으면 과태료를 부과하겠다는 공문을 받았다고 하셨습니다. 취업규칙은 상시 근로자 10명 이상인 사업장에서 취업규칙을 만들고, 근로자의 과반수 동의를 받아 고용노동부에 작성했다는 신고를 해야 합니다.

최근 정부 지침에 따라 10인 이상 사업장에서 취업규칙을 신고하지 않았다면 공문을 보내는 경우가 많은데, 해당 공문을 받거나 받지 않았더라도 상시 10명 이상의 병·의원에서는 취업규칙을 작성하여 신고하는 것이 의무입니다. 취업규칙 작성 및 신고는 공인노무사의 도움을 받아서 진행할 수 있습니다.

이성근 원장_ 취업 규칙 신고는 직원이 10명 이상일 때 해당되는 거죠?

전문가_ 최근 개원하신 원장님이 노동부에서 공문을 좀 많이 받으셨을 겁니다. 제가 관리하는 10인 이상 병·의원 중에 한 60% 정도는 거의 다 받으신 것 같습니다.

'취업규칙을 신고하지 않으면 과태료를 부과하겠다.'라는 공문이 나옵니다만, 취업규칙은 상시 10명 이상인 사업장에서 만들어서 근로자 과반수 동의를 받아서 노동부에 작성했다는 신고를 해야 합니다. 최근 정부 지침에 따라서 10인 이상 사업장에서 취업규칙을 신고하지 않았으면 공문을 보내는 경우가 많습니다. 해당 공문을 받거나 받지 않았더라도, 상시 10명 이상의 병·의원에서는 취업규칙을 작성해서 신고하는 것이 의무입니다. 이는 노무사 도움을 받아서 진행할 수 있겠습니다.

취업규칙에 대해서는 사실 "원장님, 이거 만드셔야 해요."라고 해도 "긁어 부스럼이야."라고 이야기하시는 때도 있었습니다.

취업규칙 미신고라는 부분이 즉시 과태료가 나오는 경우는 그리 많지 않기 때문에 그랬던 것으로 보입니다. 그래서 이번에 정부에서 공문을 전체적으로 이렇게 보냈을 때, 노동부에 신고하는 원장님이 좀 많았습니다.

이성근 원장_ 맞아요. 이제 개원 당시부터 10명 이상이 되면 당연히 취업규칙을 만들어야 합니다. 그리고 직원 기준이 30명이 될 때 변동되는 사항이 있죠. 노사협의회나 고충처리위원회를 만들어야 하는데 소개를 해주세요.

전문가_ 네. 많이 없기는 하지만, 그래도 사이즈가 있는 피부과나 아니면 치과, 정형외과 이런 쪽들은 있을 수 있습니다. 이런 곳에서 30명이 넘어가게 되면 노사협의회라는 걸 만들어야 합니다.

노사협의회는 사용자 위원, 근로자 위원으로 선출된 사람들이 분기마다 「근참법(근로자 참여 및 협력증진에 관한 법률)」에서 정한 의결사항,

협의사항을 분기마다 협의해서 결정하라는 내용입니다. 근로자 복지에 관한 사항, 근로자 처우에 관한 사항 등을 분기마다 모여서 회의를 하고 의결하고 협의를 하라는 차원에서 만들어진 제도입니다.

또한, 노사협의회도 마찬가지로 노사협의회 규정이 있습니다. 그 규정을 만들어서 노동부에 신고하는 것 또한 의무입니다. 30인 이상이 되면 노사협의회 설치, 노사협의회 규정 신고, 고충처리위원을 지정해서 운영해야 합니다.

이성근 원장_ 제 경험에서 하는 이야기지만 처음에 개원할 때부터 노무사님을 선임하는 게 좋겠다는 생각이 듭니다. 비용 문제 때문에 고민하는 원장님도 계시는 것 같지만요.

전문가_ 세무 기장료와 비슷하다고 보시면 될 것 같습니다. 세무사에게는 매달 얼마씩 주는 게 있고, 1년에 한 번 세금 신고하고 그러면 목돈이 들어가게 되는데 노무사는 목돈이 들어갈 일이 없습니다. 처음에 계약할 때만 초기 인사 노무 세팅 비용을 말씀드립니다.

이성근 원장_ 꼭 노무사님과 계약하기를 바랍니다. 몇십만 원 아끼려다가 초가삼간을 태우는 상황도 생길 수 있으므로, 나중에 땅을 치고 후회하지 마시고 꼭 계약하셨으면 좋겠습니다. 워낙 중요해서 강조드리는 것입니다.

PART III 입지와 인테리어의 실전

개원을 하는 원장님들이 알아야 할 '노무' 실전 사례

14. 경조사 휴가 부여와 관련한 사례

평촌에서 개원한 산부인과 원장님의 사례입니다.

직원 중 한 명의 외조모께서 돌아가셨는데 경조사 휴가를 의무적으로 부여해야 하는지 물어보셨습니다. 많은 원장님께서 물어보시는 질문인데, 경조사 휴가는 법적으로 정해져 있지 않고 반드시 부여해야 하는 것은 아닙니다. 다만, 취업규칙에 경조사 휴가 규정을 두고 있으면 취업규칙에 따라 경조사 휴가를 부여해야 합니다. 하지만 취업규칙 등에 경조사 휴가를 규정하지 않고 있더라도 복지, 도의적 차원에서 경조사 휴가를 부여하는 경우가 많습니다.

경조사 휴가는 병·의원에서 정하기 나름이며 대략 본인 결혼 시 5일, 부모님 사망 시 5일, 조부/조모/외조부/외조모 사망 시 3일 등 이런 식으로 규정할 수 있으며, 경조사 휴가 일수도 병·의원에서 재량으로 결정할 수 있습니다.

이성근 원장_ 사실 경조사 휴가는 안 줘도 되지 않나요?

전문가_ 경조사 휴가는 안 주셔도 되긴 합니다. 다만 최근에 개원한 원장님로부터 질문을 많이 받았습니다. 그중 한 분은 평촌에서 개원한 산부인과 원장님이셨습니다. 원장님께서는 "직원 중 한 분의 외조모께서 돌아가셨다. 그런데 경조사 휴가를 꼭 줘야 하냐?"라고 물어보셨습니다.

이는 많은 원장님께서 물어보시는 질문인데 경조사 휴가는 법적으로 정해져 있지 않고, 반드시 줘야 하는 것도 아닙니다. 원래 경조사가 있으면 본인의 연차를 사용해서 가는 것이 원칙입니다. 법적으로는 경조사 휴가가 없으므로 따로 경조사 휴가를 부여하지 않아도 상관없습니다. 다만 취업규칙에 경조사 휴가 규정을 두고 있으면, 취업규칙에 따라 경조사 휴가를 부여해야 합니다. 만약 취업규칙에 경조사 휴가를 규정하지 않더라도, 복지나 도의적인 차원에서 경조사 휴가를 부여하는 상황도 있습니다. 보통은 정하기 나름이지만, 본인 결혼 시에 5일, 부모님 사망 시 5일, 조부모나 외조부모 사망 시 3일 같은 식으로 규정할 수 있습니다. 이 일수가 정해져 있는 것은 아니고, 재량으로 정할 수도 안 정할 수도 있습니다.

이성근 원장_ 안 줘도 큰 문제는 없지만, 그렇다고 결혼하는데 자기 휴가 쓰고 가면 병·의원에 대한 정이 떨어질 것 같아요. 그리고 부모님 돌아가셔서 장례식에 가는데 "연차 내고 가라."라고 하면 장례 치르고 와서 퇴직할 것 같아요. 섭섭할 수도 있겠다는 생각이 좀 듭니다.
봉직의 예비군 훈련은 어떻게 하면 되나요?

전문가_ 네. 예비군 훈련 같은 경우는 「근로기준법」에는 없습니다. 「예비군법」에 따로 있는데 유급으로 처리하게끔 되어 있습니다. 그러니까 공가라고 해서 결근하더라도 유급처리를 해주고, 연차 처리는 안 되는 경우인데 실제로 연차 처리를 하는 곳도 의외로 있습니다.

이성근 원장_ 그러고 보면 식대 이야기가 안 나왔는데, 식대 이야기는 일부러 이야기를 안 하신 건가요?

전문가_ 식대는 의외로 많이 물어오는 분이 없습니다. 식대 관련해서 고초를 겪고 있지 않은 것 같습니다.

이성근 원장_ 작년부터 식대 부분이 바뀌었다고 이야기하셨던 것 같아서 여쭤봅니다.

전문가_ 네. 식대가 원래는 한 달에 10만 원까지 비과세 처리가 됐었는데요. 작년부터 20만 원으로 비과세 한도가 올라갔습니다. 최근 물가도 많이 오르고 해서 20만 원으로 올랐는데, 저는 항상 정부에서 혜택을 올려주면 그것을 제대로 하고 있는지 검증을 한다고 생각합니다. 그런데 식대를 비과세를 해주는 이유는, '근로자가 본인 월급으로 밥을 사 먹을 때, 20만 원까지는 세금을 떼지 않고 그냥 지급해라.'라는 것이므로 원장님이 카드를 줘서 밥을 사준다거나 도시락 업체를 불러서 식사를 해결한다거나 또는 조리사를 채용해서 급식 형태로 식사를 제공한다면 식대 비과세는 넣기가 어렵습니다. 그런데도 '세금을 아끼겠다.'라는 생각으로 식대 비과세를 넣는 상황도 있는데, 이것은 나중에 건강보험 지도점검 등이 나오게 되면 문제가 될 수 있다고 생각합니다.

PART III 입지와 인테리어의 실전

개원을 하는 원장님들이 알아야 할 '노무' 실전 사례

15. 직원이 퇴직하는 경우 마지막 월급을 언제 지급해야 하는지에 대한 사례

화성에서 개원한 신경외과 원장님의 사례입니다.

원장님은 개원하자마자 직원이 바로 퇴사하는 경우가 발생하였습니다. 원장님께서는 '언젠가 퇴사를 하겠지.'라고 생각했지만 바로 퇴직하는 직원이 발생하여 많이 당황하시면서 마지막 월급 정산을 언제 줘야 하는지 물어보셨습니다. 「근로기준법」에서는 퇴직 후 14일 이내에 모든 금품을 청산하도록 규정하고 있습니다.

만약 14일을 넘겨서 지급해야 하는 경우 별도로 금품청산 기일연장 합의를 하여야 14일 이내에 지급하지 않더라도 문제가 없습니다. 보통은 퇴직하고 나서 바로 지급하는 것이 아니라 매월 급여 정산일에 퇴직한 직원까지 월급을 한 번에 지급하는데, 다음 급여 정산일이 해당 직원이 퇴직하고 14일을 넘게 되는 경우 직원이 고용노동부에 임금 체불로 신고를 하는 경우가 발생할 수 있습니다. 만약 퇴직한 직원에게도 다음 급여 정기지급일에 다른 직원들과 함께 급여를 지급하겠다면, 사직서를 받을 때 금품청산 기일연장 합의까지 하여 마지막 월급과 퇴직금은 다음 급여지급일에 지급하겠다는 확인을 받아두시는 것을 권장합니다.

이성근 원장_ 직원이 퇴사하는 경우 마지막 월급을 통상 월급일에 주면 안 될 수도 있군요.

전문가_ 보통은 통상 월급일에 주시는데 이제 「근로기준법」에는 '14일 내에 지급을 해라.'라고 나와 있습니다. 그래서 마지막 월급과 퇴직금 등 모든 금품을 14일 이내에 지급하도록 되어 있는데 이것을 연장 합의 할 수 있습니다.

그래서 14일 이후에 도래하는 '급여 정기 지급 날짜에 다른 분과 동일하게 한 날짜에 한 번에 주겠다.'라고 한다면 금품청산 연장 기일 합의라고 해서 따로 구두 합의라도 해서 다음 급여지급일에 지급해도 됩니다. 사직서를 받으면서 그 밑에 연장 합의까지 받아 다음 급여 지급 날에 주는 것에 동의하겠다는 서명까지 있게 되면 크게 문제 되지 않고, 마지막 월급은 급여 지급 날짜에 지급해도 됩니다.

이성근 원장_ 좋습니다. 그 외에 직원이 퇴사할 때 조치를 해야 할 게 있나요?

전문가_ 퇴사할 때 조치라고 한다면 연차수당 등을 정산해야 할 수 있습니다. 또는 유니폼이라거나 카디건 등을 돌려받아야 합니다. 그리고 만약 증명서 같은 것을 떼어달라고 하는 분이 있다면 떼어주셔야 합니다. '꼭 떼어줘야 하나?'라고 생각하실 수도 있지만, 「근로기준법」에 직원이 증명서 같은 걸 요구를 하면 떼줘야 하는 의무가 있다고 나와 있습니다.

그래서 퇴직증명원이라든지 근로소득 원천징수 영수증이라든지 경력증명서 등을 달라고 하면 꼭 주시는 게 맞습니다.

이성근 원장_ 좋습니다. 중간에 직원이 퇴사하는 경우에는 조치할 게 많잖아요.
앞서 사직서 이야기도 나왔는데 계약 기간 내에 직원이 퇴사했을 때 원장이 해야 할 일이 무엇인가요?

전문가_ 계약 기간 내에 퇴사한다면 일단은 사직서를 제일 먼저 받아두시는 게 중요합니다. 그리고 사직서를 받으며 마지막 월급 급여를 지급하는 날짜에 대해서도 합의해서 한 번에 받아두는 것이 제일 좋습니다. 그리고 보안서약서라고 해서 환자 정보나 어떤 병·의원에서 취득한 정보 같은 것을 제3자에게 누설하지 않고 병·의원 자료 같은 것을 반출하지 않도록 서약서를 쓰시는 경우들도 있습니다. 물론 필수는 아닙니다. 필요에 따라서 쓰는 경우가 있을 뿐입니다.
제일 중요한 것은 사직서입니다. 자기가 원해서 나갔다는 것이 증명되어야 하기 때문입니다.

이성근 원장_ 직원이 퇴사하면서 당황스러운 일이 생기는 경우가 종종 있는 것 같아요.
원장님이 고생하는 경우가 있는 것 같거든요. 이런 경우에 대해 조금 더 자세히 설명해 주실 수 있을까요?

전문가_ 가장 당황스러워하시는 것은 갑작스러운 퇴사입니다.
앞서 해고에 대해 이야기할 때 '30일 기간 여유를 두고 해고해야 한다.'

라는 내용을 이야기했는데, 원장님만 근로자를 내보낼 때 30일의 기간을 둬야 하는 게 아닙니다. 직원분도 퇴사 통보를 하면 30일의 기간을 두고 해야 하는 것이 있습니다. 그리고 노무사가 써주는 모든 근로계약서에는 '30일 전에 미리 이야기를 해달라.'라는 내용이 다 담겨 있을 겁니다.

하지만 「근로기준법」에는 사용자가 30일 내 해고 예고를 하지 않았다고 하면 처벌 규정이 있고 한 달 수당을 줘야 하는 부분들이 있지만, 근로자가 30일의 기간을 안 두고 "즉시 퇴사를 하겠다."라고 했을 때의 벌금이나 벌칙 등은 없습니다.

그리고 만약 병·의원에 손해가 발생했을 때 손해배상 청구 소송을 할 수는 있지만, 현실적으로는 어렵습니다.

이성근 원장_ 원장님이 직원분이 퇴사할 때 고초를 겪는 부분이 30일의 기간을 두지 않고 갑자기 "안 나오겠습니다."라고 하는 부분입니다.
그래서 질문 드리는데 노하우를 전수해 주세요. 원장님 입장에서는 사람이 가장 어려운 문제인 것 같거든요. 좋은 직원을 선발하는 요령을 두 가지만 설명 부탁드리겠습니다.

전문가_ 정말 어려운 내용입니다. 직원 관리하는 노하우라고 하면 사실상 정답이 있는 것 같지도 않고 말입니다.
그래도 말씀을 드리자면, 제가 관리하는 곳 중에 3~4년 동안 직원이 단 한 명도 퇴사하지 않는 병·의원들이 있었습니다. 그리고 하루가 멀다 하고 퇴사를 하는 병·의원도 있었습니다. 그렇게 퇴사율이 낮고, 직원분이 장기근속하는 곳은 당최 어째서인지 살펴보니 원장님이 직원분과 소통을 정말 잘하는 겁니다. 직원분이 불만 사항이 뭐가 있는지, 불만 사항을 개선할 수 있는 여건이 되는지, 여건이 되면 개선을 해 주고, 여건이 안 되면 개선은 못 하지만 충분히 설명을 해 주는 부분이 있었습니다. 그리고 직원을 관리할 실장급의 직원, 즉 사무장님이나 행정부장님 같은 중간관리자 분들을 잘 채용한 점도 있었습니다.

좋은 직원을 채용하는 노하우라고 한다면, 사실 저도 노무사이기 이전에 대표입니다. 저도 대표이므로 직원을 채용하려고 면접도 많이 보고 했는데, 원장님은 실무적인 부분이나 이전 직장에서 어떤 일을 했는지 등을 비슷하게 많이 물어보실 거라 생각합니다. 하지만 저는 면접자의 직장 중에 제 경력이 있는 직장이 있으면, 그 경력이 있는 직장에서 얼마나 오래 근무했는지 등을 유심히 봅니다. 그리고 그 전 직장에서 퇴사한 이유를 잘 파악해서 그 이유를 해결할 수 있는지 등을 고려해서 채용하려고 합니다. 원장님도 이렇게 채용하려고 한다면, 좋은 직원을 채용할 수 있지 않을까 싶습니다. 그리고 만약 좋은 직원이 아니더라도 원장님께서 채용하셔서 좋은 직원으로 만들 수도 있습니다. 그러므로 '어떻게 하면 이 사람을 좋은 직원으로 프로페셔널하게 키울 수 있을까?'라는 고민을 하는 것이 좋다고 생각합니다.

이성근 원장_ 맞아요. 저도 사실 할 이야기가 참 많습니다. 책을 한 권으로 적어도 부족하지만, 마지막으로 강조하고 싶은 건 좋은 직원을 뽑고 좋은 직원을 관리하는 키는 결국 원장이 갖고 있다는 겁니다.

전문가_ 네. 원장님이 중요한 게 맞습니다. 원장님이 직원에게 어떤 대우를 해주는지, 원장님이 어떤 스타일인지, 원장님이 직원을 어떻게 대하는지가 가장 관건이 아닐까 싶습니다.

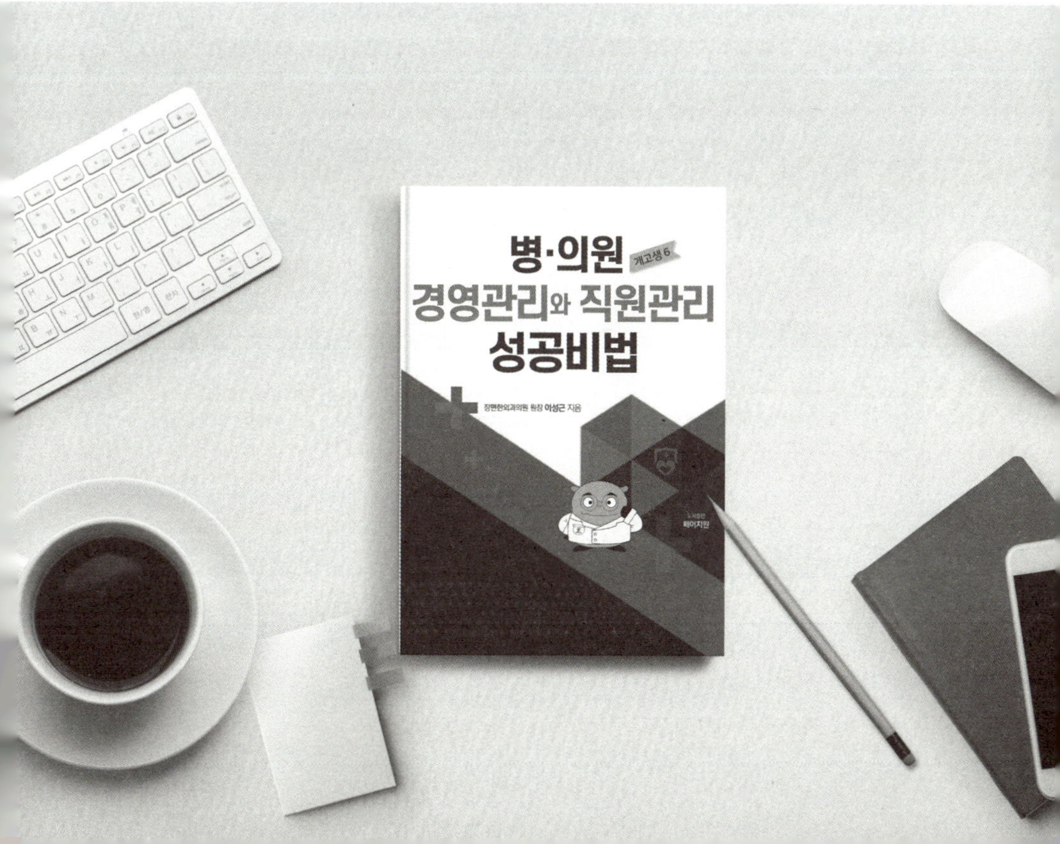

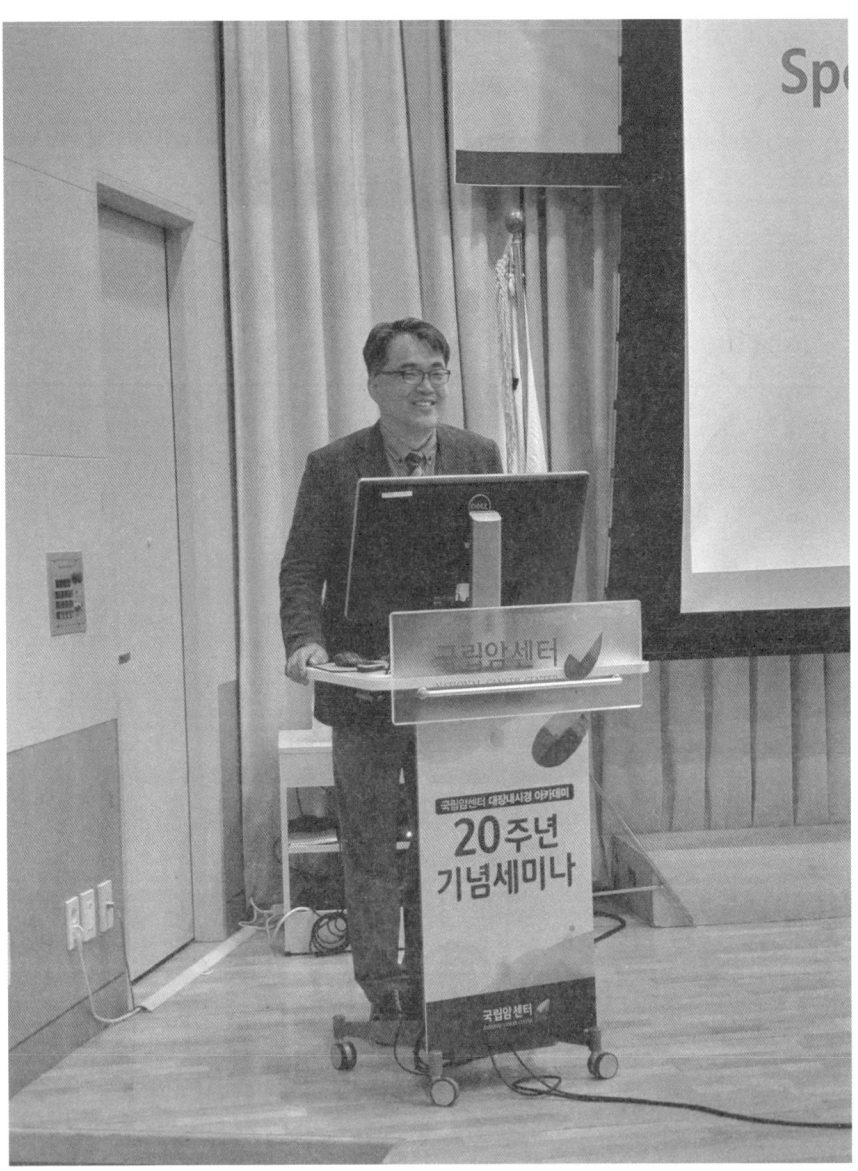

별책부록 1

YOUTUBE

유튜브 채널 『Dr.개고생』
영상 리스트

개원 전문 서적 8권 출간 저자

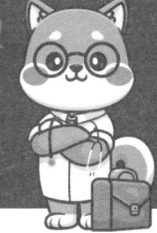 Dr. 개고생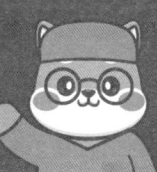

QR코드 사용방법

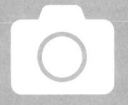

1. 기본 카메라 앱을
열어주세요.
(애플/안드로이드 동일)

2. 화면에 맞춰 사진을
찍는 것처럼 QR코드를
화면 중앙에 배치합니다.

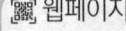

3. 위와 같이 나타나는 창을
누르면 영상이 유튜브에
서 재생됩니다.
(애플도 팝업창 열기를 해 주세요.)

영상 리스트

▶ 개원을 고민하는 의사를 위한 Dr.개고생

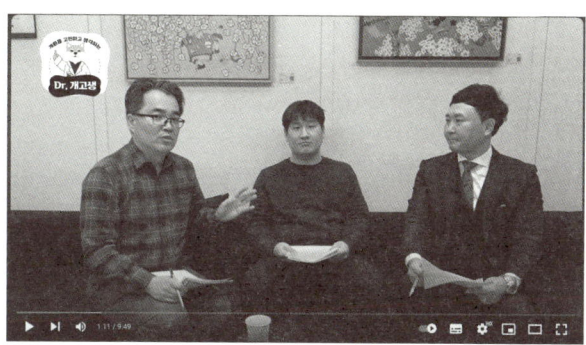

번호		영상 제목	
1		[병·의원 개원] 개원을 고민하시나요? 개원 의사가 직접 알려드리는 개원의 모든 것! 수원 조아유외과 김병섭 원장님편 총론 1탄	
2		[병·의원 개원] 개원을 고민하시나요? 개원 의사가 직접 알려드리는 개원의 모든 것! 이원의료재단 한두원 소장님편 총론 3-1탄	
3		[병·의원 개원] 개원을 고민하시나요? 개원 의사가 직접 알려드리는 개원의 모든 것! 이원의료재단 한두원 소장님편 총론 3-2탄	
4		[병·의원 개원] 개원을 고민하시나요? 개원 의사가 직접 알려드리는 개원의 모든 것! 이원의료재단 한두원 소장님편 총론 3-3탄	
5		[병·의원 개원] 개원을 고민하시나요? 개원 의사가 직접 알려드리는 개원의 모든 것! 이원의료재단 한두원 소장님편 총론 3-4탄 [총론 마지막 이야기]	
6		개원 준비하면서 가장 힘든건?...... EVERYTHING!! [개원예정 Dr.이원구 원장님]	

7	개원왕 바로 여기 있습니다! [개원예정 Dr.이원구 원장님]	
8	병·의원 개원, 어떻게 해야 할까요? 의사들의 솔직담백 토크쇼! ㅣ 1편 – 개원 n년차 의사들	
9	전문가들이 말해주는 '개원' 성공비결! ㅣ 1-1편. 성공한 병·의원과 그렇지 못한 병·의원의 차이점은?	
10	전문가들이 말해주는 '개원' 성공비결! ㅣ 1-2편. 성공한 병·의원의 특징 중 하나, 원맨팀으로 구성된 병·의원이 하나도 없다!?	
11	병·의원 개원 일타강사 이성근 원장님과 함께하는 실전 병·의원 개원 1부 (with 박수민, 김병섭 원장님) ㅣ Dr.개고생	
12	병·의원 개원 일타강사 이성근 원장님과 함께하는 실전 병·의원 개원 2부 (with 박수민, 김병섭 원장님) ㅣ Dr.개고생	
13	병·의원 개원 일타강사 이성근 원장님과 함께하는 실전 병·의원 개원 3부 (with 박수민, 김병섭 원장님) ㅣ Dr.개고생	
14	전문가들이 말해주는 '개원' 성공비결! ㅣ 6-1편! 비용과 고객 서비스 첫 번째 이야기!	
15	전문가들이 말해주는 '개원' 성공비결! ㅣ 6-2편! 비용과 고객 서비스 ! 마지막편!	
16	개원의사들이 말해주는 '개원의 실제!' ㅣ 이번에 개원하신 최재희 원장님과의 개원 스토리! 1편	

17	개원의사들이 말해주는 '개원의 실제!'	이번에 개원하신 최재희 원장님과의 개원 스토리! 2편!
18	개원 전에는 일어나서 인사 못했는데... 지금은...!! (벌떡)	스펙타클 의사들의 개원 썰, '닥터뷰' EP.3-2
19	후배님~ 혹시 '0의 수모'라고 알아?	개원의사들의 개원 인터뷰, '닥터뷰' EP. 4-1
20	후배님들, 환자(고객)의 입장에서 생각하고! 목표 설정이 중요해~	개원의사들의 개원 인터뷰, '닥터뷰' EP. 4-2
21	저희 모두 행복한 개원 생활을 위해 화이팅!	개원의사들의 개원 인터뷰, '닥터뷰' EP. 4-3
22	(개원을 고민하고 생각하는 의사들을 위한 채널) '개원 준비 프로젝트' EP1 개원 진행소식과 준비사항 인터뷰! [feat. 오형민 원장]
23	(개원을 고민하고 생각하는 의사들을 위한 채널) '개원 준비 프로젝트' EP2. 세무사 선정과 병·의원운영 [with. 오형민 원장]
24	(개원을 고민하고 생각하는 의사들을 위한 채널) '개원 준비 프로젝트' EP3 개원예정인 병·의원 직원은 몇 명으로 시작할까요? [with. 오형민 원장]
25	(개원을 고민하고 생각하는 의사들을 위한 채널) '개원 준비 프로젝트' EP4 직원과 원장의 관계에 대한 이야기. [with. 오형민 원장]
26	개원 예정이신 원장님들의 고민은 무엇일까요? [with 이정희 소장님]

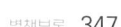

영상 리스트

▶ 병·의원경영

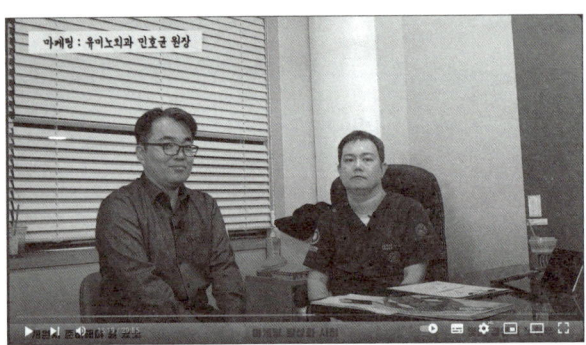

번호		영상 제목
1		컴플레인 고객 이렇게만 하세요. 충성고객 만들기 대작전 [feat. 최성양 원장님]
2		명언 제조기 민호균 원장의 병·의원 경영 노하우! [with 유미노외과 민호균 원장님 3부]	개고생
3		개원 후 병·의원 경영 저만 따라오세요!! [feat. 더원외과 이동원 원장님 1부]
4		(개원을 고민하고 생각하는 의사들을 위한 채널) '굿모닝함운외과' 임익강 원장의 병·의원경영 노하우' EP1.
5		'굿모닝함운외과' 임익강 원장의 병·의원경영 노하우' EP2.
6		'굿모닝함운외과' 임익강 원장의 병·의원경영 노하우' EP3.

7	'굿모닝함운외과' 임익강 원장의 병·의원경영 노하우' EP4.	
8	'굿모닝함운외과' 임익강 원장의 병·의원경영 노하우' EP5.	
9	'굿모닝함운외과' 임익강 원장의 병·의원경영 노하우' EP6.	
10	HOSPITAL 경영이란 무엇인가?![Respect 이승열 대표 1부]	Dr.개고생	
11	HOSPITAL 경영이란 무엇인가?![Respect 이승열 대표 2부]	Dr.개고생	
12	HOSPITAL 경영이란 무엇인가?![Respect 이승열 대표 3부]	Dr.개고생	
13	HOSPITAL 경영이란 무엇인가?![Respect 이승열 대표 4부]	Dr.개고생	
14	HOSPITAL 경영이란 무엇인가?![Respect 이승열 대표 5부]	Dr.개고생	
15	[병·의원 경영] 조직관리 1부 [경쟁력개발연구소 이정희대표]	
16	[병·의원 경영] 조직관리 2부 [경쟁력개발연구소 이정희대표]	

17	[병·의원 경영] 조직관리 3부 [경쟁력개발연구소 이정희대표]	
18	전문가들이 말해주는 '개원' 성공비결!	5-1편! 원장의 역할과 직원!	
19	전문가들이 말해주는 '개원' 성공비결!	5-2편! 원장의 역할과 직원! 두 번째 이야기!	
20	전문가들이 말해주는 '개원' 성공비결!	5-3편! 원장의 역할과 직원! 세 번째 이야기!	
21	전문가들이 말해주는 '개원' 성공비결!	5-4편! 원장의 역할과 직원! 마지막 이야기!	

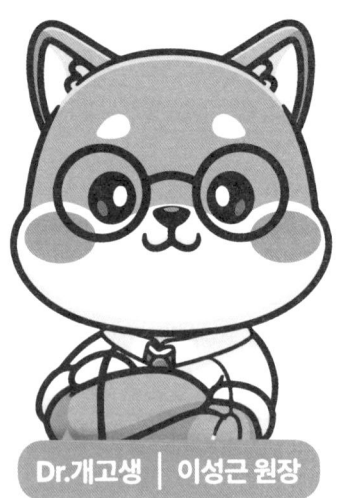

Dr.개고생 | 이성근 원장

영상 리스트

▶ 장편한외과 성공비결

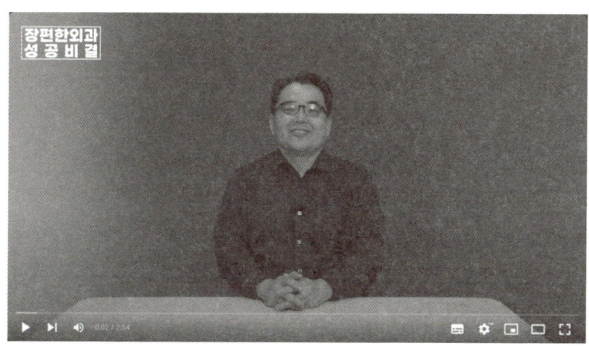

번호		영상 제목	
1		[장편한외과 성공비결] '장편한외과의 11가지 성공비결'을 간단히 알아보자! -총론편-	
2		[장편한외과 성공비결] '장편한외과의 11가지 성공비결'! -자세한 설명-	
3		[장편한외과 성공비결] '장편한외과의 11가지 성공비결'! -선택과 집중-	
4		[장편한외과 성공비결] '장편한외과의 11가지 성공비결'! -차별화-	
5		장편한외과 성공비결] '장편한외과의 11가지 성공비결! -목표확립 및 달성-	
6		[장편한외과 성공비결] '장편한외과의 11가지 성공비결!' -의사의 중요성-	

7	[장편한외과 성공비결] '장편한외과의 11가지 성공비결!' -정보력-	
8	[장편한외과 성공비결] '장편한외과의 11가지 성공비결!' -멘토-	
9	[장편한외과 성공비결] '장편한외과의 11가지 성공비결!' -고객관리-	
10	[장편한외과 성공비결] '장편한외과의 11가지 성공비결! -유튜브 마케팅-	
11	[장편한외과 성공비결] '장편한외과의 11가지 성공비결! -책 출간-	
12	[장편한외과 성공비결] '장편한외과의 11가지 성공비결! -직원관리-	

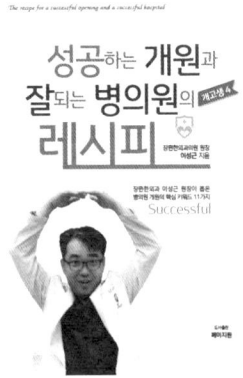

영상 리스트

▶ 가고싶은 병·의원, 가기싫은 병·의원

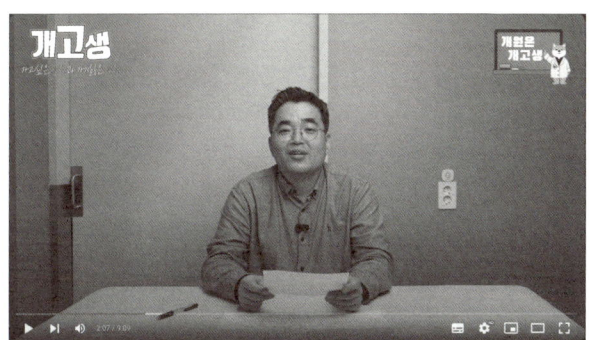

번호		영상 제목	
1		[가고싶은 병·의원과 가기싫은 병·의원의 특징] 1편 – 개요	
2		[가고싶은 병·의원과 가기싫은 병·의원의 특징] 2편 – 잘 되는 병·의원의 11가지 특징(총론)	
3		[가고싶은 병·의원과 가기싫은 병·의원의 특징] 3편 – 가고싶은 병·의원 Top 10	
4		[가고싶은 병·의원과 가기싫은 병·의원의 특징] 4편 – 의사가 핵심이다!	
5		[가고싶은 병·의원과 가기싫은 병·의원의 특징] 5편 – 병·의원 시설도 중요하다!	
6		[가고싶은 병·의원과 가기싫은 병·의원의 특징] 6편 – 11가지 요소 모두 중요하다!	

영상 리스트

▶ 책 출간

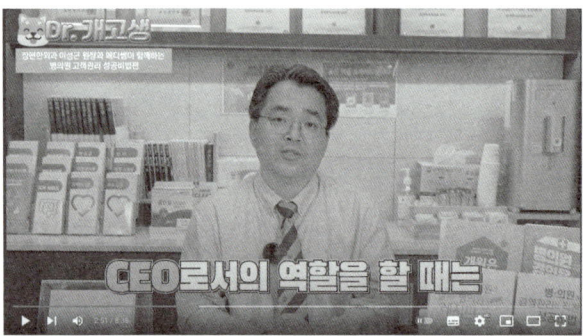

번호		영상 제목	
1	[QR]	Dr. 개고생의 노하우 책으로 출간되었습니다 [저자와의 만남 총론]	
2		Dr. 개고생의 노하우 책으로 출간되었습니다 [저자와의 만남 Dr. 개고생과 함께하는 개원]	[QR]
3	[QR]	Dr. 개고생의 노하우 책으로 출간되었습니다 [저자와의 만남 성공하는 개원과 잘되는 병·의원 레시피]	
4		Dr. 개고생의 노하우 책으로 출간되었습니다 [저자와의 만남 병·의원 고객관리 성공비법]	[QR]
5	[QR]	Dr. 개고생의 노하우 책으로 출간되었습니다 [저자와의 만남 병·의원 경영관리와 직원관리 성공비법]	
6		Dr. 개고생의 노하우 책으로 출간되었습니다 [저자와의 만남 마케팅]	[QR]

영상 리스트

▶ 입지

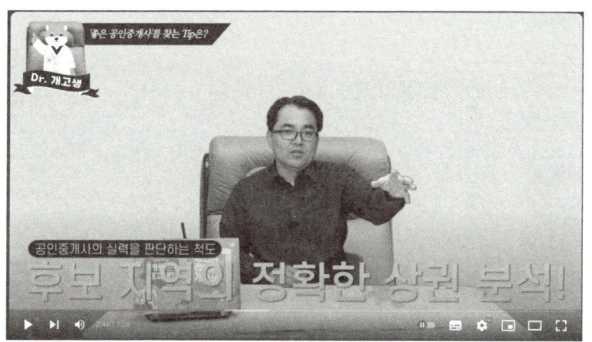

번호		영상 제목	
1		[병·의원 개원] 개원 결심 후 해야 할 7가지 결정 (A to Z) 현직 개원 의사와 부동산 대표의 솔직한 담론 4-1탄 [입지]	
2		[병·의원 개원] 개원 결심 후 해야 할 7가지 결정 (A to Z) 현직 개원 의사와 부동산 대표의 솔직한 담론 4-2탄 [입지]	
3		[병·의원 개원] 개원 결심 후 해야 할 7가지 결정 (A to Z) 현직 개원 의사와 부동산 대표의 솔직한 담론 4-3탄 [입지]	
4		개원할 때 입지는 무엇이 중요할까? [개원예정 Dr.이원구 원장님]	
5		[헬로우닥터 X Dr. 개고생] 입지에 대한 인터뷰! (feat. 유성철 대표)	
6		[헬로우닥터 X Dr. 개고생] 개원의 '맥'을 잡는 시간! "입지편" 1부	

7		[헬로우닥터 X Dr. 개고생] 개원의 '맥'을 잡는 시간! "입지편" 2부
8		[Dr. 개고생의 개원 A to Z] 개원입지 1-1편
9		[Dr. 개고생의 개원 A to Z] 개원입지 1-2편
10		[Dr. 개고생의 개원 A to Z] 제 2장, '상권분석'편
11		[Dr. 개고생의 개원 A to Z] 제 3-1장, '상가분석'편
12		[Dr. 개고생의 개원 A to Z] 제 3-2장, '상가 선정 체크리스트'
13		[Dr. 개고생의 개원 A to Z] 제 4장, '부동산 계약 체크리스트'
14		[Dr. 개고생의 개원 A to Z] 제 5장, '임대차 계약'
15		[Dr. 개고생의 개원 A to Z] 제 6장, '좋은 공인중개사 판별하는 법'
16		병·의원 개원, 어떻게 해야 할까요? 의사들의 솔직담백 토크쇼!	2편 – 입지 전문가는 개원할 때 무엇을 먼저 볼까?

번호	제목
17	병·의원 개원, 어떻게 해야 할까요? 의사들의 솔직담백 토크쇼! | 3편 – 개원 과정에서 '입지'가 그렇게 중요해요?
18	병·의원 개원, 어떻게 해야 할까요? 의사들의 솔직담백 토크쇼! | 4편 – 구도심 or 신도심? 대체 어디로 가야하오..!
19	전문가들이 말해주는 '개원' 성공비결! | 2-1편. 병·의원이 잘 되는데는 입지가 전부?! 이번엔 입지에 관해서 이야기를 나눠보자!
20	전문가들이 말해주는 '개원' 성공비결! | 2-2편! 좋은 입지란? 좋은 입지를 고르기 위한 조건은?
21	개원 입지, 지역과 상권을 선택할 때 꼭 알아야 할 체크리스트 | Dr.개고생
22	개원 입지 분석, 선택하는 과정에서 현장에 직접 방문하는 것이 중요한 이유! | Dr.개고생
23	개원 입지 계약 후 '6천만 원' 손해 본 이유와 정직한 공인중개사가 중요한 이유! | Dr.개고생
24	개원 입지. 상가 계약 전에 '현장'에 나와야 비로소 보이는 것들 | '목동 상가 비교' 1편
25	몇 백, 몇 천 단위의 손해가 발생할 수 있다? '공인중개사'를 잘 만나야 하는 이유 | '목동 상가 비교' 2편
26	병·의원 개원, 입지를 정하고 계약하는 순서는? | '목동 상가 비교' 3편

영상 리스트

▶ 자금

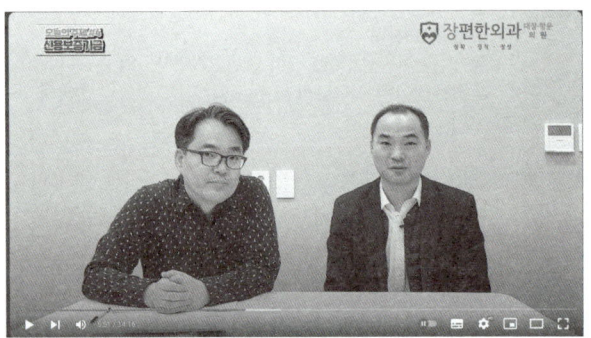

번호		영상 제목
1		[병·의원 개원] 개원 결심 후 해야 할 7가지 결정 (A to Z) 현직 개원 의사와 금융 컨설턴트 7-1탄 [자금대출]
2		[병·의원 개원] 개원 결심 후 해야 할 7가지 결정 (A to Z) 현직 개원 의사와 금융 컨설턴트 7-2탄 [자금대출]
3		개원 자금이 부족할때 이렇게 해보세요. 자금이 부족해도 개원할 수 있는 방법이 있습니다. (헬로우 닥터 유성철대표 3부)
4		[헬로우닥터 X Dr. 개고생] 개원의 '맥'을 잡는 시간! "개원 자금 - 대출편" 1부
5		[헬로우닥터 X Dr. 개고생] 개원의 '맥'을 잡는 시간! "개원 자금 - 대출편" 2부
6		[헬로우닥터 X Dr. 개고생] 개원의 '맥'을 잡는 시간! "개원 자금 - 대출편" 3부

영상 리스트

▶ 인테리어

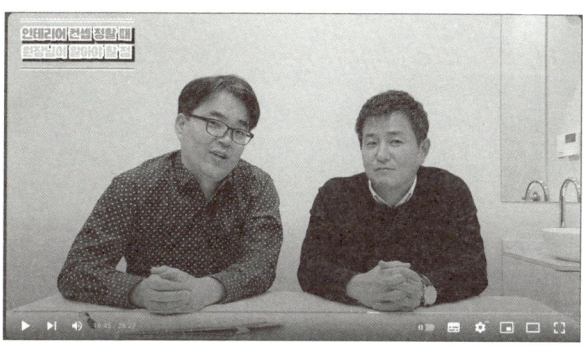

번호		영상 제목
1		[병·의원 개원] 개원 결심 후 해야 할 7가지 결정 (A to Z) 현직 개원 의사와 병·의원 인테리어 대표와의 운명적 만남 5-1탄 [인테리어]
2		[병·의원 개원] 개원 결심 후 해야 할 7가지 결정 (A to Z) 현직 개원 의사와 병·의원 인테리어 대표와의 운명적 만남 5-2탄 [인테리어]
3		[헬로우닥터 X Dr. 개고생] 개원의 '맥'을 잡는 시간! "인테리어" 1부
4		[헬로우닥터 X Dr. 개고생] 개원의 '맥'을 잡는 시간! "인테리어 2부 & 의료장비 구입"
5		전문가들이 말해주는 '개원' 성공비결! ㅣ3-2편! 병·의원의 첫인상! '인테리어'의 조건이란?
6		전문가들이 말해주는 '개원' 성공비결! ㅣ3-3편! 장비, 시설, 인테리어! 그 마지막 편!

영상 리스트

▶ 의료장비

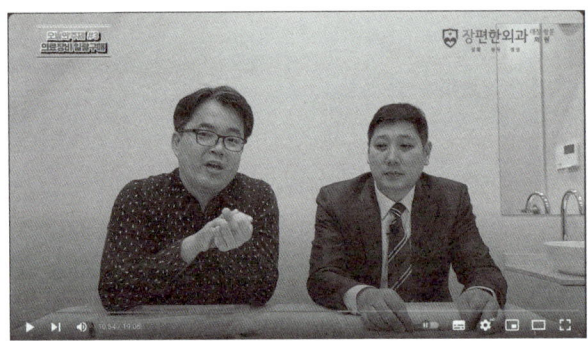

번호		영상 제목
1		[병·의원 개원] 개원 결심 후 해야 할 7가지 결정 (A to Z) 현직 개원 의사와 의료장비 대표 8-1탄 [의료장비]
2		[병·의원 개원] 개원 결심 후 해야 할 7가지 결정 (A to Z) 현직 개원 의사와 의료장비 대표 8-2탄 [의료장비]
3		[헬로우닥터 X Dr. 개고생] 개원의 '맥'을 잡는 시간! "인테리어 2부 & 의료장비 구입"
4		전문가들이 말해주는 '개원' 성공비결! ㅣ 3-1편? 좋은 장비는 잘되는 병·의원의 필수조건?
5		전문가들이 말해주는 '개원' 성공비결! ㅣ 3-3편! 장비, 시설, 인테리어! 그 마지막 편!

영상 리스트

▶ 마케팅

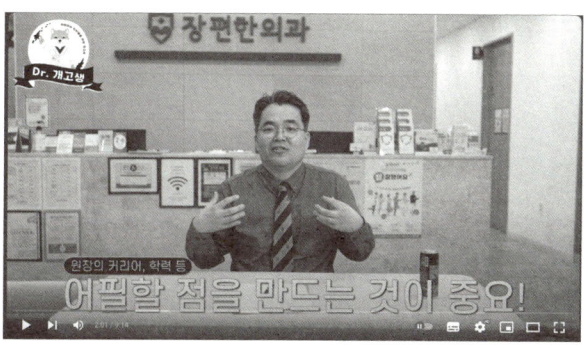

번호		영상 제목
1		[병·의원 개원] 홈페이지/블로그/유튜브 온라인 마케팅의 모든 것!
2		[병·의원 개원] 홈페이지/블로그/유튜브 온라인 마케팅! 2부_ 입지와 경쟁병·의원 분석
3		[병·의원개원] 온라인 마케팅 총론과 홈페이지
4		유튜브 이제는 병·의원 마케팅에 필수입니다.
5		개원 자금이 부족한데 도대체 마케팅 비용으로 어느정도까지 생각할까요? [개원예정 Dr.이원구 원장님]
6		마케팅에 쓸데없는 돈 쓰지 마세요 !! [feat. 더원외과 이동원 원장님 별책부록편]

7	병·의원 마케팅의 숨은 고수를 찾아서 [with 유미노외과 민호균 원장님 1부]	Dr. 개고생
8	강남의 중심, 청담동에서는 마케팅을 어떻게 할까요? [with 유미노외과 민호균 원장님 2부]	Dr. 개고생
9	책 출간 어렵지 않습니다 [With 페이지원 도서출판 최윤교 편집장]
10	전문가들이 말해주는 '개원' 성공비결!	4-1편! 마케팅, 브랜딩!
11	전문가들이 말해주는 '개원' 성공비결!	4-2편! 마케팅, 브랜딩!
12	전문가들이 말해주는 '개원' 성공비결!	4-3편! 마케팅, 브랜딩!
13	전문가들이 말해주는 '개원' 성공비결!	4-4편! 마케팅, 브랜딩! 마지막편!
14	병·의원 개원 마케팅, 적어도 이때부터는 준비하셔야 합니다.
15	개원 과정에서 '마케팅'이 꼭 필요할까요?
16	병·의원 마케팅 수단의 중요도와 내부사인물의 역할
17	개원 후 마케팅은 꼭 필요합니다.

영상 리스트

 세무

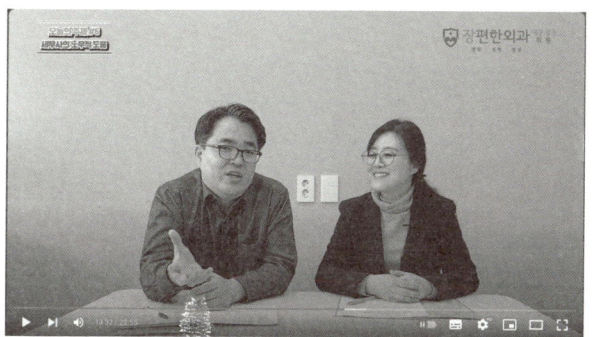

번호	영상 제목	
1	[병·의원 개원] 개원 결심 후 해야 할 7가지 결정 (A to Z) 현직 개원 의사와 세무사 9-1탄 [세무]	
2	[병·의원 개원] 개원 결심 후 해야 할 7가지 결정 (A to Z) 현직 개원 의사와 세무사 9-2탄 [세무]	
3	세무사는 언제 만나야 할까요? 개원 전? 개원 후? [With 세무법인 다솔 채지원 세무사 ep.1]	Dr.개고생	
4	세무사는 반드시 개원 전 만나셔야 합니다 !! [세무법인 신안 최윤석 세무사 1부]	
5	세금, 많이 내는 것 같다고요? 세금 줄이는 방법! [세무법인 신안 최윤석 세무사 2부]	
6	세금 아끼는 방법이 궁금하시다고요? 세금 아끼는 방법! [세무법인 신안 최윤석 세무사 3부]	

영상 리스트

▶ 노무

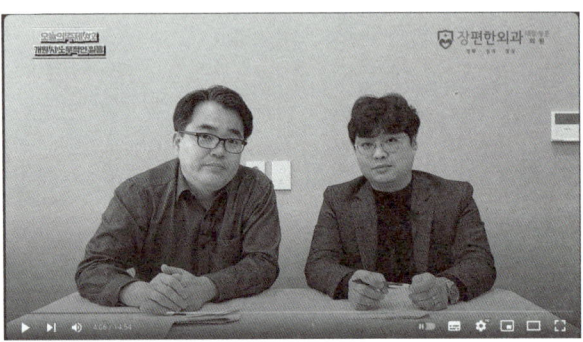

번호		영상 제목
1		[병·의원 개원] 개원 결심 후 해야 할 7가지 결정 (A to Z) 현직 개원 의사와 노무사 10-1탄 [노무]
2		[병·의원개원] 개원 결심 후 해야 할 7가지 결정 (A to Z) 현직 개원 의사와 노무사 10-2탄 [노무]
3		[병·의원 개원] 개원 결심 후 해야 할 7가지 결정 (A to Z) 현직 개원 의사와 노무사 10-3탄 [노무]
4		[병·의원 개원 마지막회] 개원 결심 후 해야 할 7가지 결정 (A to Z) 현직 개원 의사와 노무사 10-4탄 [노무]
5		[병·의원 경영] 직원관리 1부 [경쟁력개발연구소 이정희 대표]
6		[병·의원 경영] 직원관리 2부 [경쟁력개발연구소 이정희 대표]

7		[병·의원 경영] 직원관리 3부 [경쟁력개발연구소 이정희 대표]
8		[병·의원 경영] 직원관리 4부 [경쟁력개발연구소 이정희 대표]
9		[병·의원 경영] 직원관리 5부 [경쟁력개발연구소 이정희 대표]
10		실리콘 Valley가 부럽지 않다! 병·의원계의 구글! 파주 서울 365외과 – 개원 성공하는 비법을 알려드립니다. [feat. 장태영 원장님 – 직원관리 1부]
11		매출은 직원들 손에 달려있습니다!! 파주 서울 365외과 – 개원 성공하는 비법을 알려드립니다. [feat. 장태영 원장님 – 직원관리와 주인의식 2부]
12		직원관리는 개고생??!! 직원이 파트너가 되는 비법 파주 [feat. 장태영 원장님]
13		직원들 간의 갈등 시 원장은 어떻게 해야할까요? 직원과 잘 지내는 비법을 공개합니다. [개원예정 Dr.이원구 원장님]
14		직원 관리 어렵지 않습니다!! [feat. 더원외과 이동원 원장님 2부]
15		가족과 함께 병·의원 일을 해도 될까요? [feat. 더원외과 이동원 원장님 3부]
16		직원 업무 배치와 주인의식 !! [feat. 더원외과 이동원 원장님 4부]

17		인센티브 yes or no?? 직원들과 함께하는 병·의원 !! [feat. 더원외과 이동원 원장님 5부]
18		[이정희 소장 X Dr. 개고생] 잘되는 병·의원의 '직원관리 노하우'! – 1부 – 
19		[이정희 소장 X Dr. 개고생] 잘되는 병·의원의 '직원관리 노하우'! – 마지막편 –
20		[헬로우닥터 X Dr. 개고생] 개원의 '맥'을 잡는 시간! "마케팅 및 업체선정 & 직원고용" 
21		[헬로우닥터 X Dr. 개고생] 개원의 '맥'을 잡는 시간! "직원교육의 필요성 & 병·의원 경영 방침 수렴"
22		이성근원장의 멘토이신 익산 장문외과 최성양 원장님의 고객관리. 직원관리. 30년 노하우 대방출 [feat. 최성양 원장님] 

YOUTUBE
『Dr.개고생』

YOUTUBE
『Dr.개고생 개원 아카데미』

영상 리스트

 행정

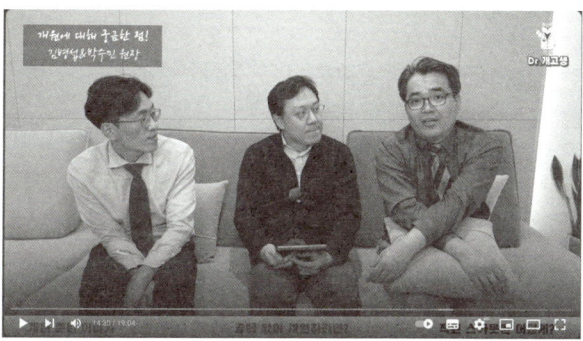

번호		영상 제목	
1		개원 예정의의 궁금해하는 질문, 개설신고는? 직원은?! [with 조아유외과 김병섭 원장님, 서울항앤하지외과 박수민 원장님 ep.1]	
2		[헬로우닥터 X Dr. 개고생] 개원의 '맥'을 잡는 시간! "의료기관 개설신고 편"	
3		[헬로우닥터 X Dr. 개고생] 개원의 '맥'을 잡는 시간! "요양기관 & 검진기관 신고 & 마약류 취급신고 편"	
4		개원 행정업무는 마라톤이다... 무려 3만키로 마라톤!!!!!!	개원의사들의 개원 인터뷰, '닥터뷰' EP. 3-1	

Dr.개고생
오픈 카카오톡방

Dr.개고생 오픈 카카오톡방은 개원을 준비하시는, 그리고 개원 이후 고민하시는 모든 원장님들을 위한 단체 카카오톡방입니다. 각 분야의 검증된 전문가들이 참여하여, 원장님들의 고민에 대해 무료로 상담을 진행하고 있습니다. 그리고 성공 개원 선배이신 이성근 원장님이 함께 소통하는 공간입니다. 개원에 대해 고민하시는 모든 분들이 부담없이 함께해 주시길 바라겠습니다.

QR코드 사용방법

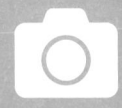 →  →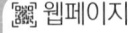

1. 기본 카메라 앱을 열어주세요.
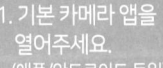
(애플/안드로이드 동일)

2. 화면에 맞춰 사진을 찍는 것처럼 QR코드를 화면 중앙에 배치합니다.

3. 위와 같이 나타나는 창을 누르면 영상이 유튜브에서 재생됩니다.
(애플도 팝업창 열기를 해 주세요.)

별책부록 2

YOUTUBE

**유튜브 채널
『Dr.개고생 개원 아카데미』
영상 리스트**

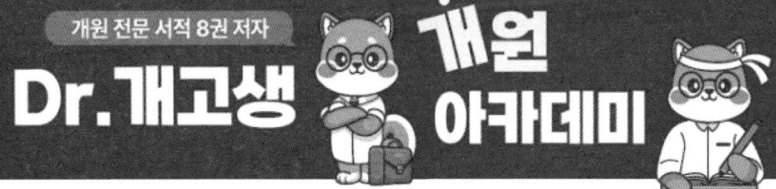

Dr. 개고생 개원 아카데미 소개글

개원, 어떻게 준비하고 계신가요?

막상 개원을 결심하면, 결정하고 고민해야하는 것들이 너무나도 많습니다. 금전적으로도, 정신적으로도 너무 많은 갈등을 겪게 되는 것이 일반적입니다. 이럴 때 가장 필요하고, 가장 도움이 되는 것은 '먼저 개원한 선배 원장님들'의 이야기를 듣는 것입니다. 개고생 개원 아카데미는 그렇게 시작되었습니다.

Dr.개고생 채널을 운영하고 계신 장편한외과의 이성근 원장님의 개원 성공 스토리를 시작으로, 이성근 원장님 뿐만 아니라, 이미 개원하신 많은 원장님들, 그리고 그 분들이 함께한 검증된 수많은 전문가들의 이야기를 전해드리고자 합니다.

입지, 자금, 인테리어, 마케팅, 노무, 세무, 의료장비, 행정까지.

개원을 준비하는 예비 원장님들이 필요로 하는 모든 정보를, '의사의 시각에서' 전달하고자 합니다.

개원을 준비하시는, 그리고 개원을 했지만 다양한 고민을 겪고 있는 모든 분들과 함께, 개고생 개원 아카데미를 통해 만날 수 있기를 희망하겠습니다.

Dr.개고생 이성근 원장 & 개고생 개원 아카데미 운영팀 드림

Dr.개고생 개원 아카데미 영상 리스트

▶ 입지편

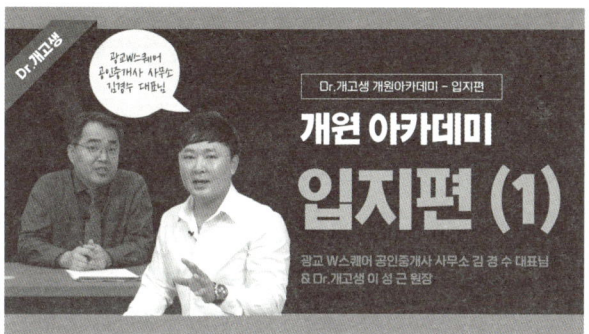

번호		영상 제목	
1		[Dr.개고생 개원 아카데미] 개원 "입지" 심화편 (1) – 광교W스퀘어 공인중개사 사무소 김경수 대표님 초대석	
2		[Dr.개고생 개원 아카데미] 개원 "입지" 심화편 (2) – 광교W스퀘어 공인중개사 사무소 김경수 대표님 초대석	
3		[Dr.개고생 개원 아카데미] 개원 "입지" 심화편 (3) – 광교W스퀘어 공인중개사 사무소 김경수 대표님 초대석	
4		[Dr.개고생 개원 아카데미] 개원 "입지" 심화편 (4) – 광교W스퀘어 공인중개사 사무소 김경수 대표님 초대석	

Dr.개고생 개원 아카데미 영상 리스트

▶ 인테리어편

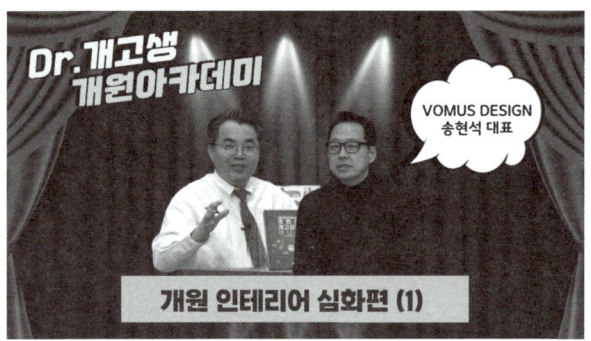

번호		영상 제목	
1		[Dr.개고생 개원 아카데미] 개원 "인테리어" 심화편 (1) - VOMUS DESIGN 송현석 대표님 초대석	
2		[Dr.개고생 개원 아카데미] 개원 "인테리어" 심화편 (2) - VOMUS DESIGN 송현석 대표님 초대석	
3		[Dr.개고생 개원 아카데미] 개원 "인테리어" 심화편 (3) - VOMUS DESIGN 송현석 대표님 초대석	
4		[Dr.개고생 개원 아카데미] 개원 "인테리어" 심화편 (4) - VOMUS DESIGN 송현석 대표님 초대석	

Dr.개고생 개원 아카데미 영상 리스트

▶ 마케팅편

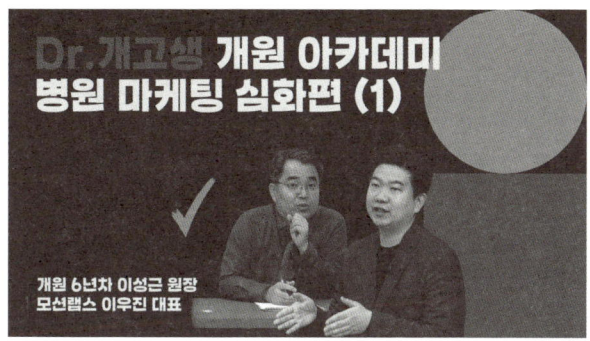

번호		영상 제목
1		[Dr.개고생 개원 아카데미] 개원 "마케팅" 심화편 (1) - 모션랩스 이우진 대표님 초대석 / 병원 네이버 플레이스
2		[Dr.개고생 개원 아카데미] 개원 "마케팅" 심화편 (2) - 모션랩스 이우진 대표님 초대석 / 병원 네이버 플레이스
3		[Dr.개고생 개원 아카데미] 개원 "마케팅" 심화편 (3) - 모션랩스 이우진 대표님 초대석 / 병원 네이버 플레이스
4		[Dr.개고생 개원 아카데미] 개원 "마케팅" 심화편 (4) (完) - 모션랩스 이우진 대표님 초대석 / 병원 네이버 플레이스

Dr.개고생 개원 아카데미 영상 리스트

▶ 의료장비편

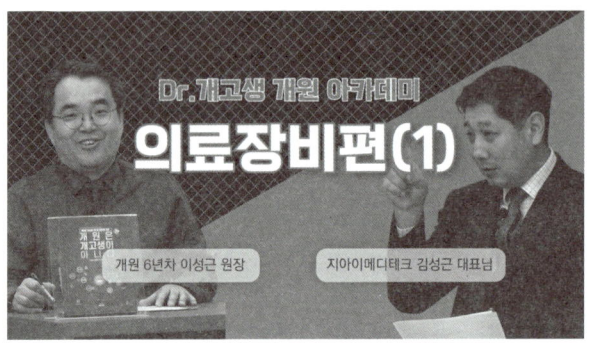

번호		영상 제목
1		[Dr.개고생 개원 아카데미] 개원 "의료장비" 심화편 (1) - 지아이메디테크 김성근 대표님 초대석
2		[Dr.개고생 개원 아카데미] 개원 "의료장비" 심화편 (2) - 지아이메디테크 김성근 대표님 초대석
3		[Dr.개고생 개원 아카데미] 개원 "의료장비" 심화편 (3) - 지아이메디테크 김성근 대표님 초대석

Dr.개고생 개원 아카데미 영상 리스트

▶ 선배 개원의 _ 김병섭 원장편

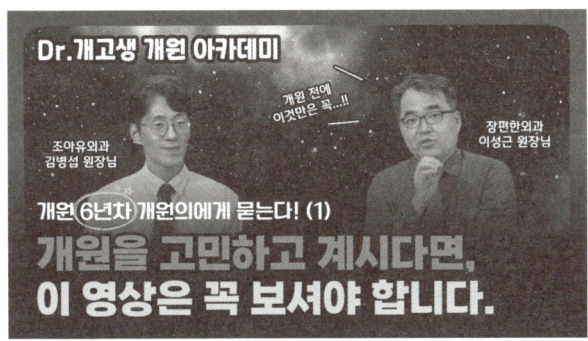

번호		영상 제목	
1	(QR)	[Dr.개고생 개원 아카데미] 개원 6년차 개원의에게 묻는다! (1) – 조아유외과 김병섭 원장님 초대석	
2		[Dr.개고생 개원 아카데미] 개원 6년차 개원의에게 묻는다! (2) – 조아유외과 김병섭 원장님 초대석	(QR)
3	(QR)	[Dr.개고생 개원 아카데미] 개원 6년차 개원의에게 묻는다! (3) – 조아유외과 김병섭 원장님 초대석	

Dr.개고생 개원 아카데미 영상 리스트

▶ 선배 개원의 _ 박수민 원장편

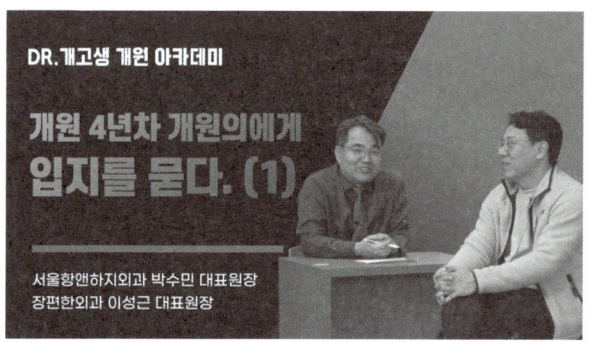

번호	영상 제목	
1	[Dr.개고생 개원 아카데미] 개원 4년차 개원의에게 '입지를' 묻는다! (1) – 서울 항앤하지외과 박수민 원장님 초대석	
2	[Dr.개고생 개원 아카데미] 개원 4년차 개원의에게 '입지를' 묻는다! (2) – 서울 항앤하지외과 박수민 원장님 초대석	

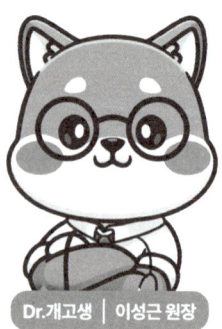

Dr.개고생 개원 아카데미 영상 리스트

▶ 선배 개원의 _ 장태영 원장편

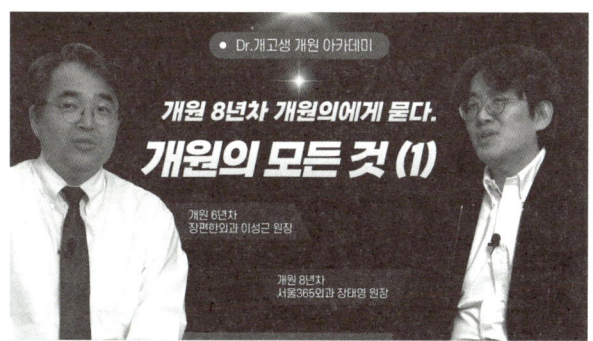

번호		영상 제목
1		[Dr.개고생 개원 아카데미] 개원 8년차 개원의에게 묻다! (1) - 서울365외과 장태영 원장님 초대석
2		[Dr.개고생 개원 아카데미] 개원 8년차 개원의에게 묻다! (2) - 서울365외과 장태영 원장님 초대석
3		[Dr.개고생 개원 아카데미] 개원 8년차 개원의에게 묻다! (3) - 서울365외과 장태영 원장님 초대석
4		[Dr.개고생 개원 아카데미] 개원 8년차 개원의에게 묻다! (4) - 서울365외과 장태영 원장님 초대석

이성근(장편한외과 원장) 책 출간 LIST

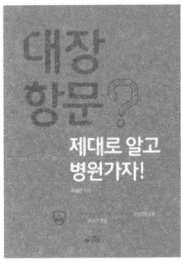
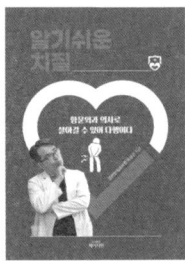
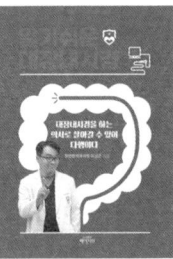
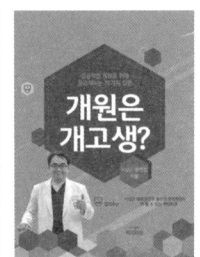
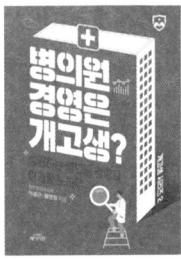
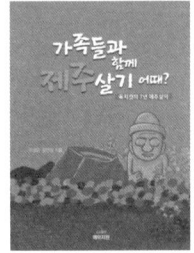
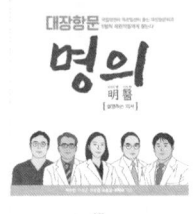
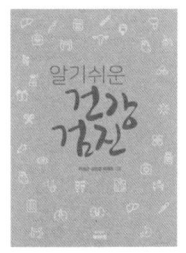
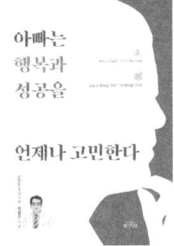
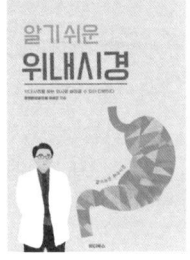
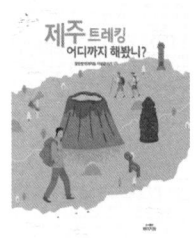
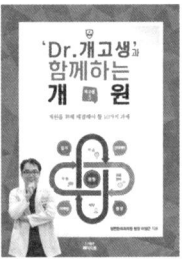
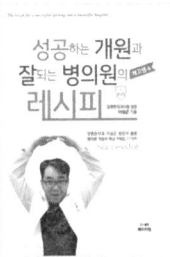
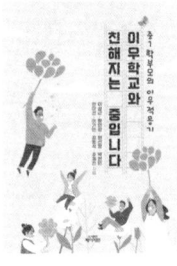
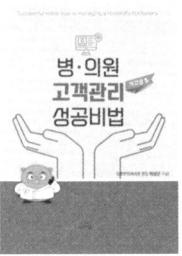
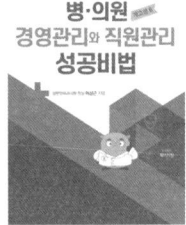

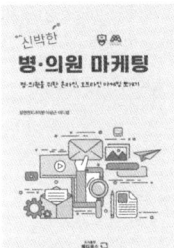 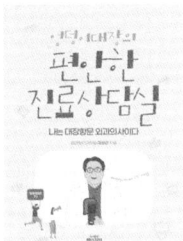 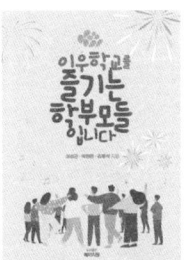 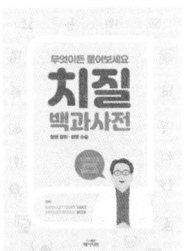
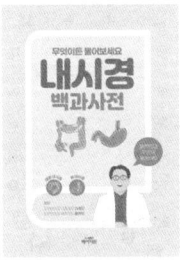 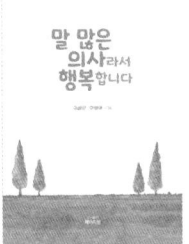 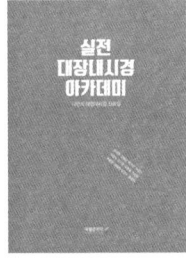 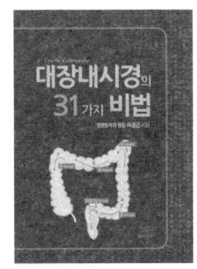
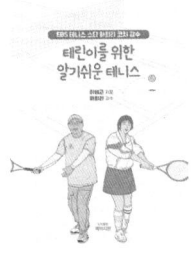 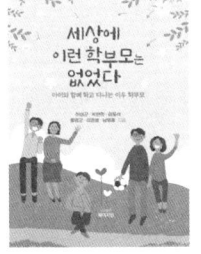 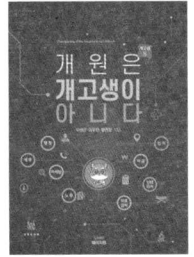 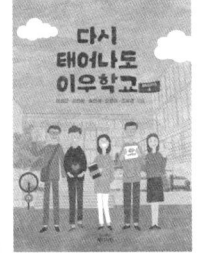
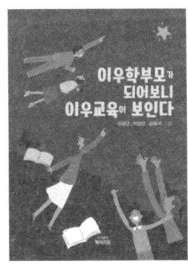 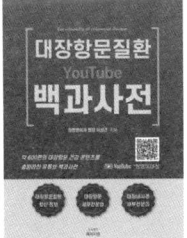 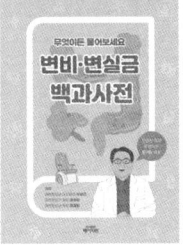 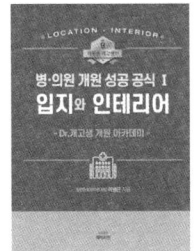

병·의원 개원 성공 공식 Ⅱ
자금 & 세무
& 노무
- Dr.개고생 개원 아카데미 -

발행일 | 2025년 08월 03일

저　자 | 이성근

펴낸이 | 페이지원 단행본팀
펴낸곳 | 페이지원
주　소 | 서울시 성동구 성수이로 18길31
전　화 | 02-462-0400
E-mail | thepinkribbon@naver.com
ISBN 979-11-93592-13-7

값 22,000원

이 책은 저작권법에 따라 의해 보호를 받는 저작물이므로
어떠한 형태로든 무단 전재와 무단 복제를 금합니다.